Trimbos zakboek psychische stoornissen

Dr. H. van 't Land, Dr. C. Schoemaker, Prof.dr. C. de Ruiter (redactie)

Trimbos zakboek psychische stoornissen

Tweede, herziene en uitgebreide druk

De Tijdstroom, Utrecht

Eerste druk 2005
Tweede, herziene en uitgebreide druk 2008

© 2008 Trimbos-instituut
Omslagontwerp: Cees Brake bno, Enschede.

Uitgegeven door De Tijdstroom Uitgeverij, Postbus 775, 3500 AT Utrecht.
E-mail: info@tijdstroom.nl

ISBN 978 90 5898 130 1
NUR 875

Medewerkers

Redactie

Dr. Hedda van 't Land, Trimbos-instituut
Dr. Casper Schoemaker, Trimbos-instituut (inmiddels RIVM)
Prof.dr. Corine de Ruiter, Trimbos-instituut en Universiteit Maastricht

Met bijdragen van

Drs. Neeltje Batelaan, Trimbos-instituut, GGZ Buitenamstel
Dr. Mireille van den Berg, Trimbos-instituut
(inmiddels Erasmus Universiteit Rotterdam)
Prof.dr. Pim Cuijpers, Trimbos-instituut
(inmiddels Vrije Universiteit Amsterdam)
Drs. Saskia van Dorsselaer, Trimbos-instituut
Dr. Christina van der Feltz-Cornelis, Trimbos-instituut
Dr.ir. Ron de Graaf, Trimbos-instituut
Dr. Margreet ten Have, Trimbos-instituut
Dr. Hedda van 't Land, Trimbos-instituut
Prof.dr. Henk Rigter, Trimbos-instituut
(inmiddels Erasmus Universiteit Rotterdam)
Prof.dr. Corine de Ruiter, Trimbos-instituut en Universiteit Maastricht
Dr. Casper Schoemaker, Trimbos-instituut
(inmiddels RIVM)

Met medewerking van

Drs. Toine Ketelaars, Trimbos-instituut
Angita Peterse, Trimbos-instituut
Frédéric Zolnet, Trimbos-instituut

Inhoud

Voor alle hoofdstukken geldt dezelfde indeling

- Wat is de stoornis?
- Hoe vaak komt de stoornis voor en bij wie?
- Hoe verloopt de stoornis?
- Komen er bij de stoornis nog andere aandoeningen voor?
- Wat zijn de gevolgen van de stoornis?
- Is de stoornis behandelbaar?
- Referenties bij de stoornis

Voorwoord

In mei 1980 was ik in San Francisco op de jaarvergadering van de *American Psychiatric Association* aanwezig bij de introductie van wat sindsdien over de hele wereld bekend is geworden als de DSM-III. De *Diagnostic and Statistical Manual of Mental Disorders, Third Edition*, betekende een doorbraak in de beschrijving en classificatie van psychische stoornissen. Onder leiding van de psychiater Robert Spitzer was het gelukt psychische stoornissen van elkaar te onderscheiden op basis van het gedrag van de patiënt. Waarneembaarheid, meetbaarheid en samenhang werden de beslissende criteria voor een diagnose. Voor het eerst werden met dezelfde begrippen nu ook dezelfde ziektebeelden bedoeld. Dat betekende een enorme vooruitgang in de communicatie tussen hulpverleners onderling, maar het gaf ook een beslissende impuls aan het epidemiologische en klinische onderzoek in de psychiatrie. Eigenlijk werd dat toen pas echt goed mogelijk.

Dit Zakboek zou in 1980 nog niet gemaakt kunnen worden en ook nu nog is op veel vragen naar oorzaken, beloop, verspreiding en behandeling van psychische stoornissen geen bevredigend antwoord te geven. Toch is er inmiddels veel bekend en de kennis neemt ook snel toe. In het Zakboek wordt op basis van het beste onderzoek en de meest informatieve publicaties uit de internationale literatuur in heel kort bestek weergegeven wat de stand van zaken is op het gebied van ieder van de belangrijkste psychische stoornissen. Wie zich verder in een bepaald vraagstuk wil verdiepen, vindt ook steeds de verwijzing naar de betreffende literatuur. In 2002 verscheen met steun en op initiatief van het Ministerie van Volksgezondheid, Welzijn en Sport het eerste jaarbericht van de Nationale Monitor Geestelijke Gezondheid. Het Zakboek bundelt nu de door het Trimbos-instituut in de monitor verzamelde kennis, die zich uitstrekt over vrijwel het hele gebied van de psychiatrie en psychopathologie. Ook internationaal gezien is deze uitgave uniek te noemen, omdat nooit eerder op basis van uitsluitend wetenschappelijk onderzoek een dergelijk overzicht is gemaakt.

Prof.dr. Paul Schnabel
Voorzitter Wetenschappelijke Adviesraad Nationale Monitor Geestelijke Gezondheid

Ten geleide

De tweede en herziene druk van het *Trimbos zakboek psychische stoornissen* is aanzienlijk uitgebreider dan de eerste druk. De belangrijkste toevoeging is een actueel overzicht van de werkzaamheid van behandelingen. Verder zijn de volgende psychische stoornissen geheel herzien: de bipolaire stoornis, de paniekstoornis en de sociale fobie. Daarnaast is een aantal nieuwe psychische stoornissen toegevoegd: paranoïde, schizoïde en schizotypische persoonlijkheidsstoornissen (cluster A), somatisatiestoornis en hypochondrie.

De redactie

Lijst van afkortingen

ADHD Attention-Deficit Hyperactivity Disorder
ADIS-C Anxiety Disorders Interview Schedule for DSM-IV/ Child version
APA American Psychiatric Association
ASP Antisociale persoonlijkheidsstoornis
BED Binge Eating Disorder
BMI Body Mass Index
BN Boulimia nervosa
BPS Borderline persoonlijkheidsstoornis
CD Conduct Disorder
CIDI Composite International Diagnostic Interview
DALY Disability-Adjusted Life Years
DATES Drug abuse, injury sustained in assaults and Accidental Trauma, and Elective Surgery
DIPD-IV Diagnostisch instrument classificatie psychische stoornissen
DISC Diagnostic Interview Schedule for Children
DSK Dynamisch stress-kwetsbaarheidmodel
DSM Diagnostic Statistical Manual
DSM-IV-TR Diagnostic Statistical Manual, vierde versie, tekstrevisie
ECT Electroconvulsietherapie
ED-NOS Eating Disorder Not Otherwise Specified
EHBO Eerste hulp bij ongelukken
ES-NAO Eetstoornis niet anders omschreven
EV Exposure in vivo
GGZ Geestelijke gezondheidszorg
HPA-as Hypothalamus-hypofyse-bijnier-as
ICD-10 International Classification of Diseases, tiende versie
IOA Inventarisatielijst omgaan met anderen
IPDE International Personality Disorder Examination
K-SDAS Schedule for Affective Disorders and Schizophrenia for School Aged Children
LASA Longitudinal Aging Study Amsterdam
LSAS Liebowitz Social Anxiety Scale
MAO-remmer Klassieke monoamino-oxidaseremmers
MINI Mini International Diagnostic Interview

MMO Monitor Maatschappelijke Opvang

MRI Magnetic Resonance Imaging

NAO Persoonlijkheidsstoornis niet anders omschreven

NDM Nationale Drug Monitor

NEMESIS Netherlands Mental Health Survey and Incidence Study

NFGV Nationaal Fonds Geestelijke Gezondheid

NHG Nederlands Huisartsen Genootschap

NIP Nederlands Instituut voor Psychologen

NMG Nationale Monitor Geestelijke Gezondheid

NOS Not Otherwise Specified

NVVP Nederlandse Vereniging voor Psychiatrie

OCD Obsessive Compulsive Disorder

OCS Obsessieve-compulsieve stoornis

ODD Oppositional Defiant Disorder

OFC Orbitofrontale cortex

PCL-R Psychopathy Checklist Revised

PDD-NOS Pervasive Development Disorder Not Otherwise Specified

PDQ-4+ Personality Diagnostic Questionnaire 4+

PKU Phenylketonurie

PM Psychologisch paniekmanagement

PPS Paranoïde persoonlijkheidsstoornis

PS Persoonlijkheidsstoornis

PTSD Post Traumatic Stress Disorder

PTSS Posttraumatische stressstoornis

RCT Randomized Controlled Trial

RIVM Rijksinstituut voor Volksgezondheid en Milieu

RR Relatief risico

SCAN Schedules for Clinical Assessment in Neuropsychiatry

SCARED Screen for Child Anxiety Relaxed Emotional Disorders

SCAS Spence Children's Anxiety Scale

SCID-II Gestructureerd klinisch interview voor DSM-IV persoonlijkheidsstoornissen

SES Sociaal-economische status

SIDP-IV Gestructureerd interview voor DSM-IV persoonlijkheidsstoornissen

SIG Schaal voor interpersoonlijk gedrag

SPS Schizoïde persoonlijkheidsstoornis

SSRI's Selectieve serotonineheropnameremmers

STIP Stichting Informatie Persoonlijkheidsstoornissen

STPS Schizotypische persoonlijkheidsstoornis

TCA Tricyclische antidepressiva

VGCT Vereniging voor Gedragstherapie en Cognitieve Therapie

VKP Vragenlijst kenmerken van de persoonlijkheid
VMDB Vereniging voor Manisch-Depressieven en Betrokkenen
VWS Ministerie van Volksgezondheid Welzijn en Sport
WAJONG Wet Arbeidsongeschiktheidsvoorziening Jonggehandicapten
WAO Wet op de Arbeidsongeschiktheidsverzekering
WHO Wereldgezondheidsorganisatie
YLDS Years of Life Lived with Disability

Inleiding

Over geestelijke gezondheidsproblemen wordt in Nederland en in het buitenland kennis verzameld van uiteenlopende aard, kwaliteit en duurzaamheid. Dit boek beoogt uit de beschikbare kennis een compleet en systematisch overzicht te geven van de meest voorkomende psychische stoornissen. Het is samengesteld op basis van vijf jaarboeken van de Nationale Monitor Geestelijke Gezondheid (NMG) van het Trimbos-instituut. Het doel van de NMG is eenduidige, samenhangende en relevante informatie voor verschillende groepen gebruikers, waaronder hulpverleners, beleidsmakers en het algemene publiek, ter beschikking te stellen. Het Trimbos-instituut is verantwoordelijk voor de totstandkoming van de producten van de NMG. De bestuurlijke regie berust bij het ministerie van VWS. De kwaliteit van de publicaties wordt gewaarborgd door de inschakeling van deskundigen met expertise op het betreffende terrein van de geestelijke gezondheid (voor een overzicht, zie pagina 5 en 6).

De kwaliteit van de informatie in dit boek wordt op verschillende manieren gewaarborgd.

- De auteurs werden ondersteund door ervaren informatiespecialisten die in elektronische databestanden zochten (onder meer MEDLINE, PubMed en PsychLit).
- Bij het zoeken naar betrouwbare informatie werd ook altijd gezocht in bronnen waarvan de wetenschappelijke kwaliteit vaststaat, zoals de Cochrane Library, Clinical Evidence en Evidence Based Mental Health.
- Alle hoofdstukken werden gelezen en van commentaar voorzien door de leden van de Wetenschappelijke Raad van de NMG en door andere deskundigen.

Indeling per hoofdstuk

Gekozen is voor een indeling van dit zakboek naar onderscheiden psychische stoornissen. Wij proberen waar mogelijk aandacht te besteden aan bijkomende stoornissen; zogenoemde comorbiditeit. De hoofdstukken hebben steeds dezelfde opbouw.

TABEL 1 HOOFDSTUKINDELING TRIMBOS ZAKBOEK PSYCHISCHE STOORNISSEN

1. *Wat is de stoornis?*
- Symptomen en diagnose
- Typen
- Onderscheid met andere stoornissen en klachten

2. *Hoe vaak komt de stoornis voor en bij wie?*
- Aantal mensen met de stoornis in Nederland
- Internationale vergelijking
- Bij wie komt het vooral voor? (risicofactoren)

3. *Hoe verloopt de stoornis?*
- Beloop onder algemene bevolking
- Beloop onder behandelde patiënten
- Factoren die het beloop beïnvloeden

4. *Komen er bij de stoornis nog andere aandoeningen voor?*
- Psychische stoornissen
- Lichamelijke aandoeningen

5. *Wat zijn de gevolgen van de stoornis?*
- Kwaliteit van leven voor de cliënt
- Kwaliteit van leven voor de direct betrokkenen uit de omgeving van de cliënt
- Levensverwachting
- Maatschappelijke kosten

6. *Is de stoornis behandelbaar?*
- Doelen van de behandeling
- Effect van de behandeling

Referenties

Kernvragen en kernindicatoren

In elk hoofdstuk worden dezelfde kernvragen beantwoord. Idealiter gebeurt dat aan de hand van enkele vaste, liefst internationaal geaccepteerde kwantificeerbare kernindicatoren. De kernvragen luiden als volgt.

1   Wat is de stoornis? Wij hanteren hierbij, omwille van de internationale vergelijkbaarheid van gegevens, zoveel mogelijk de diagnostische criteria van de DSM-IV-TR.[1] Voor de leesbaarheid hebben wij de namen van de stoornissen in het Nederlands vertaald.

2   Hoe vaak komt de stoornis voor en bij wie? Hierbij maken wij gebruik van de uitkomsten van meestal grootschalige onderzoeken onder bevolkingsgroepen, zoals in Nederland de NEMESIS-studie.[2;3] De belangrijkste kernindicatoren hier zijn:

- jaarprevalentie: het aantal mensen dat het afgelopen jaar leed aan de stoornis;
- incidentie: het aantal mensen dat het afgelopen jaar voor het eerst leed aan de stoornis.

Voor de beschrijving van zogenoemde risicofactoren kozen wij voor het *dynamisch stress-kwetsbaarheidmodel*, zoals in 2001 beschreven door Ormel, Neeleman en Wiersma.[4] Uit dit model – dat eerder als basis diende voor de beschrijving van determinanten in de Volksgezondheid Toekomst Verkenningen van het RIVM – zijn deze groepen van factoren af te leiden:

- geslacht en leeftijd;
- individuele kwetsbaarheid
  - erfelijkheid
  - aanwezigheid van stoornissen bij de ouders
  - persoonlijkheidskenmerken
  - lichamelijke aandoeningen
  - eerdere psychische stoornissen
  - uitval uit school of werk;
- omgevingsfactoren
  - sociaaleconomische status (SES)
  - stressvolle werksituatie
  - gezinsomstandigheden
  - woonomgeving (verstedelijking)
  - sociaal-culturele factoren
  - sociale steun
  - oorlog/rampen;
- levensgebeurtenissen.

Overigens kunnen veel risicofactoren in meer dan één categorie worden ondergebracht. De indeling is slechts een hulpmiddel.

Bij de grootte van het risico is zoveel mogelijk gezocht naar kwantificering, in de vorm van relatieve risico's (RR). Een RR van bijvoorbeeld 2 betekent dat iemand met de desbetreffende factor twee maal zo veel kans loopt de stoornis te krijgen als een ander die de factor niet heeft.

3   Hoe verloopt de stoornis? Het meeste onderzoek naar het beloop van stoornissen is gedaan onder mensen die al onder behandeling waren. Het beloop onder de algemene bevolking in Nederland is vaak nog onbekend, al komt daar door psychiatrisch epidemiologisch onderzoek als NEMESIS wel enige verandering in. Wanneer Nederlandse cijfers ontbraken deden wij een beroep op uitkomsten van onderzoek elders uit West-Europa, uit Australië of Noord-Amerika.

4   Komen er nog andere aandoeningen bij voor? Het betreft hier de al
    eerder genoemde comorbiditeit met andere psychische stoornissen of
    met lichamelijke aandoeningen. Comorbiditeit is bij psychische stoor-
    nissen eerder regel dan uitzondering.
5   Wat zijn de gevolgen? Wij onderscheiden:
    •   gevolgen voor de persoon zelf;
    •   sterfte en overlevingsduur;
    •   gevolgen voor de omgeving;
    •   maatschappelijke kosten.
    De gevolgen voor de persoon worden zoveel mogelijk uitgedrukt in
    DALY: Disability-Adjusted Life Years. DALY is een maat voor ziektelast.
    Een DALY is een *gezond* levensjaar dat door de ziekte verloren gaat.
    Onder het kopje De ziektelast uitgedrukt in DALY'S' staat meer infor-
    matie over het berekenen van DALY'S. De kans op vroegtijdige sterfte
    wordt uitgedrukt in percentages en de maatschappelijke kosten in
    Nederland in euro's per jaar.
6   Is de stoornis behandelbaar? Of een stoornis behandelbaar is, hangt
    af van de werkzaamheid van interventies. Om een uitspraak hierover
    te doen, wordt op basis van beschikbaar onderzoek het volgende on-
    derscheid gemaakt:
    •   interventies die bewezen werkzaam zijn (***);
    •   interventies waarvoor er redelijke aanwijzingen voor werk-
           zaamheid zijn (**);
    •   interventies waarvoor enig bewijs bestaat voor werkzaamheid,
           maar het bewijs of het effect is niet al te sterk (*);
    •   interventies die bewezen onwerkzaam zijn (-);
    •   interventies waarvoor bewijs ontbreekt (?).

Deze uitspraken over de bewijskracht van de werkzaamheid van interventies kunnen niet zonder meer worden vertaald naar behandeladvie-
zen voor individuele patiënten. Bij de keuze van een bepaalde behandeling in de praktijk zijn – naast de bewezen werkzaamheid – ook de aard
en ernst van de klachten, de aard van de behandelsetting, de voorkeur
van de patiënt, de voorkeur van de hulpverlener en het nut van eerdere
behandelingen bij deze patiënt belangrijk. Voor een aantal psychische
stoornissen was in de Jaarboeken van de Nationale Monitor Geestelijke
Gezondheid geen informatie beschikbaar over de werkzaamheid van behandelingen. Om hierop beter zicht te krijgen zijn de multidisciplinaire
richtlijnen geraadpleegd. Informatie hierover is opgenomen in deze uitgave.

De psychiatrische diagnose volgens de DSM-IV-TR

De hoofdstukindeling is gebaseerd op de diagnostische categorieën en criteria zoals beschreven in de DSM-IV-TRI, de nieuwste versie van het diagnostisch handboek van de *American Psychiatric Association* (APA). De derde versie van het systeem in 1980 (DSM-III) betekende een grote vooruitgang voor de diagnostiek van psychische stoornissen. Empirisch onderzoek werd vereenvoudigd. Wel waren er vragen over de juistheid (validiteit) van het systeem. De DSM-IV is totstandgekomen via een *task force* in drie stappen:
1 reviews van de gepubliceerde literatuur;
2 heranalyse van bestaande datasets;
3 nieuw opgezet empirisch onderzoek.
Veranderingen in het systeem zijn alleen mogelijk op grond van *evidence*.

De keuze voor het DSM-classificatiesysteem als basis voor dit boek lag voor de hand.
* De DSM wordt standaard gebruikt in internationaal psychiatrisch onderzoek.
* In de gespecialiseerde GGZ in Nederland wordt de DSM in de dagelijkse praktijk ook vrijwel standaard gebruikt voor het stellen van diagnoses. Bovendien wordt met de invoering van de nieuwe financieringssystematiek volgens de zogenaamde Diagnose Behandel Combinatie (DBC) de DSM als richtlijn gehanteerd.
* Een belangrijk nadeel is wel dat in de somatische gezondheidszorg en in de eerste lijn vooral wordt gewerkt met een ander diagnostisch systeem: de *International Classification of Diseases* (ICD-10) van de Wereldgezondheidsorganisatie (WHO).
De DSM is in eerste instantie ontworpen voor wetenschappelijk onderzoek en om de communicatie te vergemakkelijken.[5] In het ontwerp van de DSM, die in 1980 voor het eerst gepubliceerd werd in de vorm zoals we die nu hanteren, zijn enkele keuzes gemaakt die voor het begrip van de tekst van belang zijn.

Meerdere dimensies (assen)

Het systeem classificeert geen mensen maar stoornissen door gebruik te maken van een assensysteem dat als raamwerk dient bij het diagnosticeren. Bij het stellen van de diagnose wordt per cliënt informatie verzameld op vijf assen.[5]

- As I: klinische syndromen. Hierbij gaat het om omschreven symptomen die in een bepaalde ernst en duur aanwezig moeten zijn. Vrijwel alle stoornissen in dit boek behoren tot deze as.
- As II: persoonlijkheidsstoornissen. Hierbij gaat het om stoornissen in de persoonlijkheid. In dit boek worden twee persoonlijkheidsstoornissen beschreven: de borderline persoonlijkheidsstoornis en de antisociale persoonlijkheidsstoornis.
- As III: lichamelijke toestand. Hier worden lichamelijke ziekten, aandoeningen of handicaps beschreven die van belang kunnen zijn voor de psychische stoornis en de behandeling. Dit wordt ook beschreven in paragraaf 4 van ieder hoofdstuk.
- As IV: psychosociale problemen. Hier gaat het om negatieve levensgebeurtenissen, huisvestingsproblemen, economische problemen, studie- of werkproblemen, problemen in gezin of familie. Deze komen aan de orde in paragraaf 5 van ieder hoofdstuk.
- As V: globale beoordeling van het functioneren. Het functioneren op verschillende levensgebieden wordt globaal beoordeeld met één cijfer.

De hoofdstukindeling van het zakboek is gebaseerd op de eerste twee assen. De informatie die valt onder de overige assen wordt verspreid over de hoofdstukken beschreven.

Naast een DSM-classificatie moet de behandelaar een klinische diagnose stellen waarin de oorzaken, een verklaring van het ontstaan – zowel fysiologisch als psychologisch – van de symptomen (pathogenese), de klachten/symptomen geordend in klassen en het beloop met elkaar in verbinding worden gebracht. Dit moet uiteindelijk leiden tot een behandelplan. De stoornissen worden onderverdeeld in meerdere dimensies, die in de DSM-assen worden genoemd.

Categoriaal versus dimensioneel

Het systeem is expliciet categoriaal en dimensioneel opgesteld, maar wordt vaak categoriaal gebruikt. Voordeel is dat over categorieën eenvoudig te communiceren is. Nadeel is dat de psychische problemen minder genuanceerd en gedetailleerd beschreven worden dan mogelijk is in een dimensioneel systeem.[7] De diagnoses zijn in feite classificaties zoveel mogelijk in beschrijvende termen, meestal zonder etiologie en zonder pathogenese. Er zijn kernsymptomen en een aantal samenhangende andere verschijnselen, inclusief lichamelijke verschijnselen die je meer of minder kan hebben en die de stoornis meer of minder ernstig maken.

De categorieën sluiten elkaar niet uit, maar zijn vaak (semi) hiërarchisch gerangschikt.

Probleem van de categoriale benadering is dat veel patiënten in de praktijk niet voldoen aan de strenge criteria van de afzonderlijke stoornissen. Daarom zijn veel diagnoses in de DSM-IV globaal omschreven: mensen hoeven slechts aan een beperkt aantal van een lange lijst met symptomen te voldoen om de diagnose te krijgen. Dat betekent dat twee mensen met toch zeer verschillende symptomen wel dezelfde diagnose kunnen krijgen. Anders gezegd: de diagnoses zijn vrij breed omschreven, en bevatten vaak verschillende subtypen.

Voor mensen die onder geen enkele diagnose vallen, zijn er restcategorieën gemaakt. Deze zijn te herkennen aan de toevoeging NOS (*Not Otherwise Specified*), of in het Nederlands NAO (niet anders omschreven).[7]

Overlap en bijkomende stoornissen (comorbiditeit)

Door het assensysteem in de DSM is het mogelijk dat iemand als diagnose zowel een as-I- als een as-II-stoornis krijgt. Voor meerdere stoornissen op as I is minder ruimte in de DSM. In de praktijk levert dat problemen op, omdat bijvoorbeeld angststoornissen vaak samenhangen met alcoholmisbruik en -afhankelijkheid.[7] Voor de behandeling van mensen met zo'n dubbele diagnose is het stellen van beide diagnoses van groot belang. De categoriale indeling van de DSM – en daarmee de hoofdstukindeling in dit boek – suggereert dat de stoornissen elkaar uitsluiten. In werkelijkheid zijn bijkomende stoornissen eerder regel dan uitzondering. Om die reden wordt in paragraaf 4 van ieder hoofdstuk aandacht besteed aan bijkomende psychische stoornissen (zowel op as I als as II) en lichamelijke aandoeningen (as III).

De ziektelast uitgedrukt in DALY's

De ziektelast in de bevolking wordt in internationaal onderzoek meestal uitgedrukt in Disability-Adjusted Life Years (DALY's; spreek uit als dallies).[8] Een DALY staat voor één levensjaar dat iemand als gevolg van een minder goede gezondheid verliest. Dat kan zijn omdat iemand door een ziekte niet goed functioneert (uitgedrukt in ziektejaarequivalenten), of omdat hij of zij eerder is overleden als gevolg van deze ziekte (uitgedrukt in verloren levensjaren). Psychische stoornissen als angststoornissen, depressie, dementie en afhankelijkheid van alcohol behoren tot de ziekten en aandoeningen met de hoogste ziektelast. Ze zijn wat dat betreft vergelijkbaar met ernstige lichamelijke ziekten zoals hart- en vaatziekten, chronische longziekten en longkanker.[9] Voor psychische stoornissen wordt het aantal DALY's vooral bepaald door de hoeveelheid ziektejaarequivalenten (Years Lived with Disability: YLD). Deze worden voor Nederland berekend door het RIVM, het AMC Amsterdam en de Erasmus Universiteit Rotterdam. Eerst wordt op grond van epidemiologisch onderzoek (zoals NEMESIS) vastgesteld hoeveel mensen een ziekte, aandoening of stoornis hebben. Vervolgens wordt door een panel van deskundigen vastgesteld wat gemiddeld de gevolgen zijn van deze ziekte op het dagelijks functioneren. Dit levert per ziekte een wegingsfactor op; een cijfer tussen 0 (helemaal geen nadelige gevolgen) en 1 (dood). Het aantal mensen, vermenigvuldigd met de wegingsfactor, levert het aantal ziektejaarequivalenten op. Een wegingsfactor van bijvoorbeeld 0,5 betekent dat een jaar lang leven met deze ziekte gelijk wordt gesteld aan een half jaar eerder overlijden als gevolg van de ziekte. De wegingsfactoren verschillen sterk per psychische stoornis: 0,17 (voor alle angststoornissen samen), 0,42 (depressie en dysthymie), 0,66 (schizofrenie) en 0,71 (dementie).

Referenties

1. American Psychiatric Association (2000). *Diagnostic and statistical manual of mental disorders [DSM-IV-TR]*. Washington, DC: American Psychiatric Association.
2. Bijl, R.V., Zessen, G. van, Ravelli, A. (1997). Psychiatrische morbiditeit onder volwassenen in Nederland: het NEMESIS-onderzoek. II. Prevalentie van psychiatrische stoornissen. *Nederlands Tijdschrift voor Geneeskunde*, 141(50): 2453-2460.
3. Vollebergh, W.A.M., Graaf, R. de, Have, M. ten, Schoemaker, C.G., Dorsselaer, S. van, Spijker, e.a. (2003). *Psychische stoornissen in Nederland: overzicht van de resultaten van NEMESIS*. Utrecht: Trimbos-instituut.
4. Ormel, J., Neeleman, J., Wiersma, D. (2001). Determinanten van psychische ongezondheid; implicaties voor onderzoek en beleid. *Tijdschrift voor Psychiatrie*, 43(4): 245-257.
5. Vandereycken, W. (2000). Psychopathologie: van diagnostiek tot therapie. In: W. Vandereycken, C.A.L. Hoogduin, P.M.G. Emmelkamp (red.). *Handboek Psychopathologie. Deel 1: basisbegrippen*, p. 3-51. Houten: Bohn Stafleu Van Loghum.
6. American Psychiatric Association (1980). *Diagnostic and statistical manual of mental disorders DM-III*. Washington: American Psychiatric Association.
7. Dziegielewski, S.F. (2002). *DSM-IV-TR in action*. New York: Wiley.
8. Hoeymans, N., Poos, M. (2002). De ziektelast in DALY's: doel en definitie. Wat is de ziektelast en hoe wordt deze berekend? In: *Volksgezondheid Toekomst Verkenning. Nationaal Kompas Volksgezondheid,* Bilthoven: RIVM. *http://www.rivm.nl/vtv/object_document/01669n18840.html.*
9. Hoeymans, N., Poos, M. (2003). De ziektelast in DALY's: omvang van het probleem. Sterfte, ziekte en ziektelast voor 49 geselecteerde aandoeningen in Nederland. In: *Volksgezondheid Toekomst Verkenning. Nationaal Kompas Volksgezondheid,* Bilthoven: RIVM. *http://www.rivm.nl/vtv/object_document/01676n18840.html.*

Deel 1

Stemmingsstoornissen

1 Depressie

1.1 Wat is depressie?

Depressie moet niet worden verward met de gewone neerslachtigheid die iedereen weleens heeft. De neerslachtigheid bij depressie is heviger en klaart na een paar dagen niet vanzelf op. Bovendien tast depressie het dagelijks functioneren aan.

Symptomen en diagnose

Iemand heeft depressie wanneer hij of zij gedurende ten minste twee weken minstens één van deze twee kernsymptomen heeft[1]:
- een zeer neerslachtige stemming gedurende het grootste deel van de dag, bijna elke dag;
- een ernstig verlies van interesse in alle of bijna alle activiteiten gedurende het grootste deel van de dag, bijna elke dag.

Daarnaast dienen nog andere symptomen aanwezig te zijn:
- eetproblemen (heel veel of juist heel weinig eten) en veranderingen in het gewicht;
- slaapproblemen;
- geagiteerd en rusteloos zijn of juist geremd;
- vermoeidheid en verlies van energie;
- gevoelens van waardeloosheid of overmatige schuld;
- concentratieproblemen, vertraagd denken en besluiteloosheid;
- terugkerende gedachten aan dood of zelfdoding.

Er is sprake van depressie – officieel depressieve stoornis of *major depression* – wanneer *vijf symptomen* tegelijk aanwezig zijn, inclusief neerslachtige stemming en/of interesseverlies.

Typen depressie

Bij depressie wordt meestal een onderverdeling gemaakt op grond van de ernst van de klachten, en de aard van de symptomen.

Het aantal symptomen is een veelgebruikte maat voor de ernst van depressie. Onderscheiden worden licht (vijf symptomen), matig (zes tot zeven symptomen) en ernstig (acht tot negen symptomen).

Naast de gewone, vitale of melancholische depressie worden onder meer de volgende typen onderscheiden.[2]
- Bij *psychotische depressie* is ook sprake van wanen of hallucinaties. Aangenomen wordt dat dit een ernstiger vorm van depressie is.
- Bij *atypische depressie* is de richting van de overige symptomen precies omgekeerd (juist méér eten en slapen, gewichtstoename, een stemming die sterk reageert op gebeurtenissen, enzovoort). Hieronder valt ook de seizoensgebonden of winterdepressie.

Onderscheid met andere stoornissen

Depressie hoort tot de groep van de zogenoemde stemmingsstoornissen. Daartoe horen ook andere stoornissen zoals:
- dysthymie (twee tot vijf symptomen in plaats van minimaal vijf, maar wel gedurende twee jaar op meer dagen wel dan niet);
- bipolaire stoornis (manische depressie: de depressie wordt afgewisseld met perioden van overtrokken opgewektheid en energie);
- milde of *minor* depressie (minstens twee weken lang twee, drie of vier symptomen).

Iemand die rouwt om het verlies van een geliefde persoon kan klachten hebben die lijken op depressie. Men spreekt in zo'n geval niet van depressie, behalve als de klachten langer dan twee maanden aanhouden. Dit soort gebeurtenissen is overigens wel een risicofactor voor het krijgen van depressie.

De symptomen van depressie kunnen bij andere psychische en bij lichamelijke aandoeningen optreden. Soms kan het daardoor moeilijk zijn depressie te onderscheiden van die andere aandoening. Dit is bijvoorbeeld het geval bij dementie (zie verder hoofdstuk 16).
Depressie is niet hetzelfde als burn-out. Iemand met burn-out is opge-

brand, uitgeblust en emotioneel uitgeput. Een deel van de mensen met burn-out lijdt ook aan depressie, maar anderen niet.

Depressie komt vaak voor in combinatie met angststoornissen. In hoeverre zij op een vergelijkbare wijze ontstaan (zie paragraaf 1.4) of een gemeenschappelijke oorsprong hebben, is nog onvoldoende bekend.

1.2 Hoe vaak komt depressie voor en bij wie?

Hoe vaak komt depressie voor?

- Uit NEMESIS[3;4] blijkt dat 6% van de volwassen Nederlandse bevolking tot 65 jaar lijdt aan depressie in engere zin of daar pas geleden mee te kampen heeft gehad. Bij jongeren is dat 2 tot 3% en bij ouderen ongeveer 2%.[5;6] In totaal zijn dat ongeveer 750.000 inwoners van Nederland.
- Van de volwassen Nederlandse bevolking krijgt een op de zeven ooit depressie.
- Als wij de uitkomsten van NEMESIS doortrekken zijn er op elke 1000 volwassen Nederlanders tot 65 jaar, 27 mensen die dit jaar voor het eerst of opnieuw (na een onderbreking van minstens een jaar) depressie krijgen.
- Van de westerse wereldbevolking lijdt 4 tot 10% aan depressie (althans in het afgelopen jaar), en 15 tot 17% ooit in het leven.[7;8] De Nederlandse cijfers wijken daar dus niet van af.

Bij wie komt depressie voor?

Er is niet één oorzaak voor depressie aan te wijzen. De meeste deskundigen spreken van een combinatie van factoren die op elkaar inwerken. In het dynamische stress-kwetsbaarheidmodel (DSK) worden vier soorten factoren onderscheiden: algemene karakteristieken (geslacht, leeftijd), individuele kwetsbaarheid, omstandigheden en ingrijpende levensgebeurtenissen.[9]

Geslacht en leeftijd

- Depressie komt bij vrouwen twee maal vaker voor dan bij mannen.Vrouwen krijgen de stoornis vaker dan mannen[10], maar als

het zover is zijn het beloop en de kans op herhaling ongeveer gelijk.[11-13]

- Depressie doet zich veel voor op de leeftijd van 25 tot 45 jaar en
minder bij ouderen[6] en kinderen.[14] Van alle mensen die ooit depressie hebben gehad, kreeg bijna de helft (40%) de stoornis voor
het eerst tussen hun 15[de] en 35[ste] jaar.

Individuele kwetsbaarheid

- Depressie heeft een erfelijke component, zoals onder meer blijkt
uit tweelingstudies.[15;16] Wanneer iemand van een eeneiige tweeling depressie heeft, heeft de ander dat in 60% van de gevallen
ook ooit in zijn leven. Bij twee-eiige tweelingen is dit 20%. Kinderen van ouders met depressie hebben bijna drie maal zo veel
kans om zelf de stoornis te krijgen als kinderen van andere
ouders.[17-19]
- Er zijn aanwijzingen dat achterblijvende ontwikkeling van het zenuwstelsel in de jeugd de kans op depressie vergroot.[20]
- Depressie komt meer dan gemiddeld voor bij:
  – mensen met een neurotische persoonlijkheid en een interna-
    liserende copingstijl;
  – mensen met een chronische lichamelijke ziekte of andere
    psychische stoornissen[21](zie ook paragraaf 1.4);
  – volwassen homoseksuele mannen en vrouwen.[22]

Omgevingsfactoren

Er is verder een overmaat aan depressie onder:
– laagopgeleiden;
– mensen zonder betaalde baan, bijvoorbeeld personen in de WAO,
  WW of de bijstand en fulltime huisvrouwen;
– werkenden met een tijdelijke aanstelling;
– inwoners van grote steden[23];
– mensen die weinig sociale steun krijgen, zoals alleenstaanden en
  gescheiden mensen, met name mannen;
– gedetineerden[24;25] en vluchtelingen in opvangcentra.[26]

Levensgebeurtenissen

- Traumatische jeugdervaringen waaronder mishandeling en verwaarlozing verhogen later de kwetsbaarheid voor psychische stoornissen. Dit is niet alleen zo voor depressie.[15]
- Het meemaken van traumatische gebeurtenissen vergroot bij volwassenen de kans dat zij spoedig daarna met depressie te kampen
  krijgen. Dit verklaart ook de vergrote kans op depressie onder
  vluchtelingen.[27]

1.3 Hoe verloopt depressie?

Depressie onder de algemene bevolking heeft, als de persoon niet wordt
behandeld, een wisselend en grillig beloop.[28;29]

- Een periode waarin iemand voldoet aan de criteria voor depressie
  wordt wel een depressieve episode genoemd. Zo'n episode duurt,
  ook zonder behandeling, gemiddeld acht maanden.[29]
- De duur varieert nogal. De helft van de episodes is korter dan
  drie maanden, terwijl een op de vijf langer duurt dan twee jaar.[29]
- De kans op terugval is groot: bij 40% van de mensen met depressie keert de stoornis binnen twee jaar terug.[29;30]

Bovenstaande cijfers gelden niet voor mensen met depressie die in een
ziekenhuis zijn opgenomen. Deze patiënten hebben over het algemeen
ernstiger symptomen, grotere beperkingen in functioneren en meer
kans op bijkomende ziekten dan andere mensen met depressie. Dit verklaart waarom de vooruitzichten voor hen slechter zijn, ook bij intensieve behandeling.[31]

- Ongeveer 60% van de opgenomen patiënten wordt binnen vijftien
  jaar opnieuw voor depressie opgenomen.
- Ongeveer 10% pleegt suïcide.
- Slechts één op de vijf blijft nieuwe episodes van depressie be-
  spaard.

Factoren die het beloop bepalen

Diverse zaken beïnvloeden het beloop van depressie, zowel onder de algehele bevolking als bij opgenomen patiënten.

- De episode wordt langer naarmate de symptomen ernstiger zijn,
  eerdere episodes langer duurden en de persoon sociale steun
  mist.

- Ook het hebben van een chronische lichamelijke ziekte hangt samen met een lange duur van de depressie-episode.
- Ouderen hebben een kleinere kans op herstel.[30;32]

1.4 *Komen er bij depressie nog andere aandoeningen voor?*

Psychische stoornissen

Depressie onder de algemene bevolking gaat meestal gepaard met andere psychische stoornissen.[33]
- Van de volwassenen met depressie lijden zes op de tien ook aan een andere psychische stoornis.[33;34]
- Vooral de combinatie met angststoornissen komt veel voor.[35] Misschien hebben de twee soorten psychische stoornissen tot op zekere hoogte een gemeenschappelijke oorsprong.[21;36;37]
- De combinatie met dysthymie is ook gangbaar. Het is de vraag of dit een bijkomende aandoening mag worden genoemd: waarschijnlijk liggen dysthymie en depressie in elkaars verlengde.[38;39]
- Depressie komt vaak voor samen met problematisch gebruik van verslavende middelen (tabak, alcohol, drugs). Het verband tussen het een en het ander wisselt.[40;41] Bij sommigen is depressie het gevolg van langdurig middelengebruik[42], anderen gaan middelen gebruiken in een poging hun depressie het hoofd te bieden.[43;44]

Lichamelijke ziekten

Depressie gaat geregeld gepaard met allerlei lichamelijke klachten en ziekten. Soms is dit toeval; meestal is er een verband.[45-47]

Het verband tussen lichamelijke ziekte en depressie verschilt.
- Bij sommige lichamelijke aandoeningen moet depressie vooral worden gezien als symptoom van de aandoening. Het gaat om ziekten die de huishouding van stoffen (neurotransmitters) in de hersenen beïnvloeden. Voorbeelden zijn: kanker, neurologische aandoeningen (beroerte, multipele sclerose en de ziekte van Parkinson), hormonale aandoeningen (van bijnier, schildklier), lupus, infecties (ziekte van Pfeiffer), stoornissen in de stofwisseling en voedingstekorten.
- Soms is depressie een bijwerking van voorgeschreven medicijnen. Zo kunnen bloeddrukverlagers (onder meer reserpine en bètablok-

kers), bepaalde hormonen en parkinsonmiddelen (levodopa of amantadine) de stoornis veroorzaken.

- Bij chronische lichamelijke ziekten hoeft depressie niet veroorzaakt te worden door de aandoening zelf of de medicijnen. De stoornis is dan deels een psychologische reactie op de consequenties van de ziekte: pijn, functiebeperkingen, verlies van werk en relaties, of vermindering van de levensverwachting.[48-52]
- Er kan ook sprake zijn van een indirect verband. Zo roken depressieve mensen in verhouding meer dan anderen. Dat verklaart waarschijnlijk hun grotere kans op longkanker.[53]
- Ten slotte kan depressie voor een lichamelijke ziekte de opmaat zijn. Depressie gaat naar verhouding vaak vooraf aan hart- en vaatziekte.[54] Het hoe en waarom van dit verband zijn nog niet duidelijk.[55]

Bovenstaande mogelijkheden sluiten elkaar niet uit. Sommige ziekten, bijvoorbeeld Parkinson[56], staan op meer dan één manier in verband met depressie.[57-59]

1.5 Wat zijn de gevolgen van depressie?

Kwaliteit van leven en levensverwachting

Depressie heeft grote gevolgen voor het welbevinden van de betrokkene. Het leidt tot belangrijke beperkingen in sociaal, emotioneel en lichamelijk functioneren.[60;61] Het aantal verloren levensjaren en ziektejaarequivalenten (het aantal jaren geleefd met een ziekte, rekening houdend met de ernst van de ziekte), ook wel aangeduid met DALY's wordt voor Nederland geschat op bijna 113.000 per jaar. Daarmee staat depressie op de achtste plaats van alle aandoeningen. Depressie is verantwoordelijk voor minstens 11% van alle DALY's.[62]

De gevolgen voor de kwaliteit van leven zijn het grootst bij depressies die moeilijk behandelbaar zijn.[62] De gevolgen voor welbevinden en psychosociaal functioneren hangen direct samen met de ernst van de klachten.[63] Bijkomende psychische stoornissen versterken de consequenties van depressie voor welbevinden en functioneren.[60]

Hoewel de gevolgen van verschillende ziekten moeilijk vergelijkbaar zijn, tast depressie gemiddeld genomen welbevinden en psychisch en sociaal functioneren sterker aan dan chronische lichamelijke aandoeningen als diabetes, reuma, artritis, hypertensie en migraine[64-66], en dan andere veelvoorkomende psychische stoornissen zoals angst en alcoholafhankelijkheid en -misbruik.[67]

De kwaliteit van leven van mensen die vanwege een lichamelijke ziekte worden opgenomen in een ziekenhuis en eveneens aan depressie lijden, is aanzienlijk slechter dan van andere opgenomen patiënten zonder depressie.[68] Ook kost hun verblijf in het ziekenhuis meer.

Leven met iemand met depressie is zwaar en belastend.[73] Voor partners van mensen met depressie dreigt het gevaar dat:
- ook zij terechtkomen in een sociaal isolement;
- de relatie met de patiënt ernstig wordt aangetast;
- zij het gevoel krijgen hun partner verloren te hebben.[74-77]

Depressie vergroot de kans op voortijdig overlijden. Mensen met depressie lopen ongeveer twee maal zo veel kans om binnen een bepaalde periode te overlijden als anderen.[69]
De reden is niet precies bekend. Vermoedelijk heeft de grotere sterftekans te maken met:
- neiging tot suïcide;
- een ongezonde leefstijl (meer roken, weinig bewegen, ongezonde eetgewoonten) [53];
- meer ongevallen door gevaarlijke activiteiten;
- een verminderde motivatie tot herstel bij patiënten met bijkomende lichamelijke aandoeningen;
- en het slecht opvolgen van medicatieadviezen.[70]
Voor een ander deel gaat het vermoedelijk om niet-beïnvloedbare factoren zoals verzwakking van het immuunsysteem.[71]

Er bestaat een sterke relatie tussen suïcide en depressie. Bij het gros van de gevallen van zelfdoding is sprake van depressie.[72]

Maatschappelijke kosten

Depressie heeft economische gevolgen. Enerzijds maken mensen met depressie extra gebruik van medische voorzieningen en anderzijds ontstaan er productieverliezen in betaalde en onbetaalde arbeid door ziekteverzuim.

Voor depressie zijn de jaarlijkse behandelkosten in Nederland 388 mil-

joen euro, waarbij de (economische tegenwaarde van) hulp door familieleden en vrienden is meegerekend. Worden de kosten van de productieverliezen hierbij opgeteld, dan kost depressie de Nederlandse samenleving 2,1 miljard euro per jaar. Deze kosten zijn berekend voor 18 tot
65-jarigen. Als jongeren en ouderen worden meegerekend is het bedrag
hoger.

1.6 Is depressie behandelbaar?

Effectiviteit behandeling

TABEL 1.1 OVERZICHT WERKZAAMHEID VAN BEHANDELINGEN TEGEN DEPRESSIE

Behandeling	Oordeel
Medicatie	
Tricyclische antidepressiva (TCA's)	***
Serotonineheropnameremmers (SSRI's)	***
Noradrenerge specifieke serotonerge antidepressiva (NaSSA's)	***
Serotonine-noradrenalineheropnameremmers (SNRI's)	***
Selectieve MAO-A-remmers (RIMA)	***
Sint-janskruid	*/**
Lithium (als toevoeging aan antidepressiva)	**
Benzodiazepinen zelfstandig	-
Benzodiazepinen als toevoeging aan antidepressiva (gedurende eerste weken)	**
Antipsychotica	?
Psychologische behandelingen	
Cognitieve gedragstherapie	***
Interpersoonlijke therapie	***
Zelfhulptherapie (bibliotherapie)	*/**
Probleemoplossende therapie	**
Overige behandelingen	
Electroconvulsietherapie (ECT)	***
Herhaalde magnetische stimulatie (rTMS)	*
Lichttherapie (bij winterdepressie)	**
Beweging (running)	*
Ontspanning (relaxatie)	?
Creatieve therapieën	?

*** = bewezen werkzaam;
** = redelijke aanwijzingen voor werkzaamheid;
* = enig bewijs voor werkzaamheid, maar niet al te sterk;
? = bewijs ontbreekt;
- = bewezen onwerkzaam.

Medicatie

Soorten medicijnen tegen depressie

Er is veel onderzoek gedaan naar het effect van medicijnen bij depressie. Middelen tegen depressie vallen uiteen in:
1 klassieke tricyclische antidepressiva (TCA's);
2 selectieve serotonineheropnameremmers (SSRI's);
3 overige niet-tricyclische antidepressiva;
4 overige middelen, als sint-janskruid.
Daarnaast hebben medicijnen zoals lithium, angstremmers en antipsychotica mogelijk ook effect op depressie.

Tricyclische antidepressiva en serotonineheropnameremmers
Lange tijd waren de TCA's, zoals imipramine, doxepine en clomipramine de eerste keus bij depressie. Serotonineheropnameremmers (SSRI's) verschenen in 1988 voor het eerst op het toneel. Deze twee groepen antidepressiva zijn ongeveer even werkzaam.[98-100] De keus voor het ene of het andere middel berust daarom meestal op een afweging van de bijwerkingen, gevaar voor overdosering, bijkomende psychische en lichamelijke stoornissen, het gevaar van wisselwerking met andere medicijnen, en kosten.[98;101;102] Op dit moment zijn ze in Nederland veruit de meest voorgeschreven middelen voor depressie. Het effect van SSRI's en TCA's is gemiddeld pas na enkele weken merkbaar. Als na zes weken geen herstel is opgetreden, helpt het middel waarschijnlijk niet.
Verminderen de klachten inderdaad met antidepressiva, dan verlaagt voortgezette behandeling met hetzelfde middel gedurende een half jaar, in dezelfde doses, de kans op terugval met ongeveer 40 procent.[102] Bij mensen met een eerdere depressieve periode is doorbehandeling gedurende een jaar effectief.[102] Het effect van langer doorbehandelen met TCA's en SSRI's is nog onbekend. Helpen antidepressiva na zes tot tien weken niet of onvoldoende, dan ligt het voor de hand de behandelstrategie te wijzigen. Hiervoor worden in de handboeken adviezen gegeven, die echter vrijwel niet zijn onderbouwd.[112] Als SSRI's niet blijken te werken, kiest men vaak voor een TCA. Als TCA's niet werken, kan toevoeging van lithium worden overwogen. Als ook dat niet werkt, kan worden overgestapt op de klassieke MAOI's. Uiteraard kan in elke stap ook worden gekozen voor toevoegen van andere – bijvoorbeeld psychologische – interventies.

Bijwerkingen TCA's en SSRI's

Er zijn enkele verschillen in bijwerkingen:

- TCA's worden in de gebruikelijke doses (meer dan 100 mg per dag) iets minder goed verdragen dan SSRI's;[104]
- TCA's hebben in een lagere dosering (bijvoorbeeld 75 tot 100 mg per dag) minder bijwerkingen dan in de gebruikelijke doses, en lijken toch even goed te helpen;[113]
- TCA's zijn gevaarlijker in overdosering dan SSRI's en daarom niet geschikt voor suïcidale cliënten.

Er zijn ook overeenkomsten in bijwerkingen.

- De bijwerkingen van beide soorten middelen verdwijnen meestal na enkele dagen.
- Langzaam opbouwen van de dosis kan de bijwerkingen verminderen.
- Plotseling stoppen met TCA's of SSRI's leidt tot ontwenningsverschijnselen, daarom wordt aangeraden langzaam af te bouwen.

Overige niet-tricyclische antidepressiva

Serotonine-noradrenalineheropnameremmers (SNRI's)

Ook de SNRI's remmen de heropname van de neurotransmitters serotonine en noradrenaline in de hersenen. In Nederland is venlafaxine (Exefor) verkrijgbaar. Venlafaxine werkt even goed en mogelijk zelfs iets beter dan SSRI's.[114] De bijwerkingen zijn vergelijkbaar met die van TCA's, behalve dat ze geen sufheid veroorzaken.

Noradrenerge specifieke serotonerge antidepressiva (NaSSA's)

NASSA's remmen eveneens de heropname van de neurotransmitters noradrenaline en serotonine in de hersenen. In Nederland is mirtazapine (Remeron) verkrijgbaar. Mirtazapine is even werkzaam als de SSRI's.[100;101] Bij bijkomende lichamelijke ziekten kan het gevaarlijke bijwerkingen hebben.

Monoamine-oxidaseremmers

- Moclobemide is een selectieve MAO-A-remmer (RIMA). Het werkt globaal even goed als de TCA's.[101]
- De klassieke MAOI's worden in de praktijk wel gebruikt voor behandeling van mensen met atypische depressie,[115] maar ze zijn in Nederland niet voor dit doel geregistreerd in verband met de kans op ernstige bijwerkingen.

Sint-janskruid

Dit is een plantaardig middel dat in Nederland verkrijgbaar is bij de drogist.

- Bij milde en matige depressie is het op korte termijn werkzamer dan een placebo, maar onduidelijk is nog of het even werkzaam is als SSRI's en TCA's.[101;116;117]
- Of het kruid helpt op langere termijn en bij ernstig depressieve patiënten is niet bewezen. [118]
- Hoewel eerder werd aangenomen dat sint-janskruid veel minder bijwerkingen had dan andere antidepressiva,[119] komt men daar inmiddels van terug.[120]
- Het middel gaat niet goed samen andere medicijnen, waaronder SSRI's.[101]
- De ideale dosis en het gevaar van een eventuele overdosis zijn onbekend.

Andere medicijnen met mogelijk antidepressieve werking

Lithium

Dit middel wordt vooral gebruikt bij bipolaire stoornis.

- Daarnaast wordt het ook voorgeschreven voor depressie in engere zin. Of en hoe lithium dan werkt is onduidelijk.[121;122]
- Het wordt doorgaans voorgeschreven in aanvulling op reguliere antidepressiva (SSRI of TCA) om het effect daarvan te vergroten, [123] en de kans op suïcide te verkleinen.[124]
- Lithium is in hoge doses giftig.

Benzodiazepines

Deze stoffen zijn vooral bekend vanwege hun kalmerende werking, spierverslapping en bevordering van een goede slaap.

- Benzodiazepinen helpen zelfstandig niet bij depressie.
- Alleen van alprazolam is in zeer hoge doses een antidepressief effect vastgesteld.[125;126]
- Omdat benzodiazepines – in tegenstelling tot antidepressiva – snel werken, worden ze wel als overbrugging voorgeschreven in de eerste twee weken van de behandeling met antidepressiva. De toevoeging van benzodiazepines leidt ertoe dat minder cliënten met hun antidepressiva stoppen in de eerste vier weken.[127]
- Benzodiazepines zijn verslavend. Daarom wordt aanbevolen om ze nooit langer dan zes weken voor te schrijven.[127]

Antipsychotica

Er zijn geen aanwijzingen dat antipsychotica bij depressie helpen. Over het nut van de combinatie van antidepressiva met antipsychotica bij depressie met psychotische kenmerken staat onvoldoende vast.

Psychologische behandeling

Cognitieve gedragstherapie

Er bestaan diverse vormen van psychologische behandeling van depressie. Het meest onderzocht is cognitieve gedragstherapie. Bij deze vorm van therapie sporen therapeut en cliënt negatieve of automatische gedachten op die aan de depressie bijdragen of de depressie instandhouden. Therapeut en cliënt proberen deze gedachten te veranderen. Ook worden activiteiten die depressieve gevoelens bevorderen opgespoord en aangepast.

- Cognitieve gedragstherapie werkt bij mensen met milde en matige vormen van depressie.[128-131]
- Het effect bij ernstige depressies is onvoldoende onderzocht.
- Cognitieve gedragstherapie is ook van waarde bij adolescenten met milde of matige depressie.[132] en bij oudere volwassenen.[133-136]
- Groepsgewijs of in cursusvorm uitgevoerde cognitieve gedragstherapie werkt even goed als een individuele aanpak.[137] Een voorbeeld van groepsgewijze cognitieve gedragstherapie is de cursus In de put, uit de put.[80]

Vergelijking tussen cognitieve gedragstherapie en antidepressiva
- Cognitieve gedragstherapie en antidepressiva werken even goed bij milde en matige vormen van depressie,[129-131] hoewel de psychologische methode misschien vaker terugval weet te voorkomen.[115;138]
- Er is nog geen overtuigend bewijs dat het toevoegen van antidepressiva aan cognitieve gedragstherapie het effect van de therapie vergroot.

Andere vormen van gedragstherapie

Andere vormen van gedragstherapie zijn socialevaardigheidstrainingen en het vermeerderen van stemmingsverhogende activiteiten.
- Vergelijkend onderzoek laat zien dat alle vormen van gedragstherapie ongeveer even goed helpen.[139;140]

- Vermoed wordt dat vooral aspecifieke factoren, zoals het aanbieden van een verklaring aan de patiënt voor de problematiek, het gestructureerd werken aan oplossingen en het contact met een hulpverlener, de werkzaamheid van deze methoden verklaren.[131]

Andere vormen van psychologische behandeling

- Interpersoonlijke psychotherapie. Daarbij nemen therapeut en cliënt moeilijke levensomstandigheden onder de loep en zoeken zij naar oplossingen voor problemen die daardoor veroorzaakt worden.[130]
- Relatietherapie op cognitieve-gedragstherapeutische basis indien er sprake is van relatieproblemen.
- Probleemoplossende psychotherapie. Daarbij inventariseren de therapeut en cliënt systematisch de problemen en bedenken zij mogelijke oplossingen en voeren deze uit.[141]
- Zelfhulptherapie. De cliënt werkt zelfstandig of met beperkte telefonische ondersteuning een (doorgaans cognitief-gedragstherapeutisch) zelfhulpboek door.[142;143]

Voor andere psychologische behandelingen bestaat nog onvoldoende steun.

Electroconvulsietherapie (ECT)

Mensen die ECT – ook wel electroshocktherapie genoemd – ondergaan, krijgen een stroomstoot door de hersenen, terwijl ze onder gehele narcose zijn. Hoe ECT werkt is nog onduidelijk.

ECT is effectief, vooral bij ernstige depressie.[144;145]

- Het werkt bij ernstige depressie beter dan antidepressiva, en ook sneller.
- Van de mensen die niet opknappen van antidepressiva reageert meer dan de helft wel op ECT.
- Toevoeging van ECT aan een minder geslaagde behandeling met een TCA, verhoogt het effect van de TCA.

In Nederland mag ECT alleen worden gegeven door psychiaters in een instelling waar deze behandeling regelmatig wordt toegepast. De Nederlandse Vereniging voor Psychiatrie heeft daarvoor een richtlijn opgesteld.[146]

- Volgens deze richtlijn wordt ECT alleen overwogen in de volgende situaties:

- als er sprake is van een levensbedreigende situatie zoals weigering van voedsel en vocht;
- als eerste stap in de behandeling van mensen met psychotische depressie;
- als TCA's niet blijken te werken.
- Behandeling met ECT wordt afgeraden bij klachten aan longen, hart en bloedvaten, ogen (netvliesloslating, glaucoom) en hersenen (recent CVA, verhoogde hersendruk).
- De behandeling met ECT wordt maximaal twee keer per week gegeven tot een herstel is opgetreden dat minstens vier ECT-sessies aanhoudt.
- Als na tien keer geen effect optreedt, werkt ECT niet of onvoldoende.
- Na afloop van een geslaagde ECT-behandeling wordt een vervolgbehandeling overwogen met TCA's.
- Als tijdens de vervolgbehandeling met TCA's de depressieve klachten terugkeren kan een tweede ECT-behandling worden overwogen.

Als ECT juist wordt toegepast is het doorgaans veilig.
- ECT leidt niet tot hersenafwijkingen.
- Mogelijke (tijdelijke) bijwerkingen zijn hoofdpijn, misselijkheid en spierpijn.
- Ook geheugenproblemen kunnen optreden.
- Bij plaatsing van de electroden op één kant van het hoofd treden minder geheugenproblemen op dan bij tweezijdige plaatsing.

Overige behandelvormen

Herhaalde magnetische stimulatie van het brein (rTMS)

Bij rTMS – repetitive Transcranial Magnetic Stimulation – wordt met een electromagneet op de schedel een magnetisch veld ontwikkeld in de hersenen. Deze stimulatie wordt gedurende korte tijd in series aangeboden. Het heeft op de korte termijn enig effect bij mensen met depressie, maar het effect op de lange termijn is nog onbekend.[147;148]

Lichttherapie (bij winterdepressie)

Bij seizoensgebonden depressie heeft blootstelling aan licht effect op de depressieve stemming. Het is nog de vraag of deze therapie ook effect heeft op andere – atypische – symptomen.[149]

Runningtherapie

Hardlopen of joggen – ook wel runningtherapie genoemd – werkt moge-lijk bij mensen met depressie die niet zijn opgenomen in een kliniek.[150]
- Het werkt zowel bij lichte als bij ernstige klachten.
- Bij ouderen werkt minder intensief lopen (wandelen) ook.
- Directe vergelijking met bijvoorbeeld antidepressiva ontbreekt.
- Overige vormen van lichaamsbeweging hebben mogelijk een even groot effect.

Ontspanning (relaxatie)

Ontspanningsoefeningen worden niet als zelfstandige behandeling aan-geboden. Het effect is nog onduidelijk.

Creatieve therapieën

Er zijn aanwijzingen dat muziek-, drama- en beeldende therapie de stemming van opgenomen psychiatrische patiënten positief beïnvloeden. Het effect van creatieve therapieën als zelfstandige behandeling van mensen met depressie is nog onvoldoende onderzocht.

Referenties depressie

1. American Psychiatric Association (2000). *Diagnostic and statistical man-ual of mental disorders [DSM-IV-TR].* Washington, DC: American Psychi-atric Association.
2. Nolen, W.A., Koerselman, G.F. (2000). Stemmingsstoornissen. In: W. Vandereycken, C.A.L. Hoogduin, P.M.G. Emmelkamp (red.). *Hand-boek Psychopathologie. Deel 1: basisbe-grippen,* p. 175-211. Houten/Diegem: Bohn Stafleu Van Loghum.
3. Bijl, R.V., Ravelli, A., Zessen, G. van (1998). Prevalence of psychiatric dis-order in the general population: re-sults of The Netherlands Mental Health Survey and Incidence Study (NEMESIS). *Social Psychiatry and Psychiatric Epidemiology,* 33: 587-595.
4. Bijl, R.V., Zessen, G. van, Ravelli, A., Rijk, C. de, Langendoen, Y. (1998).

The Netherlands Mental Health Sur-vey and Incidence Study (NEMESIS): objectives and design. *Social Psychi-atry and Psychiatric Epidemiology,* 33: 581-586.
5. Beekman, A.T.F., Geerlings, S.W., Til-burg, W. van (1998). Depression in later life: Emergence and prognosis. In: D.J.H. Deeg, A.T.F. Beekman, D.M.W. Kriegsman (red.). *Autonomy and well-being in the aging population II: report from the Longitudinal Aging Study Amsterdam, 1992-1996,* Amster-dam: VU University Press.
6. Tilburg, W. van, Beekman, A.T.F. (1999). Affectieve stoornissen bij ou-deren. In: J.A. den Boer, J. Ormel, H.M. van Praag, H.G.M. Westen-berg, H. D'Haenen (red.). *Handboek stemmingsstoornissen,* p. 72-94. Maars-sen: Elsevier/De Tijdstroom.

7. WHO International Consortium in Psychiatric Epidemiology (2000). Cross-national comparisons of the prevalences and correlates of mental disorders. *Bulletin of the World Health Organization*, 78: 413-426.

8. Simon, G.E., Goldberg, D.P., Von Korff, M., Ustun, T.B. (2002). Understanding cross-national differences in depression prevalence. *Psychological Medicine*, 32: 585-594.

9. Ormel, J., Neeleman, J., Wiersma, D. (2001). Determinanten van psychische ongezondheid; implicaties voor onderzoek en beleid. *Tijdschrift voor Psychiatrie*, 43: 245-257.

10. Bijl, R.V., Graaf, R. de, Ravelli, A., Smit, F., Vollebergh, W.A. (2002). Gender and age-specific first incidence of DSM-III-R psychiatric disorders in the general population Results from the Netherlands Mental Health Survey and Incidence Study (NEMESIS). *Social Psychiatry and Psychiatric Epidemiology*, 37: 372-379.

11. Simpson, H.B., Nee, J.C., Endicott, J. (1997). First-episode major depression. Few sex differences in course. *Archives of General Psychiatry*, 54: 633-639.

12. Kessler, R.C., McGonagle, K.A., Swartz, M., Blazer, D.G., Nelson, C. B. (1993). Sex and depression in the National Comorbidity Survey. I: Lifetime prevalence, chronicity and recurrence. *Journal of Affective Disorders*, 29: 85-96.

13. Have, M. ten, Schoemaker, C., Vollebergh, W. (2002). Genderverschillen in psychische stoornissen, consequenties en zorggebruik: resultaten van de Netherlands Mental Health Survey and Incidence Study (NEMESIS). *Tijdschrift voor Psychiatrie*, 44: 367-375.

14. Park, R.J., Goodyer, I..M. (2000). Clinical guidelines for depressive disorders in childhood and adolescence. *European Child and Adolescent Psychiatry*, 9: 147-161.

15. Tennant, C. (2002). Life events, stress and depression: a review of recent findings. *The Australian and New Zealand Journal of Psychiatry*, 36: 173-182.

16. Rice, F., Harold, G., Thapar, A. (2002). The genetic aetiology of childhood depression: a review. *Journal of Child Psychology and Psychiatry and Allied Disciplines*, 43: 65-79.

17. Martins, C., Gaffan, E.A. (2000). Effects of early maternal depression on patterns of infant-mother attachment: a meta-analytic investigation. *Journal of Child Psychology and Psychiatry and Allied Disciplines*, 41: 737-746.

18. Lieb, R., Isensee, B., Hofler, M., Pfister, H., Wittchen, H.U. (2002). Parental major depression and the risk of depression and other mental disorders in offspring: a prospective-longitudinal community study. *Archives of General Psychiatry*, 59: 365-374.

19. Bijl, R.V., Cuijpers, P., Smit, F. (2002). Psychiatric disorders in adult children of parents with a history of psychopathology. *Social Psychiatry and Psychiatric Epidemiology*, 37: 7-12.

20. Os, J. van, Jones, P., Lewis, G., Wadsworth, M., Murray, R. (1997). Developmental precursors of affective illness in a general population birth cohort. *Archives of General Psychiatry*, 54: 625-631.

21. Boyer, P. (2000). Do anxiety and depression have a common pathophysiological mechanism? *Acta Psychiatrica Scandinavica. Supplementum*, 24-29.

22. Sandfort, T.G., Graaf, R. de, Bijl, R. V., Schnabel, P. (2001). Same-sex sexual behavior and psychiatric disorders: findings from the Netherlands Mental Health Survey and Incidence Study (NEMESIS). *Archives of General Psychiatry*, 58: 85-91.

23. Peen, J., Bijl, R.V., Spijker, J. (2002). Neemt de prevalentie van psychiatrische stoornissen toe met de stede-

lijkheidsgraad? *Tijdschrift voor Psychiatrie*, 44: 225-235.

24. Schoemaker, C., Zessen, G. van (1997). *Psychische stoornissen bij gedetineerden: een verkennend onderzoek in Penitentiair Complex Scheveningen.* Utrecht: Trimbos-instituut.

25. Fazel, S., Danesh, J. (2002). Serious mental disorder in 23000 prisoners: a systematic review of 62 surveys. *Lancet*, 359: 545-550.

26. Gernaat, H.B., Malwand, A.D., Laban, C.J., Komproe, I., Jong, J.T. de (2002). Veel psychiatrische stoornissen bij Afghaanse vluchtelingen met verblijfstatus in Drenthe, met name depressieve stoornis en posttraumatische stressstoornis. *Nederlands Tijdschrift voor Geneeskunde*, 146: 1127-1131.

27. Keyes, E.F. (2000). Mental health status in refugees: an integrative review of current research. *Issues in Mental Health Nursing*, 21: 397-410.

28. Bouvy, P., Nolen, W.A. (1998). Diagnostiek en beloop. In: W.A. Nolen, C.A.L. Hoogduin (red.). *Behandelingsstrategieën bij depressie*, Houten/Diegem: Bohn Stafleu Van Loghum.

29. Spijker, J. (2002). *Chronic depression. Determinants and consequences of major depression in the general population.* Utrecht: Universiteit Utrecht.

30. Weel-Baumgarten, E.M. van, Schers, H.J., Bosch, W.J. van den, Hoogen, H.J. van den, Zitman, F.G. (2000). Long-term follow-up of depression among patients in the community and in family practice settings. A systematic review. *The Journal of Family Practice*, 49: 1113-1120.

31. Judd, L.L. (1997). The clinical course of unipolar major depressive disorders. *Archives of General Psychiatry*, 54 : 989-991.

32. Cole, M.G., Bellavance, F., Mansour, A. (1999). Prognosis of depression in elderly community and primary care populations: a systematic review and meta-analysis. *The American Journal of Psychiatry*, 156: 1182-1189.

33. Graaf, R. de, Bijl, R.V., Smit, F., Vollebergh, W.A., Spijker, J. (2002). Risk factors for 12-month comorbidity of mood, anxiety, and substance use disorders: findings from the Netherlands Mental Health Survey and Incidence Study. *The American Journal of Psychiatry*, 159: 620-629.

34. Ravelli, A., Bijl, R.V., Zessen, G. van (1998). Comorbiditeit van psychiatrische stoornissen in de Nederlandse bevolking; resultaten van de Netherlands Mental Health Survey and Incidence Study (NEMESIS). *Tijdschrift voor Psychiatrie*, 40: 531-544.

35. Mineka, S., Watson, D., Clark, L.A. (1998). Comorbidity of anxiety and unipolar mood disorders. *Annual Review of Psychology*, 49 : 377-412.

36. Vollebergh, W.A., Iedema, J., Bijl, R.V., Graaf, R. de, Smit, F., Ormel, J. (2001). The structure and stability of common mental disorders: the NEMESIS study. *Archives of General Psychiatry*, 58: 597-603.

37. Praag, H.M. van (1999). Depressie, angst en agressie. Pogingen tot ontwarring van de gordiaanse knoop. In: J.A. den Boer, J. Ormel, H.M. van Praag, H.G.M. Westenberg, H. D'Haenen (red.). *Handboek stemmingsstoornissen*, p. 121-155. Maarssen: Elsevier/De Tijdstroom.

38. Keller, M.B. (1994). Dysthymia in clinical practice: course, outcome and impact on the community. *Acta Psychiatrica Scandinavica. Supplementum*, 383 : 24-34.

39. Keller, M.B., Hanks, D.L., Klein, D.N. (1996). Summary of the DSM-IV mood disorders field trial and issue overview. *The Psychiatric Clinics of North America*, 19: 1-28.

40. Merikangas, K.R., Mehta, R.L., Molnar, B.E., Walters, E.E., Swendsen, J.D., Aguilar-Gaziola, S., e.a. (1998). Comorbidity of substance use disorders with mood and anxiety disorders: results of the International Consortium in Psychiatric Epidemio-

logy. *Addictive Behaviors*, 23: 893-907.

41. Raimo, E.B., Schuckit, M.A. (1998). Alcohol dependence and mood disorders. *Addictive Behaviors*, 23: 933-946.

42. Vaillant, G.E. (1993). Is alcoholism more often the cause or the result of depression? *Harvard Review of Psychiatry*, 1: 94-99.

43. Hasin, D., Liu, X., Nunes, E., McCloud, S., Samet, S., Endicott, J. (2002). Effects of major depression on remission and relapse of substance dependence. *Archives of General Psychiatry*, 59: 375-380.

44. Swendsen, J.D., Merikangas, K.R., Canino, G.J., Kessler, R.C., Rubio-Stipec, M., Angst, J. (1998). The comorbidity of alcoholism with anxiety and depressive disorders in four geographic communities. *Comprehensive Psychiatry*, 39: 176-184.

45. Neeleman, J., Ormel, J., Bijl, R.V. (2001). The distribution of psychiatric and somatic III health: associations with personality and socioeconomic status. *Psychosomatic Medicine*, 63: 239-247.

46. Patten, S.B. (2001). Long-term medical conditions and major depression in a Canadian population study at waves 1 and 2. *Journal of Affective Disorders*, 63: 35-41.

47. Mast, R.C. van der, Hengeveld, M.W., Bannink, M. (1989). Depressies bij somatische zieke patiënten. *Nederlands Tijdschrift voor Geneeskunde*, 133: 713-716.

48. Dickens, C., McGowan, L., Clark-Carter, D., Creed, F. (2002). Depression in rheumatoid arthritis: a systematic review of the literature with meta-analysis. *Psychosomatic Medicine*, 64: 52-60.

49. Bennett, D.S. (1994). Depression among children with chronic medical problems: a meta-analysis. *Journal of Pediatric Psychology*, 19: 149-169.

50. Ede, L. van, Yzermans, C.J., Brouwer, H.J. (1999). Prevalence of depression in patients with chronic obstructive pulmonary disease: a systematic review. *Thorax*, 54: 688-692.

51. Parker, J.C., Wright, G.E. (1995). The implications of depression for pain and disability in rheumatoid arthritis. *Arthritis Care and Research: the Official Journal of the Arthritis Health Professions Association*, 8: 279-283.

52. Brilman, E.I., Ormel, J. (2001). Life events, difficulties and onset of depressive episodes in later life. *Psychological Medicine*, 31: 859-869.

53. Dalton, S.O., Mellemkjaer, L., Olsen, J.H., Mortensen, P.B., Johansen, C. (2002). Depression and cancer risk: a register-based study of patients hospitalized with affective disorders, Denmark, 1969-1993. *American Journal of Epidemiology*, 155 : 1088-1095.

54. Rugulies, R. (2002). Depression as a predictor for coronary heart disease. a review and meta-analysis. *American Journal of Preventive Medicine*, 23: 51-61.

55. Appels, A. (2002). Negatieve emoties en coronaire hartziekten. *Nederlands Tijdschrift voor de Psychologie en haar Grensgebieden*, 57: 99-107.

56. Cummings, J.L., Masterman, D.L. (1999). Depression in patients with Parkinson's disease. *International Journal of Geriatric Psychiatry*, 14: 711-718.

57. Talbot, F., Nouwen, A. (2000). A review of the relationship between depression and diabetes in adults: is there a link? *Diabetes Care*, 23: 1556-1562.

58. Groot, M. de, Anderson, R., Freedland, K.E., Clouse, R.E., Lustman, P.J. (2001). Association of depression and diabetes complications: a meta-analysis. *Psychosomatic Medicine*, 63: 619-630.

59. Keck, P.E., Jr., Merikangas, K.R., McElroy, S.L., Strakowski, S.M. (1994). Diagnostic and treatment implications of psychiatric comorbidity

with migraine. *Annals of Clinical Psychiatry: Official Journal of the American Academy of Clinical Psychiatrists*, 6: 165-171.

60. Bijl, R.V., Ravelli, A. (2000). Current and residual functional disability associated with psychopathology: findings from the Netherlands Mental Health Survey and Incidence Study (NEMESIS). *Psychological Medicine*, 30: 657-668.

61. Beekman, A.T., Penninx, B.W., Deeg, D.J., Beurs, E. de, Geerling, S.W., Tilburg, W. van (2002). The impact of depression on the well-being, disability and use of services in older adults: a longitudinal perspective. *Acta Psychiatrica Scandinavica*, 105 : 20-27.

62. Greden, J.F. (2001). The burden of disease for treatment-resistant depression. *The Journal of Clinical Psychiatry*, 62 Suppl 16: 26-31.

63. Judd, L.L., Akiskal, H.S., Zeller, P.J., Paulus, M., Leon, A.C., Maser, J.D., e.a. (2000). Psychosocial disability during the long-term course of unipolar major depressive disorder. *Archives of General Psychiatry*, 57: 375-380.

64. Wells, K.B., Stewart, A., Hays, R.D., Burnam, M.A., Rogers, W., Daniels, M., e.a. (1989). The functioning and well-being of depressed patients. Results from the Medical Outcomes Study. *JAMA*, 262: 914-919.

65. Hays, R.D., Wells, K.B., Sherbourne, C.D., Rogers, W., Spritzer, K. (1995). Functioning and well-being outcomes of patients with depression compared with chronic general medical illnesses. *Archives of General Psychiatry*, 52: 11-19.

66. Ormel, J., VonKorff, M., Ustun, T. B., Pini, S., Korten, A., Oldehinkel, T. (1994). Common mental disorders and disability across cultures. Results from the WHO Collaborative Study on Psychological Problems in General Health Care. *JAMA*, 272: 1741-1748.

67. Sprangers, M.A., Regt, E.B. de, Andries, F., Agt, H.M. van, Bijl, R.V., Boer, J. B. de, e.a. (2000). Which chronic conditions are associated with better or poorer quality of life? *Journal of Clinical Epidemiology*, 53 : 895-907.

68. Creed, F., Morgan, R., Fiddler, M., Marshall, S., Guthrie, E., House, A. (2002). Depression and anxiety impair health-related quality of life and are associated with increased costs in general medical inpatients. *Psychosomatics*, 43: 302-309.

69. Cuijpers, P., Smit, F. (2002). Excess mortality in depression: a meta-analysis of community studies. *Journal of Affective Disorders*, 72(3): 227.

70. Carney, R.M., Freedland, K.E., Eisen, S.A., Rich, M.W., Jaffe, A.S. (1995). Major depression and medication adherence in elderly patients with coronary artery disease. *Health Psychology: Official Journal of the Division of Health Psychology, American Psychological Association*, 14: 88-90.

71. Irwin, M., Patterson, T., Smith, T.L., Caldwell, C., Brown, S.A., Gillin, J. C., e.a. (1990). Reduction of immune function in life stress and depression. *Biological Psychiatry*, 27: 22-30.

72. Jick, S.S., Dean, A.D., Jick, H. (1995). Antidepressants and suicide. *BMJ (clinical research edition)*, 310: 215-218.

73. Liptzin, B., Grob, MC., Eisen, S.V. (1988). Family burden of demented and depressed elderly psychiatric inpatients. *The Gerontologist*, 28: 397-401.

74. Jenkins, J.H., Schumacher, J.G. (1999). Family burden of schizophrenia and depressive illness. Specifying the effects of ethnicity, gender and social ecology. *The British Journal of Psychiatry*, 174: 31-38.

75. Fadden, G., Bebbington, P., Kuipers, L. (1987). Caring and its burdens. A study of the spouses of depressed patients. *The British Journal of Psychiatry*, 151: 660-667.

76. Hinrichsen, G.A. (1991). Adjustment of caregivers to depressed older adults. *Psychology and Aging*, 6: 631-639.

77. Hinrichsen, G.A., Hernandez, N.A., Pollack, S. (1992). Difficulties and rewards in family care of the depressed older adult. *The Gerontologist*, 32: 486-492.

78. Ormel, J. (1999). Depressie. De rol van levensgebeurtenissen, persoonlijkheid en erfelijkheid. In: J.A. den Boer, J. Ormel, H.M. van Praag, H. G.M. Westenberg, H. D'Haenen (red.). *Handboek stemmingsstoornissen*, Maarssen: Elsevier/De Tijdstroom.

79. Kendler, K.S., Thornton, L.M., Gardner, C.O. (2001). Genetic risk, number of previous depressive episodes, and stressful life events in predicting onset of major depression. *The American Journal of Psychiatry*, 158: 582-586.

80. Cuijpers, P. (1998). A psychoeducational approach to the treatment of depression: A meta-analysis of Lewinsohn's Coping with Depression course. *Behavior Therapy*, 29: 521-533.

81. Cuijpers, P., Lammeren, P. van (2001). Secondary prevention of depressive symptoms in elderly inhabitants of residential homes. *International Journal of Geriatric Psychiatry*, 16: 702-708.

82. Clarke, G.N., Hornbrook, M., Lynch, F., Polen, M., Gale, J., Beardslee, W., e.a. (2001). A randomized trial of a group cognitive intervention for preventing depression in adolescent offspring of depressed parents. *Archives of General Psychiatry*, 58: 1127-1134.

83. Tiemens, B.G., Ormel, J., Simon, G. E. (1996). Occurrence, recognition, and outcome of psychological disorders in primary care. *The American Journal of Psychiatry*, 153: 636-644.

84. Pignone, M.P., Gaynes, B.N., Rushton, J.L., Burchell, C.M., Orleans, C. T., Mulrow, C.D., e.a. (2002). Screening for depression in adults: a summary of the evidence for the U.S. Preventive Services Task Force. *Annals of Internal Medicine*, 136: 765-776.

85. Dingemans, P.M., Nolen, W.A. (1998). Instrumentarium voor het meten van depressie. In: W.A. Nolen, C.A.L. Hoogduin (red.). *Behandelingsstrategieën bij depressie*, p. 13-24. Houten/Diegem: Bohn Stafleu Van Loghum.

86. Kroenke, K., Taylor-Vaisey, A., Dietrich, A.J., Oxman, T.E. (2000). Interventions to improve provider diagnosis and treatment of mental disorders in primary care. A critical review of the literature. *Psychosomatics*, 41: 39-52.

87. Tiemens, B.G., Ormel, J., Brink, R. H.S., Jenner, J.A., Meer, K. van der, Os, T.W.D.P., e.a. (1995). Signalering van depressie en gegeneraliseerde angst in de huisartspraktijk; de ontwikkeling van een screeningsinstrument. *Tijdschrift voor Sociale Gezondheidszorg*, 73: 520-527.

88. Marwijk, H.W.J., Linde, J. van der, Nolen, W.A., Brink, W. van de, Springer, M.P. (1996). De Depressieherkenningsschaal: een hulpmiddel bij het diagnosticeren van depressie in de huisartspraktijk. *Nederlands Tijdschrift voor Geneeskunde*, 140: 2127-2130.

89. Herrmann, C. (1997). International experiences with the Hospital Anxiety and Depression Scale – a review of validation data and clinical results. *Journal of Psychosomatic Research.*, 42: 17-41.

90. Spinhoven, P., Ormel, J., Sloekers, P.P.A., Kempen, G.I.J.M., Speckens, A.E.M., Hemert, A.M. (1997). A validation study of the Hospital Anxiety and Depression Scale (HADS) in different groups of Dutch subjects. *Psychological Medicine*, 27: 363-370.

91. Zitman, F.G., Griez, E.J.L., Hooijer, C. (1989). Standaardisering depressievragenlijsten. *Tijdschrift voor Psychiatrie*, 31: 114-135.

92. Evers, A., Vliet-Mulder, J.C., Groot, C.J. (2000). *Documentatie van tests en testresearch in Nederland. Deel I: testbeschrijvingen. Deel II: testresearch.* Assen: Van Gorcum.

93. Paykel, E.S., Norton, K.R.W. (1986). Self-report and clinical interview in the assesment of depression. In: N. Sartorius, T.A. Ban (red.). *Assessment of depression*, p. 356-366. Berlijn: Springer.

94. Zimmerman, M., Mattia, J.I., Posternak, M.A. (2002). Are subjects in pharmacological treatment trials of depression representative of patients in routine clinical practice? *The American Journal of Psychiatry*, 159: 469-473.

95. Walsh, B.T., Seidman, S.N., Sysko, R., Gould, M. (2002). Placebo response in studies of major depression: variable, substantial, and growing. *JAMA*, 287: 1840-1847.

96. Moncrieff, J. (2002). The antidepressant debate. *The British Journal of Psychiatry*, 180: 193-194.

97. Moncrieff, J., Wessely, S., Hardy, R. (2001). Antidepressants using active placebos. *Cochrane database of systematic reviews*, CD003012.

98. Hirschfeld, R.M. (1999). Efficacy of SSRIs and newer antidepressants in severe depression: comparison with TCAs. *The Journal of Clinical Psychiatry*, 60: 326-335.

99. Nelson, J.C. (1999). A review of the efficacy of serotonergic and noradrenergic reuptake inhibitors for treatment of major depression. *Biological Psychiatry*, 46: 1301-1308.

100. Freemantle, N., Anderson, I.M., Young, P. (2000). Predictive value of pharmacological activity for the relative efficacy of antidepressant drugs. Meta-regression analysis. *The British Journal of Psychiatry*, 177: 292-302.

101. Williams, J.W., jr., Mulrow, C.D., Chiquette, E., Noel, P.H., Aguilar, C., Cornell, J. (2000). A systematic review of newer pharmacotherapies for depression in adults: evidence report summary. *Annals of Internal Medicine*, 132: 743-756.

102. Anderson, I.M., Nutt, D.J., Deakin, J.F. (2000). Evidence-based guidelines for treating depressive disorders with antidepressants: a revision of the 1993 British Association for Psychopharmacology guidelines. British Association for Psychopharmacology. *Journal of Psychopharmacology*, 14: 3-20.

103. Geddes, J.R., Freemantle, N., Mason, J., Eccles, M.P., Boynton, J. (2000). SSRIs versus other antidepressants for depressive disorder. *Cochrane Database of Systematic Reviews*, CD001851.

104. Anderson, I.M. (2000). Selective serotonin reuptake inhibitors versus tricyclic antidepressants: a meta-analysis of efficacy and tolerability. *Journal of Affective Disorders*, 58: 19-36.

105. Joffe, R., Sokolov, S., Streiner, D. (1996). Antidepressant treatment of depression: a meta analysis. *The Canadian Journal of Psychiatry*, 41: 613-616.

106. Geddes, J., Butler, R. (2002). Depressive disorders. *Clinical Evidence*, 867-882.

107. Bijl, D. Verhoeven, W.M.A. (2002). Antidepressiva bij depressie: een kritische beschouwing. *Geneesmiddelen bulletin*, 36: 51-59.

108. Hazell, P., O'Connell, D., Heathcote, D., Henry, D. (2002). Tricyclic drugs for depression in children and adolescents. *Cochrane Database of Systematic Reviews*, CD002317.

109. Semmekrot, B.A., Schlooz, W.A.J.M. (1999). Farmacotherapie bij psychiatrische aandoeningen op de kinderleeftijd. *Geneesmiddelen bulletin*, 33: 11.

110. Wilson, K., Mottram, P., Sivanranthan, A., Nightingale, A. (2001). Antidepressant versus placebo for depressed elderly. *Cochrane Database of Systematic Reviews*, CD000561.

111. Gill, D., Hatcher, S. (2000). Antidepressants for depression in medical

illness. *Cochrane Database of Systematic Reviews*, CD001312.

112. Stimpson, N., Agrawal, N., Lewis, G. (2002). Randomised controlled trials investigating pharmacological and psychological interventions for treatment-refractory depression. Systematic review. *The British Journal of Psychiatry*, 181: 284-294.

113. Furukawa, T.A., McGuire, H., Barbui, C. (2002). Meta-analysis of effects and side effects of low dosage tricyclic antidepressants in depression: systematic review. *British Medical Journal*, 325: 991.

114. Clerc, G.E., Ruimy, P., Verdeau-Palles, J. (1994). A double-blind comparison of venlafaxine and fluoxetine in patients hospitalized for major depression and melancholia. The Venlafaxine French Inpatient Study Group. *International Clinical Psychopharmacology*, 9: 139-143.

115. Thase, M.E., Trivedi, M.H., Rush, A. J. (1995). MAOIs in the contemporary treatment of depression. *Neuropsychopharmacology*, 12: 185-219.

116. Linde, K., Mulrow, C.D. (2000). St John's wort for depression. *Cochrane Database of Systematic Reviews*, CD000448.

117. Shelton, R.C., Keller, M.B., Gelenberg, A., Dunner, D.L., Hirschfeld, R., Thase, M.E., e.a. (2001). Effectiveness of St John's wort in major depression: a randomized controlled trial. *JAMA*, 285: 1978-1986.

118. Hypericum Depression Trial Study Group (2002). Effect of hypericum perforatum (St John's wort) in major depressive disorder: a randomized controlled trial. *JAMA*, 287: 1807-1814.

119. Ernst, E., Rand, J.I., Barnes, J., Stevinson, C. (1998). Adverse effects profile of the herbal antidepressant St. John's wort (Hypericum perforatum L.). *European Journal of Clinical Pharmacology*, 54: 589-594.

120. Ernst, E. (1999). Second thoughts about safety of St John's wort. *Lancet*, 354: 2014-2016.

121. Broekkamp, C.L.E. (1999). Werkingsmechanisme van lithium: huidige inzichten. In: J.A. den Boer, J. Ormel, H.M. van Praag, H.G.M. Westenberg, H. D'Haenen (red.). *Handboek stemmingsstoornissen*, Maarssen: Elsevier/De Tijdstroom.

122. Burgess, S., Geddes, J., Hawton, K., Townsend, E., Jamison, K., Goodwin, G. (2001). Lithium for maintenance treatment of mood disorders. *Cochrane Database of Systematic Reviews*, CD003013.

123. Bauer, M., Dopfmer, S. (1999). Lithium augmentation in treatment-resistant depression: meta-analysis of placebo-controlled studies. *Journal of Clinical Psychopharmacology*, 19: 427-434.

124. Tondo, L., Hennen, J., Baldessarini, R.J. (2001). Lower suicide risk with long-term lithium treatment in major affective illness: a meta-analysis. *Acta Psychiatrica Scandinavica*, 104: 163-172.

125. Birkenhager, T.K., Moleman, P., Nolen, W.A. (1995). Benzodiazepines for depression? A review of the literature. *International Clinical Psychopharmacology*, 10: 181-195.

126. Vliet, I.M. van, Boer, J.A. den, Megen, H.J.G.M. van, Bosker, F., Slaap, B.R., Westenberg, H.G.M. (1999). Anxiolytica als antidepressiva. In: J. A. den Boer, J. Ormel, H.M. van Praag, H.G.M. Westenberg, H. D'Haenen, (red.). *Handboek stemmingsstoornissen*, Maarssen: Elsevier/De Tijdstroom.

127. Furukawa, T.A., Streiner, D.L., Young, L.T. (2002). Antidepressant and benzodiazepine for major depression. *Cochrane Database of Systematic Reviews*, CD001026.

128. Scott, J. (2001). Cognitive therapy for depression. *British Medical Bulletin*, 57: 101-113.

129. Gloaguen, V., Cottraux, J., Cucherat, M., Blackburn, I.M. (1998). A meta-analysis of the effects of cognitive therapy in depressed patients. *Journal of Affective Disorders*, 49: 59-72.

130. Dorrepaal, E., Nieuwenhuizen, C., Schene, A., Haan, R. de (1998). De effectiviteit van cognitieve en interpersoonlijke therapie bij depressiebehandeling: een meta-analyse. *Tijdschrift voor Psychiatrie*, 40: 27-39.

131. Cuijpers, P. (1996). De effecten van psychologische behandeling van depressies: een overzicht van meta-analyses. *Tijdschrift voor Psychotherapie*, 22: 402-416.

132. Harrington, R., Whittaker, J., Shoebridge, P., Campbell, F. (1998). Systematic review of efficacy of cognitive behaviour therapies in childhood and adolescent depressive disorder. *BMJ*, 316: 1559-1563.

133. Cuijpers, P. (1998). Psychological outreach programmes for the depressed elderly: a meta-analysis of effects and dropout. *International Journal of Geriatric Psychiatry*, 13: 41-48.

134. Engels, G.I., Vermey, M. (1997). Efficacy of non medical treatments of depression in elders: a quantitative analysis. *Journal of Clinical Geropsychology*, 3: 17-35.

135. Scogin, F., McElreath, L. (1994). Efficacy of psychosocial treatments for geriatric depression: a quantitative review. *Journal of Consulting and Clinical Psychology*, 62: 69-74.

136. Davies, C., Collerton, D. (1997). Psychological therapies for depression with older adults: a qualitative review. *Journal of Mental Health*, 6: 335-344.

137. McDermut, W., Miller, I.W., Brown, R.A. (2001). The efficacy of group psychotherapy for depression: A meta-analysis and review of the empirical research. *Clinical Psychology: Science and Practice*, 8: 98-116.

138. Fava, G.A., Rafanelli, C., Grandi, S., Conti, S., Belluardo, P. (1998). Prevention of recurrent depression with cognitive behavioral therapy: preliminary findings. *Archives of General Psychiatry*, 55: 816-820.

139. Jacobson, N.S., Dobson, K.S., Truax, P.A., Addis, M.E., Koerner, K., Gollan, J.K., e.a.. (1996). A component analysis of cognitive-behavioral treatment for depression. *Journal of Consulting and Clinical Psychology*, 64: 295-304.

140. Rehm, L.P., Kaslow, N.J., Rabin, A.S. (1987). Cognitive and behavioral targets in a self-control therapy program for depression. *Journal of Consulting and Clinical Psychology*, 55: 60-67.

141. Mynors-Wallis, L.M., Gath, D.H., Lloyd-Thomas, A.R., Tomlinson, D. (1995). Randomised controlled trial comparing problem solving treatment with amitriptyline and placebo for major depression in primary care. *BMJ*, 310: 441-445.

142. Williams, C., Whitfield, G. (2001). Written and computer-based self-help treatments for depression. *British Medical Bulletin*, 57: 133-144.

143. Cuijpers, P. (1997). Bibliotherapy in unipolar depression: a meta-analysis. *Journal of Behavior Therapy and Experimental Psychiatry*, 28: 139-147.

144. Janicak, P.G., Davis, J.M., Gibbons, R.D., Ericksen, S., Chang, S., Gallagher, P. (1985). Efficacy of ECT: a meta-analysis. *The American Journal of Psychiatry*, 142: 297-302.

145. Wijeratne, C., Halliday, G.S., Lyndon, R.W. (1999). The present status of electroconvulsive therapy: a systematic review. *The Medical Journal of Australia*, 171: 250-254.

146. Broek, W.W. van den, Huyser, J., Koster, A.M., Leentjens, A.F.G., Stek, M., Thewissen, M.L., e.a. (2000). *Richtlijn elektroconvulsietherapie*. Amsterdam: Boom.

147. Martin, J.L., Barbanoj, M.J., Schlaepfer, T.E., Clos, S., Perez, V., Kulisevsky, J., e.a. (2002). Transcranial magnetic stimulation for treat-

ing depression. *Cochrane Database of Systematic Reviews*, CD003493.

148. McNamara, B., Ray, J.L., Arthurs, O.J., Boniface, S. (2001). Transcranial magnetic stimulation for depression and other psychiatric disorders. *Psychological Medicine*, 31: 1141-1146.

149. Lee, T.M., Chan, C.C. (1999). Dose-response relationship of photothera- py for seasonal affective disorder: a meta-analysis. *Acta Psychiatrica Scandinavica*, 99: 315-323.

150. North, T.C., McCullagh, P., Tran, Z.V. (1990). Effect of exercise on depression. *Exercise and Sport Sciences Reviews*, 18: 379-415.

2 Dysthymie

2.1 *Wat is dysthymie?*

Symptomen en diagnose

Het belangrijkste kenmerk van dysthymie is volgens de DSM-IVI een chronisch depressieve stemming die het grootste deel van de dag aanwezig is, op meer dagen wel dan niet, gedurende ten minste twee jaar.

- Personen die lijden aan dysthymie omschrijven hun stemming als: verdrietig of terneergeslagen.
- Bij kinderen uit dysthymie zich meer in irritatie dan in een depressieve stemming.

Van dysthymie wordt gesproken als ten minste twee van de volgende symptomen lange tijd aanwezig zijn: gedurende twee jaar voor volwassenen en één jaar voor kinderen. De symptomen mogen nooit langer dan twee maanden afwezig zijn.

- Slechte eetlust of juist te veel eten.
- Slaapgebrek of juist te veel slapen.
- Gebrek aan energie of vermoeidheid.
- Gering gevoel van eigenwaarde.
- Slecht kunnen concentreren of besluiteloos zijn.
- Gevoelens van hopeloosheid.

De symptomen mogen niet het gevolg zijn van de fysiologische effecten van alcohol of drugsgebruik of van een lichamelijke ziekte.[1]

Andere diagnoses die de symptomen zouden kunnen verklaren worden uitgesloten, bijvoorbeeld:

- een depressieve episode;
- manische episodes, gemengde episodes of hypomanische episodes;

- depressieve episoden afgewisseld met subklinische manische episoden (cyclothyme stoornis);
- chronische psychotische stoornis, zoals schizofrenie of waanstoornis.

Typen dysthymie

Drie typen dysthymie worden onderscheiden.
- *Vroege dysthymie*: de eerste symptomen van dysthymie treden op voor het 21ste jaar. Deze mensen hebben een grotere kans om later een depressieve episode te krijgen.
- *Late dysthymie*: de eerste symptomen treden op na het 20ste jaar.
- *Dysthymie met atypische kenmerken*: de afgelopen twee jaar reageerde de stemming op gebeurtenissen, of ten minste twee van de volgende kenmerken zijn aanwezig:
  – flinke toename van het gewicht of de eetlust;
  – langdurig slapen (hypersomnie);
  – zwaar gevoel in de ledematen;
  – een langdurige gevoeligheid voor afwijzing met negatieve gevolgen voor het sociaal of maatschappelijk functioneren.

Onderscheid met andere stoornissen

Dysthymie en depressie zijn zeer nauw verwant. Het onderscheid is in sommige gevallen nauwelijks te maken.
- Uit onderzoek blijkt dat depressieve patiënten regelmatig met meer dan één subtype van depressie te maken krijgen.[2] Om die reden wordt ook wel gesteld dat dysthymie en depressie verschillende fases zijn in een spectrum van stemmingsstoornissen met één oorzaak.[3]
- Dysthymie wordt beschouwd als een minder ernstige vorm van stemmingsstoornis dan depressie (twee tot vijf symptomen in plaats van minimaal vijf), maar kan door het chronisch verloop ernstige gevolgen hebben.
- Dysthymie onderscheidt zich van een cyclothyme stoornis door de afwezigheid van hypomane symptomen.

2.2 Hoe vaak komt dysthymie voor en bij wie?

Hoe vaak komt dysthymie voor?

- Van de Nederlandse bevolking van 18 tot 65 jaar heeft volgens NEMESIS 6,3% ooit dysthymie gehad, 2,3% leed eraan in het afgelopen jaar en 1,6% in de afgelopen maand.[4] Uit onderzoek in de Verenigde Staten komen vergelijkbare percentages.[5]
- Uit een Nederlands onderzoek bij adolescenten blijkt dat 2,3% in de afgelopen zes maanden leed aan dysthymie.[6]
- Jaarlijks krijgt één op de 250 volwassen Nederlanders dysthymie. Dat geldt zowel voor mannen als vrouwen.[7;8]
- Vanaf 65 jaar neemt de kans op dysthymie af.[9;10] De cijfers lopen flink uiteen: van 1-1,5% in Amerikaanse onderzoek tot 4,6% in een Nederlands onderzoek bij oudere mannen en vrouwen van 55 tot 85 jaar.[11] Een mogelijke verklaring voor deze verschillen is dat de diagnose dysthymie bij ouderen vaak moeilijk is vast te stellen.[12]

Bij wie komt dysthymie voor?

Geslacht en leeftijd

- Bij volwassenen komt dysthymie twee keer zo vaak voor bij vrouwen als bij mannen.[4;5]
- Bij adolescenten komt dysthymie bij jongens even vaak voor als bij meisjes.[6]
- Stemmingstoornissen, waaronder dysthymie, komen vooral in de leeftijdsgroep van 35 tot 44 jaar voor.[4;5]
- Bij vrouwen ontstaat dysthymie vooral tussen 35 tot 54 jaar, en bij mannen tussen 45 en 54 jaar.[7]
- Uit onderzoek naar dysthymie bij ouderen blijkt dat zij vaak pas op latere leeftijd (tussen hun 50[ste] en 60[ste] jaar) dysthymie hebben gekregen,[13] vaak vlak na een stressvolle levensgebeurtenis.[13;14] Ook hebben ouderen vaker zuivere dysthymie zonder bijkomende stoornissen.[13]

Individuele kwetsbaarheid

- Dysthymie heeft een erfelijke component, zoals onder meer blijkt uit familieonderzoek.[15] Mensen blijken vooral kwetsbaar te zijn voor dysthymie wanneer er al andere psychiatrische stoornissen in de familie voorkomen,[16] met name wanneer er al dysthymie in de familie voorkomt.[17]

- Mensen met een depressief karakter, zonder dat er sprake is van depressie of dysthymie lopen een verhoogd risico op het krijgen van dysthymie.[18;19] Onder een depressief karakter wordt hier verstaan:
  - een terneergeslagen stemming;
  - gevoelens van waardeloosheid, onbekwaamheid en gebrek aan zelfvertrouwen;
  - veel zelfkritiek;
  - veel zorgen maken;
  - negatieve of kritische houding ten opzichte van anderen;
  - pessimisme;
  - neiging tot het tonen van schuldgevoel of berouw.

Omgevingsfactoren

- Bij de ontwikkeling van vroege dysthymie speelt de gezinsomgeving een grote rol.[15]
- Dysthymie komt vaker voor bij mensen die geen partner hebben, en bij mensen met een laag inkomen.[9]
- Bij ouderen hangen omgevingsfactoren zoals huwelijkse staat, mate van verstedelijking, instrumentele en emotionele ondersteuning juist niet samen met het ontstaan van dysthymie.[11]

Levensgebeurtenissen

- Negatieve of stressvolle ervaringen in de jeugd, zoals lichamelijk geweld of seksueel misbruik, vergroten later de kans op dysthymie.[20] Seksueel misbruik in de jeugd leidt bij mensen met dysthymie tot ernstiger symptomen en een slechter functioneren in het algemeen.[16]
- Negatieve of stressvolle gebeurtenissen spelen ook bij ouderen mogelijk een belangrijke rol in de ontwikkeling van dysthymie.[13;14]
- Mogelijk maken bepaalde erfelijke of persoonlijkheidsfactoren mensen gevoeliger voor negatieve of stressvolle gebeurtenissen, waardoor dezelfde gebeurtenissen bij deze mensen harder aankomen dan bij anderen.[21]

2.3 Hoe verloopt dysthymie?

Dysthymie heeft meestal een chronisch beloop met een grote kans op terugval na herstel.
- Ongeveer 40 % van de personen met dysthymie herstelt pas na
twee tot drie jaar.[23]
- Ongeveer de helft is hersteld na vijf jaar met een gemiddelde
duur van 4,8 jaar.[22]
- Bijna de helft van alle mensen die ooit dysthymie hebben gehad,
krijgt het opnieuw.[22]

Factoren die het beloop bepalen

- Wanneer dysthymie aan een depressieve periode vooraf gaat, is de
kans kleiner dat er volledig spontaan herstel zal zijn tussen de
episodes en een grotere kans dat er meerdere opeenvolgende episodes zullen zijn.[24] Het afwisselen van dysthymie en depressieve
stoornis wordt ook wel dubbele depressie genoemd.
- Negatieve jeugdervaringen leiden tot een meer chronisch verloop
van dysthymie.[20]
- Factoren als leeftijd, huwelijkse staat en opleiding zijn geen voorspellers voor het beloop van dysthymie.[10;17;23]

2.4 Komen er bij dysthymie nog andere aandoeningen voor?

Psychische stoornissen

Bij drie van de vier mensen met dysthymie gaat de stoornis samen met
andere psychische stoornissen, als depressie, angststoornissen en middelenmisbruik.[9;25;26]
- Meer dan de helft (59%) van de mensen met dysthymie heeft ook
een depressie.[27]
- Dysthymie gaat vaak samen met angststoornissen. Met name de
specifieke fobie, de sociale fobie of de gegeneraliseerde angststoornis komen veel voor bij dysthymie. Dat geldt iets minder
voor de paniekstoornis.[27]
- Bij kinderen komt dysthymie vaak samen voor met ADHD, angststoornissen, leerstoornissen en verstandelijke handicaps.[19]

Lichamelijke ziekten

Mensen met dysthymie hebben meer lichamelijke klachten[28], waardoor ze slechter functioneren.[29]

2.5 *Wat zijn de gevolgen van dysthymie?*

Kwaliteit van leven en levensverwachting

- Mensen met dysthymie beoordelen hun gezondheid en hun lichamelijk functioneren als minder goed dan mensen zonder deze stoornis. Ze ervaren door hun stoornis meer lichamelijke en emotionele beperkingen, meer problemen in het sociaal functioneren en ze voelen zich minder vitaal.[29]
- Omdat dysthymie vaak in de adolescentie begint heeft de stoornis een blijvende negatieve invloed op het opleidingsniveau, het werk, de ontwikkeling van sociale contacten en relaties.[10]
- Het RIVM heeft voor de depressieve stoornissen (inclusief dysthymie) de ziektelast berekend. In totaal gaat het om ongeveer 170.000 DALY's. Uitsplitsing van dit cijfer naar depressieve stoornis en dysthymie is helaas niet mogelijk.[30] Ook de WHO geeft geen aparte cijfers voor dysthymie.[31]
- Uitgaande van ongeveer 175.000 mensen die de afgelopen maand leden aan dysthymie, vermenigvuldigd met de door het RIVM vastgestelde wegingsfactor voor dysthymie (0,22), kan de ziektelast voor dysthymie globaal worden geschat op 35 tot 40.000 ziektejaarequivalenten, en DALY's.

Maatschappelijke kosten

- Van alle psychische stoornissen in NEMESIS belemmerde dysthymie het hoogste aantal dagen (34,3 per jaar) het dagelijks functioneren.[29] Dit maakt de maatschappelijke kosten van de stoornis hoog.
- Ruim 6 % van de kosten in de geestelijke gezondheidszorg worden gemaakt voor depressieve stoornissen, waaronder dysthymie.[32] Hoe groot het aandeel van dysthymie in de categorie depressieve stoornissen is, is moeilijk te zeggen.

2.6 Is dysthymie behandelbaar?

In de multidisciplinaire richtlijn Depressie (2005) is een paragraaf opgenomen over de effectiviteit van psychotherapie en/of medicatie bij mensen met een chronische depressie, inclusief dysthymie.[33] Ten aanzien van de effectiviteit van psychotherapie bij chronische depressies, inclusief dysthymie, zijn op dit moment nog geen eenduidige conclusies mogelijk.[33] Er zijn aanwijzingen dat bij chronische depressies, inclusief dysthymie, farmacotherapie minstens zo effectief is als psychotherapie, tenminste op de korte termijn. Er zijn aanwijzingen dat het combineren van cognitieve gedragstherapie en medicatie effectiever is dan deze behandelingen afzonderlijk.[33] Omdat niet duidelijk is welke aanpak effectiever is, wordt aanbevolen om bij patiënten met een chronische depressie de voorkeur van de patiënt en de eventuele behandelingen waarmee in het verleden bij de patiënt successen zijn geboekt, in belangrijke mate de keuze voor (verdere) behandeling te laten bepalen. [33]

Referenties dysthymie

1. American Psychiatric Association (2000). *Diagnostic and statistical manual of mental disorders [DSM-IV-TR]*. Washington, DC: American Psychiatric Association.
2. Judd, L. (1997). The clinical course of unipolar major depressive disorders. *Archives of General Psychiatry*, 54(11): 989-991.
3. Judd, L. (1997). Pleomorphic expressions of unipolar depressive disease: summary of the 1996 CINP President's Workshop. *Journal of Affective Disorders*, 45(1-2): 109-116.
4. Bijl, R., Ravelli, A., Zessen, G. van (1998). Prevalence of psychiatric disorder in the general population: results of The Netherlands Mental Health Survey and Incidence Study (NEMESIS). *Social Psychiatry and Psychiatric Epidemiology*, 33(12): 587-595.
5. Kessler, R., McGonagle, K., Zhao, S., Nelson, C., Hughes, M., Eshleman, S., e.a. (1994). Lifetime and 12-month prevalence of DSM-III-R psychiatric disorders in the United States. Results from the National Co-morbidity Survey. *Archives of General Psychiatry*, 51(1): 8-19.
6. Verhulst, F., Ende, J. van der, Ferdinand, R., Kasius, M. (1997). The prevalence of DSM-III-R diagnoses in a national sample of Dutch adolescents. *Archives of General Psychiatry*, 54(4): 329-336.
7. Bijl, R., Graaf, R. de, Ravelli, A., Smit, F., Vollebergh, W. (2002). Gender and age-specific first incidence of DSM-III-R psychiatric disorders in the general population Results from the Netherlands Mental Health Survey and Incidence Study (NEMESIS). *Social Psychiatry and Psychiatric Epidemiology*, 37(8): 372-379.
8. Graaf, R. de, Bijl, R., Ravelli, A., Smit, F., Vollebergh, W. (2002). Predictors of first incidence of DSM-III-R psychiatric disorders in the general population: findings from the Netherlands Mental Health Survey and Incidence Study. *Acta Psychiatrica Scandinavica*, 106(4) : 303-313.

9. Weissman, M., Leaf, P., Bruce, M., Florio, L. (1988). The epidemiology of dysthymia in five communities: rates, risks, comorbidity, and treatment. *The American Journal of Psychiatry*, 145(7): 815-819.
10. Keller, M. (1994). Dysthymia in clinical practice:course, outcome and impact on the community. *Acta Psychiatrica Scandinavica*, 383(Supplement) : 24-34.
11. Beekman, A., Deeg, D., Smit, J. (2003). Dysthymia in later life: a study in the community. *Journal of Affective Disorders*, (in press).
12. Wittchen, H., Knauper, B., Kessler, R. (1994). Lifetime risk of depression. *The British Journal of Psychiatry*, 165(Supplement 26): s16-s22.
13. Devanand, D., Nobler, M., Singer, T., Kiersky, J., Turret, N., Roose, S., e.a. (1994). Is dysthymia a different disorder in the elderly? *The American Journal of Psychiatry*, 151(11): 1592-1599.
14. Devanand, D., Kim, M., Paykina, N., Sackeim, H. (2002). Adverse life events in elderly patients with major depression or dysthymic disorder and in healthy-control subjects. *American Journal of Geriatric Psychiatry*, 10(3): 265-274.
15. Klein, D., Riso, L., Donaldson, S., Schwartz, J., Anderson, R., Ouimette, P., e.a. (1995). Family study of early-onset dysthymia. Mood and personality disorders in relatives of outpatients with dysthymia and episodic major depression and normal controls. *Archives of General Psychiatry*, 52(6): 487-496.
16. Durbin, C., Klein, D., Schwartz, J. (2000). Predicting the 2 1/2-year outcome of dysthymic disorder: the roles of childhood adversity and family history of psychopathology. *Journal of Consulting and Clinical Psychology*, 68(1): 57-63.
17. Hayden, E., Klein, D. (2001). Outcome of dysthymic disorder at 5-year follow-up: the effect of familial psychopathology, early adversity, personality, comorbidity, and chronic stress. *The American Journal of Psychiatry*, 158(11): 1864-1870.
18. Akiskal, H. (1994). Dysthymia: clinical and external validity. *Acta Psychiatrica Scandinavica*, 383(Supplement) : 19-23.
19. Lopez Ibor, J., Frances, A., Jones, C. (1994). Dysthymic disorder: a comparison of DSM-IV and ICD-10 and issues in differential diagnosis. *Acta Psychiatrica Scandinavica*, 383(Supplement) : 12-18.
20. Lizardi, H., Klein, D., Ouimette, P., Riso, L., Anderson, R., Donaldson, S. (1995). Reports of the childhood home environment in early-onset dysthymia and episodic major depression. *Journal of Abnormal Psychology*, 104(1): 132-139.
21. Os, J., Jones, P., Lewis, G., Wadsworth, M., Murray, R. (1997). Developmental precursors of affective illness in a general population birth cohort. *Archives of General Psychiatry*, 54(7): 625-631.
22. Klein, D., Schwartz, J., Rose, S., Leader, J. (2000). Five-year course and outcome of dysthymic disorder: A prospective, naturalistic follow-up study. *The American Journal of Psychiatry*, 157(6): 931-939.
23. Klein, D., Norden, K., Ferro, T., Leader, J., Kasch, K., Klein, L., e.a. (1998). Thirty-month naturalistic follow-up study of early-onset dysthymic disorder: course, diagnostic stability, and prediction of outcome. *Journal of Abnormal Psychology*, 107 (2): 338-348.
24. Spijker, J., Graaf, R. de, Bijl, R., Beekman, A., Ormel, J., Nolen, W. (2002). Duration of major depressive episodes in the general population: results from The Netherlands Mental Health Survey and Incidence Study (NEMESIS). *The British Journal of Psychiatry*, 181(3): 208-213.
25. Graaf, R. de, Bijl, R., Spijker, J., Beekman, A., Vollebergh, W. (2003).

Temporal sequencing of lifetime mood disorders in relation to comorbid anxiety and substance use disorders: findings from the Netherlands Mental Health Survey and Incidence Study. *Social Psychiatry and Psychiatric Epidemiology*, 38(1): 1-11.

26. Vollebergh, W., Iedema, J., Bijl, R., Graaf, R. de, Smit, F., Ormel, J. (2001). The structure and stability of common mental disorders: the NEMESIS study. *Archives of General Psychiatry*, 58(6): 597-603.

27. Ravelli, A., Bijl, R., Zessen, G. van (1998). Comorbiditeit van psychiatrische stoornissen in de Nederlandse bevolking; resultaten van de Netherlands Mental Health Survey and Incidence Study (NEMESIS). *Tijdschrift voor Psychiatrie*, 40(9): 531-544.

28. Neeleman, J., Ormel, J., Bijl, R. (2001). The distribution of psychiatric and somatic ill health: associations with personality and socioeconomic status. *Psychosomatic Medicine*, 63(2): 239-247.

29. Bijl, R., Ravelli, A. (2000). Current and residual functional disability associated with psychopathology: findings from the Netherlands Mental Health Survey and Incidence Study (NEMESIS). *Psychological Medicine*, 30(3): 657-668.

30. Hoeymans, N., Poos, M. (2002). De ziektelast in DALY's: omvang van het probleem. Sterfte, ziekte en ziektelast voor 49 geselecteerde aandoeningen in Nederland. *Volksgezondheid Toekomst Verkenning, Nationaal Kompas Volksgezondheid*, Bilthoven: RIVM. *www.rivm.nl/vtv/data/kompas/gezondheidstoestand/svm/daly/daly_huidig_48ziekten.*

31. World Health Organization (2001). *The World Health Report 2001. Mental Health: New Understandings, New Hope.* Genève: WHO.

32. Takken, J., Polder, J., Meerding, W., Kommer, G., Stokx, L. (2002). *Kosten van ziekten in Nederland: hoofdlijnen.* Bilthoven: RIVM.

33. Multidisciplinaire richtlijn Depressie (2005). *Richtlijn voor de diagnostiek en behandeling van volwassen cliënten met een depressie.* Utrecht: Trimbos-instituut.

3 Bipolaire stoornis

3.1 Wat is een bipolaire stoornis?

De bipolaire stoornis wordt ook wel manisch-depressieve stoornis genoemd. De term bipolair geeft aan dat de stemming twee extremen kan vertonen: van tijd tot tijd extreem uitgelaten of juist extreem neerslachtig.

Symptomen en diagnose

Mensen met een bipolaire stoornis zijn extreem uitgelaten of hebben een prikkelbare stemming die ten minste enkele dagen tot weken duurt. Ze zijn overdreven vrolijk maar soms ook boos, overactief en druk, en houden geen rekening met de consequenties van hun gedrag (bijvoorbeeld midden in de nacht harde muziek draaien, te veel geld uitgeven en abrupt nieuwe seksuele relaties aangaan). Ze hebben het gevoel alles aan te kunnen en slapen weinig.

Volgens de DSM-IV-TR2 heeft iemand een bipolaire stoornis als hij of zij een manische of hypomane episode heeft meegemaakt. Tijdens een manische episode hebben mensen vaak ruzie, doen zij onverantwoorde uitgaven en hebben soms een psychotische episode met wanen en hallucinaties. Tijdens een hypomane episode zijn mensen ook druk en impulsief, maar hebben zij geen psychotische symptomen.

Vrijwel alle mensen met een bipolaire stoornis hebben naast manische en/of hypomane episodes ook depressieve episodes en, minder vaak, gemengde episodes. Verder kunnen bipolaire stoornissen wel of niet een *rapid cycling*-beloop hebben. Van rapid cycling wordt gesproken als iemand vier of meer episodes binnen een jaar meemaakt.

Manische episode

Tijdens een manische episode hebben mensen last van de volgende symptomen.[2]
- Een voortdurend verhoogde of prikkelbare stemming die ten minste een week duurt.
- Een opgeblazen gevoel van eigenwaarde of grootheidsideeën, verminderde slaapbehoefte, toegenomen spraakzaamheid, gedachtevlucht, verhoogde afleidbaarheid, toegenomen activiteit en/of psychomotorische agitatie, en het zich overgeven aan aangename bezigheden met een grote kans op schadelijke gevolgen (bijvoorbeeld ongeremde koopwoede, zakelijk onverstandige investeringen, grootheidswanen en hallucinaties).
- Sociale en relationele problemen.

Uitgesloten moet worden dat deze symptomen niet veroorzaakt worden door drugs, een geneesmiddel of een lichamelijke aandoening.

Hypomane episode

Tijdens een hypomane episode hebben mensen last van de volgende symptomen.[2]
- Een voortdurend verhoogde of prikkelbare stemming die ten minste vier dagen duurt.
- In mindere mate dan tijdens een manische episode: een opgeblazen gevoel van eigenwaarde of grootheidsideeën, verminderde slaapbehoefte, toegenomen spraakzaamheid, gedachtevlucht, verhoogde afleidbaarheid, toegenomen activiteit en/of psychomotorische agitatie, en het zich overgeven aan aangename bezigheden met een grote kans op schadelijke gevolgen (bijvoorbeeld ongeremde koopwoede, zakelijk onverstandige investeringen).

Uitgesloten moet wederom worden dat deze symptomen niet veroorzaakt worden door drugs, een geneesmiddel of een lichamelijke aandoening.

Depressieve episode

Tijdens een depressieve episode heeft iemand last van de volgende symptomen.[2]
- Een aanhoudende neerslachtige stemming of een ernstig verlies van interesse in bijna alle dagelijkse activiteiten die ten minste twee weken duurt.

- Afgenomen of toegenomen eetlust en gewicht, slaapproblemen, opgewonden en rusteloos zijn of juist geremd, vermoeidheid of verlies van energie, concentratieproblemen, vertraagd denken en besluiteloosheid, gevoelens van waardeloosheid of overmatige schuld, terugkerende gedachten aan dood of zelfdoding.
- Sociale en relationele problemen.

Wederom moet uitgesloten worden dat deze symptomen niet veroorzaakt worden door drugs, een geneesmiddel of een lichamelijke aandoening.

Gemengde episode

Bij een gemengde episode heeft iemand dagelijks last van symptomen die horen bij een manische én een depressieve episode. Deze symptomen duren minimaal een week.[2]

De wisselende stemmingen hebben grote invloed op het dagelijkse functioneren.[2,3] Manische, hypomane, depressieve en gemengde episodes worden meestal afgewisseld door periodes waarin de stemming stabiel is. In zo'n stabiele fase kan iemand zich schuldig voelen over wat er allemaal tijdens een episode is gebeurd en onzeker zijn of en wanneer een volgende episode zich zal aandienen.

Typen bipolaire stoornis

Er worden twee typen onderscheiden.[2]
- Een bipolaire-I-stoornis. Cliënt heeft last van manische episodes en mogelijk ook van hypomane, depressieve en gemengde episodes. Na een manische episode kan iemand de diagnose bipolaire-I-stoornis krijgen.
- Bipolaire-II-stoornis. Cliënt heeft last van depressieve en hypomane episodes maar maakt geen manische of gemengde episodes door. De diagnose bipolaire-II-stoornis wordt na een hypomane plus een of meer depressieve episodes gesteld.

Er is nog een derde type: de cyclothyme stoornis. Deze stoornis ontstaat meestal in de jeugd of adolescentie. Dit type wordt gekenmerkt door hypomane episodes en episodes met licht depressieve symptomen. Wel zijn de symptomen minder ernstig dan bij mensen met een manische, gemengde of een depressieve episode. Tussen twee episodes in functioneren zij normaal. Maar deze periode duurt vaak kort. Mensen met een cyclothyme stoornis hebben relatief vaak sociale en relationele problemen.

Als mensen symptomen hebben die lijken op een bipolaire stoornis maar die niet precies passen in een van de bovenstaande typen, dan wordt gesproken van een bipolaire stoornis niet anders omschreven.

Onderscheid met andere stoornissen

Depressie

De symptomen van de unipolaire en bipolaire depressie lijken op elkaar. Bij mensen met een depressie die alsnog een manische of hypomane episode meemaken, wordt de diagnose veranderd van een depressie in een bipolaire-I of bipolaire-II-stoornis. Bij ongeveer 20% van de mensen is dat het geval.[4;5]

Schizofrenie

De bipolaire stoornis is soms moeilijk te onderscheiden van schizofrenie. Evenals bij schizofrenie kunnen zich tijdens een manische of depressieve episode psychotische symptomen voordoen. In tegenstelling tot mensen met schizofrenie, passen de psychotische symptomen van mensen met een bipolaire stoornis of een unipolaire depressie bij de stemming die iemand op een bepaald moment heeft, zoals grootheids- of schuldwanen. In dat geval wordt gesproken van een primaire bipolaire stoornis met episodes met psychotische kenmerken. Wanneer de psychotische symptomen niet passen bij de stemming, zoals achtervolgingswanen, is het onderscheid met schizofrenie moeilijk te maken. Zicht op het verdere beloop is nodig om vast te stellen welke stoornis iemand heeft.

Borderline persoonlijkheidsstoornis

Mensen met een bipolaire of een borderline persoonlijkheidsstoornis hebben beide last van stemmingswisselingen, ontremd en impulsief gedrag en een prikkelbare stemming. De bipolaire stoornis verschilt op twee punten van de borderline persoonlijkheidsstoornis.
- Bij een bipolaire stoornis hoeft er geen duidelijke aanleiding te zijn waarom de stemming omslaat of weer normaliseert.
- Bij een bipolaire stoornis duren episodes meestal langer dan een of enkele dagen.[6] Tussen twee episodes in functioneert iemand normaal.

Het is lastig om te bepalen of kinderen en adolescenten een bipolaire stoornis hebben. Het is moeilijk om te onderscheiden of een kind last heeft van bijvoorbeeld een aandachtstekortstoornis met hyperactiviteit (ADHD),[5;7;8] een gedragsstoornis of een bipolaire stoornis. De symptomen lijken op elkaar, maar verschillen op een paar wezenlijke punten.[7]

- Zo heeft ADHD een chronisch beloop, zonder duidelijke stemmingsschommelingen of psychotische kenmerken. Kinderen met ADHD zijn bijvoorbeeld voortdurend hyperactief, terwijl kinderen met een bipolaire stoornis dit niet altijd zijn.
- Kinderen met een gedragsstoornis hebben voortdurend last van gedragsproblemen, terwijl kinderen met een bipolaire stoornis ook periodes hebben waarin zij zich normaal gedragen. Verder hebben kinderen met gedragsproblemen meestal weinig last van schuldgevoelens als zij anderen opzettelijk benadelen. Kinderen met een bipolaire stoornis kunnen wel degelijk last hebben van schuldgevoelens.

3.2 Hoe vaak komt de bipolaire stoornis voor en bij wie?

Hoe vaak komt de bipolaire stoornis voor?

- Van de Nederlandse bevolking van 18 tot 65 jaar kreeg 1% tot 2% ooit in het leven de diagnose bipolaire-I-stoornis. Uit onderzoek blijkt dat dit percentage mogelijk aan de lage kant is en dat het werkelijke percentage rond de 5% ligt.[11] Een van de redenen is dat hypomane episodes vaak niet goed worden herkend, niet door de persoon zelf, maar ook niet door de behandelaar.
- 0,5% tot 1% van de Nederlanders kreeg het afgelopen jaar te horen een bipolaire stoornis te hebben.[3;9] Deze cijfers komen overeen met Europees en Noord-Amerikaans onderzoek.[10]

Bij wie komt de bipolaire stoornis voor?

De meeste deskundigen zijn het er over eens dat individuele kwetsbaarheidsfactoren en genetische factoren in het bijzonder, een belangrijke rol spelen in het ontstaan van deze ziekte. Daarnaast spelen sociale en omgevingsfactoren, het meemaken van trauma's op jeugdige leeftijd en andere levensgebeurtenissen een belangrijke rol.

Geslacht

De bipolaire stoornis komt bij mannen en vrouwen even vaak voor.[3;4;6]
- De bipolaire-II-stoornis zou vaker voorkomen bij vrouwen.
- Bipolaire stoornis met een rapid cycling-beloop komt iets vaker voor bij vrouwen en dan met name bij vrouwen met een bipolaire-II-stoornis.[12]

Individuele kwetsbaarheid

- Erfelijke factoren spelen een belangrijke rol bij het ontstaan van een bipolaire stoornis. In bepaalde families komt de stoornis vaker voor.[13]
- Familieleden van bipolaire patiënten hebben vaker een unipolaire of bipolaire depressie. Als een van de ouders een bipolaire stoornis heeft, dan hebben de kinderen 10% tot 20% kans op een bipolaire stoornis en 30% tot 50% kans op een stemmingsstoornis. Wanneer ook de andere ouder een stemmingsstoornis heeft, dan hebben de kinderen maar liefst 50% tot 70% kans op een stemmingsstoornis.
- Wanneer een tweelingbroer of -zus een bipolaire stoornis heeft, dan heeft de ander (van een eeneiige tweeling) 50% tot 70% kans op deze stoornis. Bij twee-eiige tweelingen is deze kans 20%.
- Het is nog niet bekend hoe de overerving van een bipolaire stoornis precies plaatsvindt. Waarschijnlijk gaat het om meerdere genen die op verschillende chromosomen zijn gelokaliseerd. Een deel van deze genen is mogelijk ook betrokken bij het ontstaan van andere psychische aandoeningen.

Het is niet duidelijk in hoeverre drugs, geneesmiddelen (bijvoorbeeld corticosteroïden) en lichamelijke ziekten (bijvoorbeeld een versnelde werking van de schildklier) een rol spelen bij het ontstaan van een bipolaire stoornis. Als iemand drugs gebruikt en last krijgt van een bipolaire stoornis, is het moeilijk te bepalen waar het aan ligt: aan het drugsgebruik of aan de individuele kwetsbaarheid. Wel is er een relatie tussen cannabisgebruik en het krijgen van een bipolaire stoornis. Nog niet gepubliceerde gegevens uit de Netherlands Mental Health Survey and Incidence Study (NEMESIS) laten zien dat volwassenen die cannabis gebruiken vijf keer zo veel kans hebben om een bipolaire stoornis te ontwikkelen dan volwassenen die geen cannabis gebruiken. Het blijkt dat omgevingsfactoren, traumatische jeugdervaringen en andere psychische stoornissen dit effect niet konden verklaren.[14] Waarom cannabisgebruik de kans vergroot op een bipolaire stoornis is niet duidelijk.

Omgevingsfactoren

- Opleiding of sociale klasse spelen geen rol bij het ontstaan van deze stoornis, zo blijkt uit grootschalig bevolkingsonderzoek.[3;4]
- Alleenstaanden hebben vaker een bipolaire stoornis dan samenwonenden. Mogelijk beschermt een relatie tegen het (opnieuw) optreden van een manie of depressie. Maar het kan ook zijn dat mensen met een bipolaire stoornis moeilijker een relatie in stand kunnen houden.
- De bipolaire stoornis komt vaker voor in grote steden,[15] zo blijkt uit de NEMESIS. Buitenlands onderzoek is op dit punt minder eenduidig.[6]

Levensgebeurtenissen

- Traumatische jeugdervaringen, waaronder mishandeling en verwaarlozing, verhogen de kans op een bipolaire stoornis.[16] Volwassenen met een bipolaire stoornis werden in hun jeugd vaker verwaarloosd of mishandeld dan volwassenen zonder psychische stoornis (respectievelijk 67% tegenover 29%), zo blijkt uit niet eerder gepubliceerde NEMESIS-gegevens. Trauma's op jeugdige leeftijd maken dat de vooruitzichten minder gunstig zijn: de episodes zijn talrijker en ernstiger. Ook komen zelfmoordpogingen vaker voor.[17;18]
- Mensen met een bipolaire stoornis maken niet vaker stressvolle levensgebeurtenissen mee dan anderen, zoals echtscheiding, dood van een geliefde, verlies van werk, het krijgen van een kind of een promotie.[19;20] Levensgebeurtenissen zouden vooral bij het optreden van een eerste episode een rol spelen, daarna nauwelijks.[6]

3.3 Hoe verloopt de bipolaire stoornis?

- Mannen zijn gemiddeld 23 en vrouwen 27 jaar als zij voor het eerst symptomen van een bipolaire stoornis krijgen.[21] In buitenlands bevolkingsonderzoek schommelt deze leeftijd rond de 20 jaar[22] en worden geen verschillen tussen mannen en vrouwen gevonden.[4]

- Een eerste episode kan depressief, hypomaan, manisch of gemengd zijn. Gemiddeld maken patiënten vijf hypomane of manische episodes en drie depressieve episodes door in hun leven.[3] Klinisch onderzoek komt op een hoger aantal uit: gemiddeld een episode per twee jaar.[23]
- Het beloop van een bipolaire stoornis verschilt sterk per persoon. De duur van een episode varieert, maar is per individu vrij constant.[6] Gemiddeld duurt een episode drie tot zes maanden.[23] Manieën duren over het algemeen korter dan depressies. Mensen hebben meer last van de depressieve dan van de manische episodes.[18] Na afloop van een episode is de stemming weer normaal. Geschat wordt dat mensen zich ongeveer de helft van de tijd normaal voelen.
- Of iemand herstelt van een episode, hangt af van wat er tijdens een episode is voorgevallen. Niet zelden worden betekenisvolle relaties verbroken of raakt iemand blijvend arbeidsongeschikt.
- Ongeveer 16% heeft een rapid cycling-beloop.[12] Rapid cycling openbaart zich pas op latere leeftijd en de vooruitzichten zijn minder gunstig.[24]

Factoren die het beloop bepalen

- Ingrijpende levensgebeurtenissen, zoals echtscheiding, dood van een geliefde, verlies van werk, het krijgen van een kind of een promotie, hebben invloed op het beloop. Zij spelen vooral een rol bij het ontstaan van een eerste episode en minder bij latere episodes.[4;19]
- Alcohol- en drugsproblemen zorgen ervoor dat de vooruitzichten minder gunstig zijn. De middelen kunnen symptomen uitlokken of versterken.
- Mensen bij wie de stoornis op jeugdige leeftijd ontstaat hebben minder gunstige vooruitzichten dan mensen bij wie de stoornis zich op volwassen leeftijd openbaart.[6]

3.4 *Komen er bij de bipolaire stoornis nog andere aandoeningen voor?*

Psychische stoornissen

Mensen met een bipolaire stoornis hebben vaker last van andere psychische stoornissen.[25-27] Uit de NEMESIS blijkt dat:

- 14% een paniekstoornis en bijna 40% een sociale fobie had in het afgelopen jaar;[28]
- ruim 60% al een angststoornis had voordat zij een bipolaire stoornis kregen. Bij een op de vijf is het omgekeerde het geval: zij kregen eerst een bipolaire- en daarna een angststoornis;[21]
- 11% was afhankelijk van alcohol en 14% van drugs.[28] Bij ongeveer de helft begonnen de alcohol- en drugsproblemen nadat zij een bipolaire stoornis kregen.[21] Mogelijk wordt alcohol als zelfmedicatie gebruikt tijdens een depressieve episode, terwijl tijdens een manische episode alcoholgebruik controleverlies in de hand werkt.

Lichamelijke ziekten

Depressieve episodes en hart- en vaataandoeningen hangen met elkaar samen.[29] Mensen die tijdens een depressieve episode het medicijn lithium gebruiken, zouden een grotere kans hebben op hart- en vaataandoeningen (zoals verhoogde bloeddruk).[30] Andere lichamelijke ziektes komen niet vaker voor.

3.5 Wat zijn de gevolgen van de bipolaire stoornis?

Kwaliteit van leven en levensverwachting

- Mensen met een bipolaire stoornis functioneren slechter dan mensen zonder deze stoornis.[3;31] Zij ervaren vooral hun gezondheid en vitaliteit als minder goed. Zij hebben twee tot drie keer meer kans om vroegtijdig te sterven dan mensen die deze stoornis niet hebben. Suïcide (vaak gepleegd tijdens een depressieve of een gemengde episode) en hart- en vaataandoeningen zijn belangrijke doodsoorzaken.[29]
- De ziektelast, uitgedrukt in DALY's bedraagt volgens de WHO wereldwijd bijna 14 miljoen DALY's voor 6 miljard mensen.[32] Dat betekent voor Nederland ongeveer 30.000 tot 40.000 DALY's, uitgaande van de door de WHO gehanteerde wegingsfactor (0,38) en van ongeveer 100.000 mensen in Nederland die de afgelopen maand een bipolaire stoornis hadden.

Kwaliteit van leven voor direct betrokkenen

Een bipolaire stoornis heeft grote invloed op het leven van familieleden, vrienden en collega's van de patiënt.[33]

- Iemand gedraagt zich anders dan normaal tijdens een manische of depressieve episode, maakt sneller ruzie, doet onverantwoordelijke financiële uitgaven of heeft zelfmoordgedachten.
- Daarnaast is de omgeving bezorgd over of en wanneer iemand een nieuwe episode zal meemaken.[33]

Maatschappelijke kosten

- Betrouwbare gegevens ontbreken over de totale kosten die deze stoornis met zich meebrengt in Nederland. Een studie komt uit op een bedrag van 1,5 miljard euro per jaar (deze schatting is gebaseerd op een kleine groep NEMESIS-respondenten). De belangrijkste kostenpost vormt het ziekteverzuim.[34]
- Deze cijfers wijken af van cijfers gevonden in Europees onderzoek. Verschillen in onderzoeksopzet en -populatie lijken hier debet aan en niet zozeer andere behandelpatronen of gezondheidszorgsystemen.[35]

3.6   Is een bipolaire stoornis behandelbaar?

Een bipolaire stoornis is een ernstige ziekte. Het heeft vaak een chronisch verloop. Als iemand een bipolaire stoornis heeft, dan wordt behandeling in de gespecialiseerde GGZ aangeraden. De stoornis kan niet worden genezen. Ook kan de aanleg voor deze stoornis niet weggenomen worden. Wel kunnen specifieke symptomen met medicatie verminderen of zelfs verdwijnen en kan worden voorkomen dat iemand opnieuw een episode meemaakt. De behandeling bestaat meestal uit een combinatie van medicijnen en voorlichting of psycho-educatie, eventueel aangevuld met cognitieve therapie en sociaalmaatschappelijke steun of rehabilitatie.[5] Medicatie vormt een essentieel onderdeel van de behandeling. De psychiater speelt daarom een belangrijke rol in de diagnostiek en behandeling. Er zijn medicijnen die de ernst en/of duur van een episode verminderen en medicijnen die voorkómen dat iemand opnieuw een manische en depressieve episode krijgt. Voorlichting of psycho-educatie kunnen tijdens een relatief rustige periode of vlak na een acute episode worden gegeven. Cognitieve therapie en andere psychologische interventies zijn dan ook bruikbaar. Doel is om te werken aan acceptatie van de stoornis en aan het besef dat levenslang medicijnen gebruikt zullen moeten worden.[5] Bij minder ernstige episodes kunnen deze psychologische interventies ook eerder starten.

Medicatie

Lithium, carbamazepine en valproaat zijn – min of meer – bewezen werkzaam. Lithium en carbamazepine zijn in Nederland geregistreerd voor de behandeling van een bipolaire stoornis, valproaat niet. Antipsychotica en/of antidepressiva kunnen voorgeschreven worden om bijkomende gevoelens van angst, depressie en psychotische symptomen te verminderen. De klassieke antipsychotica zijn als groep geregistreerd voor de behandeling van een acute manische episode. Van de atypische antipsychotica zijn olanzapine, quetiapine en risperidon geregistreerd. Antidepressiva zijn als groep geregistreerd voor de behandeling van de depressieve stoornis, maar niet specifiek voor de depressie in het kader van een bipolaire stoornis. Het gebruik van antidepressiva zonder een stemmingsstabilisator zou de kans op rapid cycling vergroten.

Psychologische behandeling

Psycho-educatie

Psycho-educatie – in combinatie met medicatie – bevordert de therapietrouw en kan terugval beperken of zelfs voorkómen.[5] Psycho-educatie wordt bij voorkeur in groepen gegeven volgens een vaste opzet (cursus).

Psychologische interventies

Psychologische behandelingen (vooral cognitieve therapie en aangepaste vormen van interpersoonlijke therapie en gezinstherapie) – in combinatie met medicatie – kunnen ook terugval beperken of voorkómen.[41]
In tabel 3.1 wordt de werkzaamheid van behandelingen samengevat. Tabel 3.1 is gebaseerd op de behandelrichtlijn van de NVvP (Nederlandse Vereniging voor Psychiatrie)[5] uit 2001 en op recent onderzoek.[42] Vanzelfsprekend is bewezen werkzaam geen garantie dat een behandeling bij een individu het gewenste effect zal hebben. De onderzoeksresultaten zijn immers gebaseerd op groepen patiënten.
In de praktijk wordt vaak een combinatie van behandelingen aangeboden, niet alleen de reeds genoemde combinatie van psycho-educatie en/

of psychologische interventies met medicatie, maar ook een combinatie van verschillende medicijnen, zoals lithium (of een stemmingsstabilisator) met een antidepressivum of een antipsychoticum. Er is nauwelijks onderzoek uitgevoerd naar de meerwaarde van het voorschrijven van een of meerdere medicijnen. Dat geldt ook voor de meerwaarde van de ene combinatietherapie boven een andere.

TABEL 3.1 OVERZICHT WERKZAAMHEID VAN BEHANDELINGEN BIJ EEN BIPOLAIRE STOORNIS

	Acute behandeling manie	Acute behandeling depressie	Onderhouds-behandeling
Medicatie			
Stemmingsstabilisatoren			
– Lithium	***	**	***
– Carbamazepine	*	?	*
– Valproaat	**	*	*
– Lamotrigine	-	*	** (vooral tegen depressies)
Antipsychotica			
– Klassieke antipsychotica	***	n.i.	n.i.
– Atypische antipsychotica	***	** (m.n. quetiapine)	** (m.n. olanzapine)
Benzodiazepinen	comedicatie	comedicatie	n.i.
Antidepressiva	n.i.	**	(?)
Psycho-educatie	n.i.	?	**
Psychologische behandelingen			
Cognitieve therapie	n.i.	?	**
Interpersoonlijke psychotherapie en sociale ritmetherapie	n.i.	?	**
Gezinstherapie	n.i.	?	**
Overige behandelingen			
Elektroconvulsietherapie (ECT)	**	**	n.i.

*** = bewezen werkzaamheid;
** = redelijke aanwijzingen voor werkzaamheid;
* = enig bewijs voor werkzaamheid, maar niet al te sterk;
? = bewijs ontbreekt;
- = bewezen onwerkzaam;
n.i. = niet geïndiceerd;
comedicatie = niet werkzaam voor manie of depressie, wel voor bijkomende slaapproblemen;
() = alleen in speciale gevallen te overwegen, omdat antidepressiva een manie of rapid cycling kunnen induceren.

Niet alle behandelvormen – inclusief de bewezen werkzame behandelingen – zijn geschikt in iedere situatie.
- De aard en ernst van de klachten, contra-indicaties,[5] de aard van de behandelsetting, de voorkeur van de patiënt, de voorkeur van

de hulpverlener en het effect van eerdere behandelingen bij deze patiënt spelen een belangrijke rol.

- Daarnaast worden behandelingen in een bepaalde volgorde gegeven. Bij een acute manie wordt bijvoorbeeld lithium samen met een atypisch antipsychoticum voorgeschreven (mocht lithium alleen te weinig effect hebben). Elektroconvulsietherapie (ECT) kan een laatste stap zijn als medicatie onvoldoende effect heeft gehad.

Referenties bipolaire stoornis

1. Kraepelin, E. (1977). Manic depressive insanity. In: E.A. Wolpert (red.). *Manic-depressive illness: history of a syndrome*, p. 33-111. New York: International Universities Press.

2. American Psychiatric Association (2000). *Diagnostic and statistical manual of mental disorders [DSM-IV-TR]*. Washington, DC: American Psychiatric Association.

3. Have, M. ten, Vollebergh, W., Bijl, R., Nolen, W.A. (2002). Bipolar disorder in the general population in The Netherlands (prevalence, consequences and care utilisation): results from The Netherlands Mental Health Survey and Incidence Study (NEMESIS). *Journal of Affective Disorders*, 68 (2-3): 203-213.

4. Kupka, R., Nolen, W. (1999). Bipolaire stoornissen. In: A. de Jong, W. van den Brink, J. Ormel (red.). *Handboek psychiatrische epidemiologie*, p. 281-299. Maarssen: Elsevier/De Tijdstroom.

5. Nolen, W.A., Knoppert-van der Klein, E.A.M., Honig, A., Bouvy, P.F., Klompenhouwer, J.-L., Witt, A. de, e.a. (2001). *Richtlijn bipolaire stoornissen*. Amsterdam: Boom.

6. Goodwin, F.K., Jamison, K.R. (1990). *Manic-depressive illness*. New York: Oxford University Press.

7. Minderaa, R., Dekker, J. (1999). Diagnostiek en behandeling van stemmingsstoornissen bij kinderen en jeugdigen. In: A. de Jong, W. van den Brink, J. Ormel (red.). *Handboek psychiatrische epidemiologie*, p. 104-120. Maarssen: Elsevier/De Tijdstroom.

8. Massat, I., Victoor, L. (2005). Early bipolar disorder and ADHD: differences and similarities in pre-puberal and early adolescence. *Clinical Approaches in Bipolar Disorder*, 4(1): 20-28.

9. Bijl, R.V., Zessen, G. van, Ravelli, A., Rijk, C. de, Langendoen, Y. (1998). The Netherlands Mental Health Survey and Incidence Study (NEMESIS): objectives and design. *Social Psychiatry and Psychiatric Epidemiology*, 33(12): 581-586.

10. Pini, S., Queiroz, V. de, Pagnin, D., Pezawas, L., Angst, J., Cassano, G.B., e.a. (2005). Prevalence and burden of bipolar disorders in European countries. *European Neuropsychopharmacology*, 15(4): 425-434.

11. Regeer, E.J., Have, M. ten, Rosso, M.L., Roijen, L.H., Vollebergh, W., Nolen, W.A. (2004). Prevalence of bipolar disorder in the general population: a reappraisal study of the Netherlands Mental Health Survey and Incidence Study. *Acta Psychiatrica Scandinavica*, 110(5): 374-382.

12. Kupka, R.W., Luckenbaugh, D.A., Post, R.M., Leverich, G.S., Nolen, W.A. (2003). Rapid and non-rapid cycling bipolar disorder: a meta-analysis of clinical studies. *Journal of Clinical Psychiatry*, 64(12): 1483-1494.

13. McGuffin, P., Rijsdijk, F., Andrew, M., Sham, P., Katz, R., Cardno, A. (2003). The heritability of bipolar affective disorder and the genetic rela-

tionship to unipolar depression. *Archives of General Psychiatry*, 60(5): 497-502.

14. Laar, M. van, Dorsselaer, S. van, Monshouwer, K., Graaf, R. de (2007). Does cannabis use predict the first incidence of mood and anxiety disorders in the adult population? *Addiction*, 102(8): 1251-1260.
15. Peen, J., Bijl, R.V., Spijker, J., Dekker, J. (2002). Neemt de prevalentie van psychiatrische stoornissen toe met de stedelijkheidsgraad? *Tijdschrift voor Psychiatrie*, 44(4): 225-235.
16. Verhulst, F.C., Ende, J. van der, Ferdinand, R.F., Kasius, M.C. (1997). The prevalence of DSM-III-R diagnoses in a national sample of Dutch adolescents. *Archives of General Psychiatry*, 54(4): 329-336.
17. Nolen, W.A., Dingemans, P.M.A.J. (2004). Meetinstrumenten bij stemmingsstoornissen. *Tijdschrift voor Psychiatrie*, 46(10): 681-686.
18. Kupka, R.W. (2005). Rapid cycling bij bipolaire stoornissen: subtype of prototype? *Tijdschrift voor Psychiatrie*, 47(2): 93-103.
19. Johnson, S.L., Roberts, J.E. (1995). Life events and bipolar disorder: Implications from biological theories. *Psychological Bulletin*, 117(3): 434-449.
20. Tsuchiya, K.J., Byrne, M., Mortensen, P.B. (2003). Risk factors in relation to an emergence of bipolar disorder: A systematic review. *Bipolar Disorders*, 5(4): 231-242.
21. Graaf, R. de, Bijl, R.V., Spijker, J., Beekman, A.T.F., Vollebergh, W.A.M. (2003). Temporal sequencing of lifetime mood disorders in relation to comorbid anxiety and substance use disorders: findings from the Netherlands Mental Health Survey and Incidence Study. *Social Psychiatry and Psychiatric Epidemiology*, 38(1): 1-11.
22. Weissman, M.M., Bland, R.C., Canino, G.J., Faravelli, C., Greenwald, S., Hwu, H.G., e.a. (1996). Cross-national epidemiology of major depres-

sion and bipolar disorder. *JAMA*, 276(4): 293-299.
23. Royal Australian and New Zealand college of psychiatrists clinical practice guidelines team (2004). Australian and New Zealand clinical practice guidelines for the treatment of bipolar disorder. *Australian and New Zealand Journal of Psychiatry*, 38(5): 280-305.
24. Coryell, W., Solomon, D., Turvey, C., Keller, M., Leon, A.C., Endicott, J., e.a. (2003). The long-term course of rapid-cycling bipolar disorder. *Archives of General Psychiatry*, 60(9): 914-920.
25. McElroy, S.L., Altschuler, L.L., Suppes, T., Keck, P.E. Jr., Frye, M.A., Denicoff, K.D., e.a. (2001). Axis I psychiatric comorbidity and its relationship to historical illness variables in 288 patients with bipolar disorder. *The American Journal of Psychiatry*, 158(3): 420-426.
26. Winokur, G., Coryell, W., Akiskal, H.S., Maser, J.D. (1995). Alcoholism in manic-depressive (bipolar) illness: familial illness, course of illness, and the primary-secondary distinction. *The American Journal of Psychiatry*, 152(3): 365-372.
27. Chen, Y.W., Dilsaver, S.C. (1995). Comorbidity of panic disorder in bipolar illness: evidence from the Epidemiologic Catchment Area Survey. *The American Journal of Psychiatry*, 152(2): 280-282.
28. Ravelli, A., Bijl, R.V., Zessen, G. van (1998). Comorbiditeit van psychiatrische stoornissen in de Nederlandse bevolking: resultaten van de Netherlands Mental Health Survey and Incidence Study (NEMESIS). *Tijdschrift voor Psychiatrie*, 40(9): 531-544.
29. Ösby, U., Brandt, L., Correia, N., Ekbom, A., Sparen, P.Å. (2001). Excess mortality in bipolar and unipolar disorder in Sweden. *Archives of General Psychiatry*, 58(9): 844-850.
30. Klumpers, U.M.H., Boom, K., Janssen, F.M.G., Tulen, J.H.M., Loonen,

A.J.M. (2004). Cardiovascular risk factors in outpatients with bipolar disorder. *Pharmacopsychiatry*, 37(5): 211-216.

31. Bijl, R.V., Ravelli, A. (2000). Current and residual functional disability associated with psychopathology: findings from the Netherlands Mental Health Survey and Incidence Study (NEMESIS). *Psychological Medicine*, 30(3): 657-668.

32. World Health Organization (2001). *The World Health Report 2001. Mental health: new understanding, new hope*. Geneva: WHO.

33. Perlick, D., Clarkin, J.F., Sirey, J., Raue, P., Greenfield, S., Struening, E., e.a. (1999). Burden experienced by care-givers of persons with bipolar affective disorder. *The British Journal of Psychiatry*, 175(1): 56-62.

34. Hakkaart-van Roijen, L., Hoeijenbos, M.B., Regeer, E.J., Have, M. ten, Nolen, W.A., Veraart, C.P.W.M., e.a. (2004). The societal costs and quality of life of patients suffering from bipolar disorder in the Netherlands. *Acta Psychiatrica Scandinavica*, 110(5): 383-392.

35. Andlin-Sobocki, P., Wittchen, H.-U. (2005). Cost of affective disorders in Europe. *European Journal of Neurology*, 12(Suppl. 1): 34-38.

36. Lish, J.D., Dime-Meenan, S., Whybrow, P.C., Price, R.A. (1994). The National Depressive and Manic-Depressive Association (DMDA) survey of bipolar members. *Journal of Affective Disorders*, 31(4): 281-294.

37. Beekman, A.T.F., Beurs, E. de (2004). Meetinstrumenten bij aanmelding in de psychiatrie. *Tijdschrift voor Psychiatrie*, 46(10): 653-658.

38. Schoemaker, C.G., Rigter, H.G.M., Graaf, R. de, Cuijpers, P. (2002). Depressie. In: C.G. Schoemaker, H.G.M. Rigter, R. de Graaf, P.Cuijpers (red.). *Nationale Monitor Geestelijke Gezondheid: jaarbericht 2002*, p. 83-115. Utrecht: Trimbos-instituut.

39. Evers, A., Vliet-Mulder, J.C., Groot, C.J. (2000). *Documentatie van tests en testresearch in Nederland. Deel I: testbeschrijvingen. Deel II: testresearch*. Assen: Van Gorcum.

40. Kupka, R.W., Akkerhuis, G.W., Nolen, W.A., Honig, A. (1997). De lifechartmethode voor de manisch-depressieve stoornis. *Tijdschrift voor Psychiatrie*, 39(3): 232-239.

41. Colom, F., Vieta, E. (2004). A perspective on the use of psychoeducation, cognitive-behavioral therapy and interpersonal therapy for bipolar patients. *Bipolar Disorders*, 6(6): 480-486.

42. Yatham, L.N., Kennedy, S.H., O'Donovan, C., Parikh, S., MacQueen, G., Mclntyre, R., e.a. (2005). Canadian Network for Mood and Anxiety Treatments (CANMAT) guidelines for the management of patients with bipolar disorder: consensus and controversies. *Bipolar Disorders*, 7(Suppl. 3): 5-69.

43. Gijsman, H.J., Geddes, J.R., Rendell, J.M., Nolen, W.A., Goodwin, G.M. (2004). Antidepressants for bipolar depression: a systematic review of randomized, controlled trials. *The American Journal of Psychiatry*, 161 (9): 1537-1547.

44. Nolen, W.A., Knegtering, H. (1999). Farmacotherapie bij de manisch-depressieve stoornis. In: J.A. den Boer, J. Ormel, H.M. van Praag, H.G.M. Westenberg, H. D'Haenen (red.). *Handboek stemmingsstoornissen*, p. 232-245. Maarssen: Elsevier/De Tijdstroom.

45. Burgess, S., Geddes, J., Hawton, K., Townsend, E., Jamison, K., Goodwin, G. (2001). Lithium for maintenance treatment of mood disorders. *Cochrane Database of Systematic Reviews*, 2001(3).

46. Geddes, J.R., Burgess, S., Hawton, K., Jamison, K., Goodwin, G.M. (2004). Corrections. *The American Journal of Psychiatry*, 161(8): 1517

47. Geddes, J.R., Burgess, S., Hawton, K., Jamison, K., Goodwin, G.M. (2004). Long-term lithium therapy for bipolar disorder: systematic review and meta-analysis of randomized controlled trials. *The American Journal of Psychiatry*, 161(2): 217-222.

48. Li, J., McCombs, J.S., Stimmel, G.L. (2002). Cost of treating bipolar disorder in the California Medicaid (Medi-Cal) program. *Journal of Affective Disorders*, 71(1-3): 131-139.

49. Goodwin, G.M. (1994). Recurrence of mania after lithium withdrawal: Implications for the use of lithium in the treatment of bipolar affective disorder. *The British Journal of Psychiatry*, 164(February): 149-152.

50. Baldessarini, R.J., Tondo, L., Viguera, A.C. (1999). Discontinuing lithium maintenance treatment in bipolar disorders: risks and implications. *Bipolar Disorders*, 1(1): 17-24.

51. Tilburg, W. van, Beekman, A. (1999). Affectieve stoornissen bij ouderen. In: J.A. den Boer, J. Ormel, H.M. van Praag, H.G.M. Westenberg, H. D'Haenen (red.). *Handboek stemmingsstoornissen*, p. 72-94. Maarssen: Elsevier/De Tijdstroom.

52. Kowatch, R.A., Fristad, M., Birmaher, B., Wagner, K.D., Findling, R.L., Hellander, M. (2005). Treatment guidelines for children and adolescents with bipolar disorder. *Journal of the American Academy of Child and Adolescent Psychiatry*, 44(3): 213-235.

53. Colom, F., Vieta, E., Martinez-Aran, A., Reinares, M., Goikolea, J.M., Benabarre, A., e.a. (2003). A randomized trial on the efficacy of group psychoeducation in the prophylaxis of recurrences in bipolar patients whose disease is in remission. *Archives of General Psychiatry*, 60(4): 402-407.

54. Perry, A., Tarrier, N., Morriss, R., McCarthy, E., Limb, K. (1999). Randomised controlled trial of efficacy of teaching patients with bipolar disorder to identify early symptoms of relapse and obtain treatment. *British Medical Journal*, 318(7177): 149-153.

55. Lam, D.H., Hayward, P., Watkins, E.R., Wright, K., Sham, P. (2005). Relapse prevention in patients with bipolar disorder: cognitive therapy outcome after 2 years. *The American Journal of Psychiatry*, 162(2): 324-329.

56. Scott, J., Garland, A., Moorhead, S. (2001). A pilot study of cognitive therapy in bipolar disorders. *Psychological Medicine*, 31(3): 459-467.

57. Scott, J., Gutierrez, M.J. (2004). The current status of psychological treatments in bipolar disorders: a systematic review of relapse prevention. *Bipolar Disorders*, 6(6): 498-503.

58. Buis, R. (2003). *Manisch-depressieve stoornis: informatie voor cliënten, familie en andere betrokkenen*. Utrecht: Trimbos-instituut.

Deel 2

Angststoornissen

4 Paniekstoornis

4.1 *Wat is een paniekstoornis?*

Symptomen en diagnose

Een paniekaanval is een periode van hevige angst, die plotseling ontstaat. Deze gaat gepaard met ten minste vier van de volgende symptomen[1]:
* hartkloppingen;
* transpireren;
* trillen of beven;
* ademnood;
* pijn op de borst;
* misselijkheid of buikklachten;
* duizeligheid;
* derealisatie (gevoel van onwerkelijkheid) of depersonalisatie (gevoel los van zichzelf te staan);
* angst om gek te worden of de zelfbeheersing te verliezen;
* angst om dood te gaan;
* verdoofde of tintelende gevoelens;
* opvliegers of koude rillingen.
De meest gerapporteerde symptomen tijdens een aanval zijn hartkloppingen, transpireren, opvliegers en koude rillingen, trillen en duizeligheid.[2-4]

Bij een paniekstoornis treden meerdere paniekaanvallen op zonder duidelijke aanleiding en is naar aanleiding van een aanval gedurende ten minste een maand sprake van een van de volgende[1] verschijnselen:
* voortdurende ongerustheid over het krijgen van een volgende aanval;
* bezorgdheid over de gevolgen van de aanval;
* gedragsverandering in samenhang met de aanval(len), bijvoorbeeld het vermijden van bepaalde plaatsen.

Typen paniekstoornis

De DSM-IV-TR onderscheidt de paniekstoornis met of zonder agorafobie. Dit onderscheid is van belang bij de therapiekeuze. Van agorafobie is sprake als mensen plaatsen of situaties vermijden uit vrees er een paniekaanval te krijgen.[1] Vaak worden mensenmenigten, bruggen, tunnels en reizen vermeden. Het onderscheid tussen de paniekstoornis met of zonder agorafobie wordt in veel onderzoek niet gemaakt. In dit hoofdstuk wordt dit onderscheid dan ook alleen gemaakt wanneer dit relevant is.

Onderscheid met andere stoornissen

De paniekstoornis moet worden onderscheiden van andere situaties waarin paniekaanvallen kunnen voorkomen[1].

- Lichamelijke ziekten zoals chronische longziekten, hartritmestoornissen, en afwijkingen aan de schildklier (hyperthyreoïdie) of bijschildklieren (hyperparathyreoïdie).[5] In deze situaties wordt de diagnose angststoornis door een somatische aandoening gesteld.
- Psychiatrische ziekten zoals andere angststoornissen, depressie en hypochondrie (angst een ernstige ziekte te hebben, zie ook hoofdstuk 19). In tegenstelling tot deze stoornissen treden bij de paniekstoornis óók onverwachte paniekaanvallen op, en is de angst voor een ernstige ziekte alléén tijdens een paniekaanval aanwezig.
- Gebruik van psycho-actieve stoffen zoals cafeïne, cannabis, cocaïne en amfetaminen. In deze situaties wordt de diagnose angststoornis door een middel, met paniekaanvallen gesteld.
- Onthouding van alcohol of benzodiazepinen. Ook in deze situatie wordt angststoornis door een middel, met paniekaanvallen gediagnosticeerd.

4.2   *Hoe vaak komt de paniekstoornis voor en bij wie?*

Hoe vaak komt de paniekstoornis voor?

- De paniekstoornis met/zonder agorafobie komt vaak voor: wereldwijd heeft gemiddeld 2,1% van de algemene volwassen bevolking ooit in het leven een paniekstoornis gehad.[6] In Nederland is dit percentage 3,8.[7] Adolescenten lijden even vaak aan de stoornis als volwassenen.[8]

- De meeste mensen met een paniekstoornis vertonen een of andere vorm van vermijdingsgedrag. De helft voldoet tevens aan de criteria voor agorafobie.
- Jaarlijks krijgt 0,8% van de Nederlandse volwassenen voor het eerst een paniekstoornis met/zonder agorafobie.[9] Dit is vergelijkbaar met Amerikaanse cijfers.[10]

Bij wie komt de paniekstoornis voor?

Geslacht en leeftijd

- De paniekstoornis komt bij vrouwen anderhalf tot driemaal vaker voor dan bij mannen.[11-22] Ook de paniekstoornis met agorafobie komt vaker voor bij vrouwen.[12] Vrouwen rapporteren ook vaker ademhalingsproblemen dan mannen.[23]
- Een duidelijk verband tussen de paniekstoornis en leeftijd ontbreekt voor mensen tot 65 jaar.[2;11;12;20;24] Bij leeftijdsgroepen vanaf 65 jaar komt de paniekstoornis minder vaak voor.[11;24]

Individuele kwetsbaarheid

Een genetische kwetsbaarheid om een paniekstoornis te ontwikkelen is in familie- en tweelingstudies overtuigend aangetoond.[25;26] Als een eerstegraads familielid een paniekstoornis heeft, is het risico zelf een paniekstoornis te ontwikkelen vijfmaal hoger dan wanneer er geen eerstegraads familieleden zijn met een paniekstoornis.[25] Wát precies wordt overgeërfd, is nog onduidelijk. Concepten die hierin van belang lijken zijn gedragsinhibitie (*behavioral inhibition*) en angstgevoeligheid (*anxiety sensitivity*).[27] Gedragsinhibitie is een persoonlijkheidskenmerk dat verwijst naar angst voor onbekende situaties, mensen en objecten en de neiging daarop met angst, verlegenheid en vermijding te reageren.[27] Angstgevoeligheid is de neiging om symptomen van angst, zoals hartkloppingen, als gevaarlijk te interpreteren (zie verder: interpretatie van lichamelijke sensaties).[27]

Omgevingsfactoren

- Onderzoek suggereert dat de paniekstoornis vaker voorkomt bij weduwen, weduwnaren en gescheiden mensen,[3;14;28] evenals bij mensen met een laag opleidingsniveau.[3;12]

- Onderzoeken spreken elkaar tegen welke rol werkstatus,[29;30] inkomensniveau[12;30] en niveau van verstedelijking spelen bij het ontstaan van een paniekstoornis. [12;14;19-21;31;32]
- Etniciteit is weinig als risicofactor onderzocht. Een verband is vooralsnog niet gevonden.[11;12;33]

Levensgebeurtenissen

- Risicofactoren in de kindertijd kunnen de kans op een paniekstoornis verhogen. Zo komt seksueel misbruik in de jeugd vaker voor[34] en wordt de opvoedingsstijl (terugkijkend) beoordeeld als meer controlerend en minder warm.[35;36] Ook is vaker angst in de kindertijd aanwezig.[37] Deze factoren zijn echter aspecifiek: ze zijn ook verbonden met het ontstaan van andere psychische stoornissen.[34;36;37]
- De meeste onderzoeken rapporteren een verhoogd aantal stressvolle levensgebeurtenissen voorafgaande aan het ontstaan van een paniekstoornis,[38-40] vooral bij vrouwen[41] en vooral optredend vlak voor het begin van de stoornis.[39]

Interpretatie van lichamelijke sensaties

Mensen met paniekklachten hebben vaak een hoge angstgevoeligheid (anxiety sensitivity), een sterke neiging om op zich onschuldige lichamelijke sensaties als gevaarlijk te interpreteren[42;43] met als gevolg dat zij vaker angstig zijn voor lichamelijke sensaties.[44] Een vicieuze cirkel kan ontstaan, waarin lichamelijke sensaties via verkeerde interpretatie tot angst leiden, resulterend in een toename van lichamelijke sensaties, wederom resulterend in een verhoging van het angstniveau.[45] Met cognitieve gedragstherapie wordt geprobeerd deze vicieuze cirkel te doorbreken.

4.3 *Hoe verloopt de paniekstoornis?*

De paniekstoornis ontstaat meestal als mensen midden in de 20 zijn.[16] In Nederland zijn vrouwen gemiddeld 25 en mannen 28 jaar.[46] Gegevens over het beloop van de stoornis zijn schaars en het verrichte onderzoek kampt met beperkingen.[47] Wel kunnen de volgende voorlopige conclusies worden getrokken.

- Paniekklachten verergeren vaak en verergering kan snel optreden.

- De meeste mensen met paniekaanvallen hebben binnen een jaar steeds meer klachten.[17]
- De helft van de mensen met een paniekstoornis ontwikkelt deze binnen twee jaar na de eerste aanval.[48]
- Ruim een derde van de mensen met ten minste een paniek-aanval ontwikkelt een paniekstoornis.[17]

Paniekaanvallen gaan gepaard met een verhoogd risico op het ont-staan van andere angststoornissen,[49-51] depressie[51;52] en alcohol-problematiek.[50;51;53] Een kwart van de mensen met een paniek-stoornis ontwikkelt binnen een jaar een tweede psychische stoor-nis[54] en in vijf jaar stijgt het aantal mensen dat naast de paniek-stoornis een depressie heeft van 20% naar 67%.[55]

- De paniekstoornis heeft een chronisch fluctuerend beloop.
  - Het aantal paniekaanvallen varieert. Een studie met mensen die relatief kort een paniekstoornis hadden, concludeerde dat deze mensen elk jaar 14% kans hadden om géén aanvallen meer te hebben, maar zij hadden vervolgens ook elk jaar 7% kans om opnieuw een paniekaanval te krijgen.[56]
  - Uiteindelijk herstelt gemiddeld 30% tot 50 % van de mensen, waarbij herstel gedefinieerd is als het niet meer voldoen aan de diagnose in het voorafgaande jaar.[57-60] Wel laat het herstel vaak zes tot zeven jaar op zich wachten.[57;58] Van belang is daarbij op te merken dat het verdwijnen van de klachten niet direct gepaard gaat met een volledig herstel van functioneren en kwaliteit van leven.[61]

4.4 Komen er bij de paniekstoornis nog andere aandoeningen voor?

Psychische stoornissen

De paniekstoornis gaat vaak samen met andere psychische stoornissen:
- Zo heeft meer dan 60% van de mensen met een paniekstoornis in hetzelfde jaar tevens een andere psychische stoornis.[62;63]
- Bijna de helft van de mensen heeft zelfs ten minste drie andere psychische stoornissen in hetzelfde jaar.[63]
- Cijfers over bijkomende stoornissen variëren per onderzoek.[62;64-67] In Nederland komen naast de paniekstoornis vooral stemmings-stoornissen en andere angststoornissen voor. Van de mensen met een paniekstoornis heeft 26% in hetzelfde jaar een gegenerali-

seerde angststoornis, 38% een specifieke of een sociale fobie,
26% een dysthyme stoornis en 46% een depressie.[64]

Lichamelijke ziekten

Door de lichamelijke symptomen die bij een paniekaanval optreden,
denken mensen vaak dat zij een lichamelijke aandoening hebben. Meestal worden er echter geen lichamelijke oorzaken voor de klachten gevonden. Enkele redenen om wél aan een lichamelijke oorzaak te denken
zijn een atypische anamnese of een eerste paniekaanval ná het 40ste levensjaar.[68]

4.5   *Wat zijn de gevolgen van de paniekstoornis?*

Kwaliteit van leven

De gedachte dat angststoornissen minder beperkend zouden zijn dan
andere psychische stoornissen[69] is inmiddels achterhaald. Vergeleken
met stemmingsstoornissen, andere angststoornissen en alcoholproblema-
tiek heeft de paniekstoornis een grote impact op het functioneren.[70] Recent werd bovendien 45% van de mensen met een paniekstoornis als
ernstig geclassificeerd, vergeleken met 30% van de mensen met een depressie.[71] De gevolgen van de paniekstoornis, uitgedrukt in het aantal
DALY's, is wereldwijd 0,5%.[72] De nadelige gevolgen van de paniekstoornis
zijn op meerdere gebieden aangetoond.

- De paniekstoornis beïnvloedt het welbevinden en de perceptie van
  de eigen gezondheid in negatieve zin.[66;73;74]
- Beroepsmatig functioneert iemand minder goed.
  - Mensen met een paniekstoornis hebben meer kans om een ar-
    beidsongeschiktheidsuitkering te hebben of te krijgen dan
    mensen met een andere psychische stoornis.[75]
  - De werkcapaciteit neemt af.[73;76]
  - Onduidelijk is of mensen met een paniekstoornis meer verzui-
    men.[73;74;76]
  - Onderzoek dat verzuim en verlies aan werkcapaciteit in één
    maat uitdrukt, concludeert dat bij iemand met een paniek-
    stoornis 11% van de werkdagen verloren gaat ten gevolge van
    deze stoornis.[70]

Bevolkingsonderzoek naar het functioneren van mensen met een paniekstoornis is beperkt. In Nederlands bevolkingsonderzoek wordt bij mensen met alleen een paniekstoornis geen verminderd sociaal functioneren gevonden.[77] In buitenlands onderzoek wordt wel een beperkt sociaal functioneren gevonden, zowel vergeleken met mensen in de algemene bevolking[79;80] als met mensen met lichamelijke aandoeningen zoals hoge bloeddruk, type-2-diabetes, hartinfarct, chronische longziekten en gewrichtsproblemen.[80]

Kwaliteit van leven van mensen in de omgeving

In Amerikaans bevolkingsonderzoek – dat sociaal functioneren bepaalt aan de hand van het percentage mensen dat geen tijd besteedt aan sociale contacten – wordt niet direct een verminderd functioneren gevonden[78], maar wel zouden mensen met een paniekstoornis minder goed met hun partner kunnen opschieten en minder vertrouwen in hun partner hebben.[61]

Levensverwachting

Wereldwijd is de paniekstoornis geen belangrijke doodsoorzaak.[72] Wel zijn er aanwijzingen dat mannen met een paniekstoornis een verhoogd risico hebben te overlijden aan hart- en vaataandoeningen.[81-83] Daarnaast blijkt uit Amerikaans onderzoek dat 20% van de mensen met een paniekstoornis ooit een zelfmoordpoging heeft gedaan.[61] Enkele vragen zijn hierbij van belang.

*   *Betekent de relatie tussen een paniekstoornis en zelfmoordpoging(en) dat er sprake is van een oorzakelijk verband?*
    Onderzoek met patiënten wijst inderdaad in die richting: bijna 75% van de zelfmoordpogingen vond plaats na de eerste paniekaanval.[84]
*   *Komt het verhoogde risico door de paniekstoornis of wordt deze veroorzaakt door andere psychische stoornissen die mensen naast de paniekstoornis hebben?*
    Hierover bestaat discussie.[54;85-88] Het feit dat 1% van de mensen zonder psychiatrische diagnose een zelfmoordpoging doet, 7% van de mensen met alleen een paniekstoornis en 26% van de mensen met een paniekstoornis die daarnaast andere psychische stoornissen hebben, suggereert dat de paniekstoornis zélf een risicofactor is, maar dat dit risico fors wordt verhoogd als iemand daarnaast een andere psychische stoornis heeft.[85;89;90]

- *In hoeverre zeggen zelfmoordpogingen iets over het aantal zelfmoorden,*
  en dus over voortijdige sterfte?

Onderzoek onder patiënten wijst uit dat ruim de helft van de zelfmoordpogingen ernstig is (noodzaak tot medische opname langer dan 24 uur
of op intensive care)[84] en dat patiënten met een paniekstoornis vaker
overlijden als gevolg van een zelfmoordpoging.[91]

Maatschappelijke kosten

Angststoornissen zijn verantwoordelijk voor 2,3% van de kosten van de
Nederlandse gezondheidszorg.[92] Ziekten veroorzaken echter ook zogenoemde indirecte kosten, veroorzaakt door bijvoorbeeld verminderde ar-
beidsparticipatie. De kosten van angststoornissen zijn waarschijnlijk
vooral indirect van aard.[55;93] Als deze indirecte kosten worden meegerekend, is de paniekstoornis een van de duurste psychische stoornissen:
jaarlijks kost een persoon met een paniekstoornis 8.390 euro méér dan
iemand zonder een paniekstoornis.[93] Doordat de paniekstoornis relatief
vaak voorkomt, is de stoornis een van de meest kostbare psychische
stoornissen.[93] Een onderzoek toont aan dat vooral de onbehandelde paniekstoornis veel kosten met zich meebrengt, veroorzaakt door een hoge
medische consumptie en werkverlies.[94] Vroegtijdige behandeling zou de
samenleving een aanzienlijke kostenbesparing kunnen opleveren, vooral
ook omdat het merendeel van de mensen met een paniekstoornis geen
behandeling ontvangt.[95;96]

4.6 Is de paniekstoornis behandelbaar?

Paniekklachten en agorafobie kunnen behandeld worden met medicatie
of met cognitieve gedragstherapie, een vorm van psychotherapie.[III] Beide
behandelvormen hebben ook een positief effect op angstklachten en
somberheid die mensen met een paniekstoornis vaak hebben. Welke be-
handelvorm wordt geadviseerd, hangt af van de aanwezigheid van agorafobie of depressie. [III]

- Als naast de paniekstoornis hooguit lichte depressieve klachten
  en/of een lichte vorm van agorafobie aanwezig is, zijn beide behandelvormen even effectief. In overleg met de patiënt wordt dan
  gekozen voor een van beide behandelingen; een combinatiebehandeling is in deze situatie niet effectiever.

Figuur 4.1 Beslisboom 1

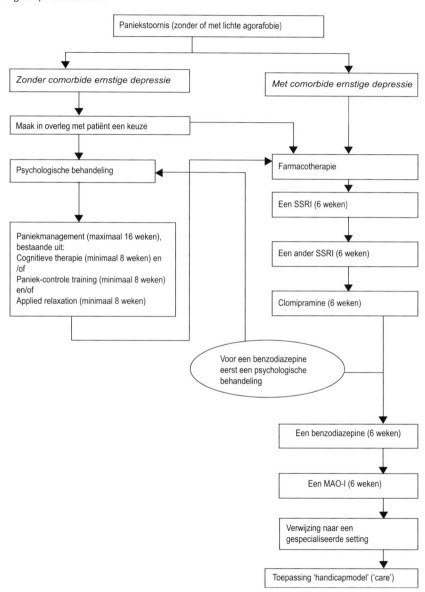

Figuur 4.2 Beslisboom 2

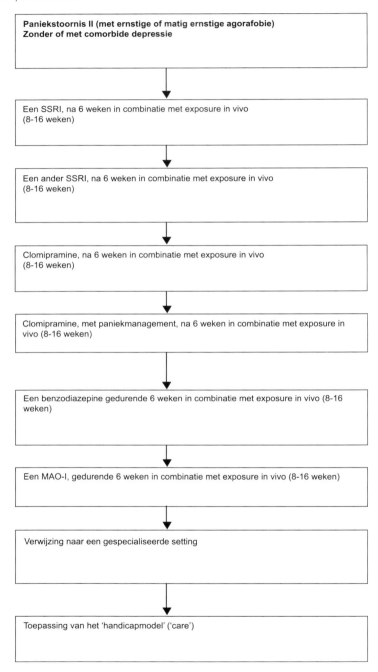

Paniekstoornis II (met ernstige of matig ernstige agorafobie)
Zonder of met comorbide depressie

Een SSRI, na 6 weken in combinatie met exposure in vivo
(8-16 weken)

Een ander SSRI, na 6 weken in combinatie met exposure in vivo
(8-16 weken)

Clomipramine, na 6 weken in combinatie met exposure in vivo
(8-16 weken)

Clomipramine, met paniekmanagement, na 6 weken in combinatie met exposure in vivo (8-16 weken)

Een benzodiazepine gedurende 6 weken in combinatie met exposure in vivo (8-16 weken)

Een MAO-I, gedurende 6 weken in combinatie met exposure in vivo (8-16 weken)

Verwijzing naar een gespecialiseerde setting

Toepassing van het 'handicapmodel' ('care')

- Bij een paniekstoornis die gepaard gaat met een ernstige depressie maar niet met veel agorafobische klachten, wordt medicamenteuze behandeling als eerste stap geadviseerd.
- Als er een matig ernstige of ernstige agorafobie is gediagnosticeerd, wordt een combinatiebehandeling van zowel medicatie als psychotherapie aanbevolen.

De adviezen ten aanzien van de behandelmethoden staan samengevat in de beslisbomen (zie figuur 4.1 en figuur 4.2).[III]

Referenties paniekstoornis

1. American Psychiatric Association (2000). *Diagnostic and statistical manual of mental disorders [DSM-IV-TR]*. Washington DC: American Psychiatric Association.

2. Joyce, P.R., Bushnell, J.A., Oakley-Browne, M.A., Wells, J.E., Hornblow, A.R. (1989). The epidemiology of panic symptomatology and agoraphobic avoidance. *Comprehensive Psychiatry*, 30(4): 303-312.

3. Korff, M.R. von, Eaton, W.W., Keyl, P.M. (1985). The epidemiology of panic attacks and panic disorder: results of three community surveys. *American Journal of Epidemiology*, 122 (6): 970-981.

4. Batelaan, N.M., Graaf, R. de, Balkom, A.J.L.M. van, Vollebergh, W., Beekman, A.T.F. (2007). Thresholds for health and thresholds for illness: panic disorder versus subthreshold panic disorder. *Psychological Medicine*, 37: 247-56.

5. Bakker, A., Verwey, J.S., Dyck, R. van (1994). Paniekstoornis, agorafobie en endocrinologie. *Nederlands Tijdschrift voor Geneeskunde*, 138(47): 2329-2332.

6. Batelaan, N.M., Graaf, R. de, Balkom, A.J.L.M. van, Vollebergh, W., Beekman, A.T.F. (2006). De epidemiologie van paniek. *Nederlands Tijdschrift voor Psychiatrie*, 48(3): 195-205.

7. Bijl, R.V., Ravelli, A., Zessen, G. van (1998). Prevalence of psychiatric disorder in the general population: results of the Netherlands Mental Health Survey and Incidence Study (NEMESIS). *Social Psychiatry and Psychiatric Epidemiology*, 33(12): 587-595.

8. Verhulst, F.C., Ende, J. van der, Ferdinand, R.F., Kasius, M.C. (1997). The prevalence of DSM-III-R diagnoses in a national sample of Dutch adolescents. *Archives of General Psychiatry*, 54(4): 329-336.

9. Bijl, R.V., Graaf, R. de, Ravelli, A., Smit, F., Vollenbergh, W.A.M. (2002). Gender and age specific first incidence of DSM-III-R psychiatric disorders in the general population. Results from the Netherlands Mental Health Survey and Incidence Study (NEMESIS). *Social Psychiatry and Psychiatric Epidemiology*, 37(8): 372-379.

10. Eaton, W., Kramer, M., Anthony, J., Dryman, A., Shapiro, S., Locke, B. (1989). The incidence of specific DIS/DSM-III mental disorders: data from the NIMH epidemiologic catchment area program. *Acta Psychiatrica Scandinavica*, 79(2): 163-178.

11. Eaton, W.W., Dryman, A., Weissman, M.M. (1991). Panic and phobia. In: L.N. Robins, D.A. Regier (red.). *Psychiatric Disorders in America: The Epidemiological Catchment Area Study*, p. 155-179. New York: The Free Press.

12. Eaton, W.W., Kessler, R.C., Wittchen, H.U., Magee, W.J. (1994). Panic and panic disorder in the United States.

The American Journal of Psychiatry, 151(3): 413-420.

13. Wittchen, H.-U., Nelson, C.B., Lachner, G. (1998). Prevalence of mental disorders and psychosocial impairments in adolescents and young adults. *Psychological Medicine*, 28(1): 109-126.

14. Stefánsson, J.G., Líndal, E., Björnsson, J.K., Guomundsdóttir, Á. (1991). Lifetime prevalence of specific mental disorders among people born in Iceland in 1931. *Acta Psychiatrica Scandinavica*, 84(2): 142-149.

15. Kringlen, E., Torgersen, S., Cramer, V. (2001). A Norwegian psychiatric epidemiological study. *The American Journal of Psychiatry*, 158(7): 1091-1098.

16. Weissman, M.M., Bland, R.C., Canino, G.J., Faravelli, C., Greenwald, S., Hwu, H.G., e.a. (1997). The crossnational epidemiology of panic disorder. *Archives of General Psychiatry*, 54 (4): 305-309.

17. Reed, V., Wittchen, H.-U. (1998). DSM-IV panic attacks and panic disorder in a community sample of adolescents and young adults: how specific are panic attacks? *Journal of Psychiatric Research*, 32(6): 335-345.

18. Wittchen, H.U. (1986). Epidemiology of panic attacks and panic disorders. In: I. Hand, H.-U. Wittchen (red.). *Panic and phobias: Empirical evidence of theoretical models and longterm effects of behavioral treatments*, p. 18-28. Berlijn: Springer.

19. Vega, W.A., Kolody, B., Aguilar-Gaxiola, S., Alderete, E., Catalano, R., Caraveo-Anduaga, J. (1998). Lifetime prevalence of DSM-III-R psychiatric disorders among urban and rural Mexican Americans in California. *Archives of General Psychiatry*, 55(9): 771-778.

20. Canino, G.J., Bird, H.R., Shrout, P. E., Rubio-Stipec, M., Bravo, M., Martinez, R., e.a. (1987). The prevalence of specific psychiatric disorders in Puerto Rico. *Archives of General Psychiatry*, 44(8): 727-735.

21. Hwu, H.G., Yeh, E.K., Chang, L.Y. (1989). Prevalence of psychiatric disorders in Taiwan defined by the Chinese Diagnostic Interview Schedule. *Acta Psychiatrica Scandinavica*, 79(2): 136-147.

22. Vollrath, M., Koch, R., Angst, J. (1990). The Zurich study: IX. Panic disorder and sporadic panic: Symptoms, diagnosis, prevalence, and overlap with depression. *European Archives of Psychiatry and Neurological Sciences*, 239(4): 221-230.

23. Sheikh, J.I. (2002). Gender differences in panic disorder: findings from the National Comorbidity Survey. *The American Journal of Psychiatry*, 159(1): 55-58.

24. Dick, C.L., Bland, R.C., Newman, S. C. (1994). Panic disorder. *Acta Psychiatrica Scandinavica Supplementum*, 89(376): 45-53.

25. Hettema, J., Neale, M., Kendler, K. (2001). A review and meta analysis of the genetic epidemiology of anxiety disorders. *The American Journal of Psychiatry*, 158(10): 1568-1578.

26. Goldstein, R.B., Weissman, M.M., Adams, P.B., Horwath, E., Lish, J.D., Charney, D., e.a. (1994). Psychiatric disorders in relatives of probands with panic disorder and/or major depression. *Archives of General Psychiatry*, 51(5): 383-394.

27. Scholing, A., Oosterhof, M. (2001). Angststoornissen bij kinderen en adolescenten. In: A.L.M. van Balkom, P. van Oppen, R. van Dyck (red.). *Behandelingsstrategieën bij angststoornissen*, p. 146-170. Houten: Bohn Stafleu Van Loghum.

28. Bland, R.C., Orn, H., Newman, S.C. (1988). Lifetime prevalence of psychiatric disorders in Edmonton. *Acta Psychiatrica Scandinavica Supplementum*, 77(338): 24-32.

29. Bland, R.C., Stebelsky, G., Orn, H., Newman, S.C. (1988). Psychiatric disorders and unemployment in Ed-

monton. *Acta Psychiatrica Scandinavica Supplementum*, 77(338): 72-80.

30. Leon, A.C., Portera, L., Weissman, M.M. (1995). The social costs of anxiety disorders. *The British Journal of Psychiatry*, 166(Suppl. 27): 19-22.

31. Lee, C.K., Kwak, Y.S., Yamamoto, J., Rhee, H., Kim, Y.S., Han, J.H., e.a. (1990). Psychiatric epidemiology in Korea. Part II: Urban and rural differences. *Journal of Nervous and Mental Disease*, 178(4): 247-252.

32. Robins, L.N., Helzer, J.E., Weissman, M.M., Orvaschel, H., Gruenberg, E., Burke, J.D., e.a. (1984). Lifetime prevalence of specific psychiatric disorders in three sites. *Archives of General Psychiatry*, 41(10): 949-958.

33. Katerndahl, D.A., Realini, J.P. (1993). Lifetime prevalence of panic states. *The American Journal of Psychiatry*, 150(2): 246-249.

34. Dinwiddie, S.H., Heath, A.C., Dunne, M.P., Bucholz, K.K., Madden, P. A.F., Slutske, W.S., e.a. (2000). Early sexual abuse and lifetime psychopathology: a co-twin-control study. *Psychological Medicine*, 30(1): 41-52.

35. Gerlsma, C., Emmelkamp, P.M.G., Arrindell, W.A. (1990). Anxiety, depression, and perception of early parenting: A meta-analysis. *Clinical Psychology Review*, 10(3): 251-277.

36. Kendler, K.S., Meyers, J., Prescott, C. A. (2000). Parenting and adult mood, anxiety and substance use disorders in female twins: an epidemiological multi-informant, retrospective study. *Psychological Medicine*, 30: 281-294.

37. Shear, M.K. (1996). Factors in the etiology and pathogenesis of panic disorder: revisiting the attachment-separation paradigm. *The American Journal of Psychiatry*, 153(7): 125-136.

38. Roy-Byrne, P.B., Geraci, M., Uhde, T. W. (1986). Life events and the onset of panic disorder. *The American Journal of Psychiatry*, 143(11): 1424-1427.

39. Faravelli, C., Pallanti, S. (1989). Recent life events and panic disorder.

The American Journal of Psychiatry, 146(5): 622-626.

40. Loof, C. de, Zandbergen, H., Lousberg, T., Pols, H., Griez, E. (1989). The role of life events in the onset of panic disorder. *Behaviour Research and Therapy*, 27(4): 461-463.

41. Barzega, G., Maina, G., Venturello, S., Bogetto, F. (2001). Gender-related differences in the onset of panic disorder. *Acta Psychiatrica Scandinavica*, 103(3): 189-195.

42. Gardenswartz, C.A., Craske, M.G. (2001). Prevention of panic disorder. *Behavior Therapy*, 32(4): 725-737.

43. Rapee, R.M. (1995). *Current controversies in the anxiety disorders*. New York: Guilford.

44. Hout, M.A. van den, Molen, G.M. van der, Griez, E.J., Lousberg, H. (1987). Specificity of interoceptive fear to panic disorders. *Journal of Psychopathology and Behavioral Assessment*, 9(1): 99-106.

45. Clark, D.M. (1986). A cognitive approach to panic. *Behaviour Research and Therapy*, 24(4): 461-470.

46. Graaf, R. de, Bijl, R.V., Spijker, J., Beekman, A.T.F., Vollebergh, W.A.M. (2003). Temporal sequencing of lifetime mood disorders in relation to comorbid anxiety and substance use disorders: findings from the Netherlands Mental Health Survey and Incidence Study. *Social Psychiatry and Psychiatric Epidemiology*, 38(1): 1-11.

47. Katschnig, H., Amering, M. (1998). The long-term course of panic disorder and its predictors. *Journal of Clinical Psychopharmacology*, 18(6 suppl. 2): 6-11.

48. Eaton, W.W., Anthony, J.C., Romanoski, A., Tien, A., Gallo, J., Cai, G., e.a. (1998). Onset and recovery from panic disorder in the Baltimore Epidemiologic Catchment Area Follow-Up. *The British Journal of Psychiatry*, 173(december): 501-507.

49. Graaf, R. de, Bijl, R.V., Ravelli, A., Smit, F., Vollebergh, W.A.M. (2002). Predictors of first incidence of DSM-

III-R psychiatric disorders in the general population: findings from the Netherlands Mental Health Survey and Incidence Study. *Acta Psychiatrica Scandinavica*, 106(4): 303-313.

50. Goodwin, R.D., Lieb, R., Hoefler, M., Pfister, H., Bittner, A., Beesdo, K., e. a. (2004). Panic attack as a risk factor for severe psychopathology. *The American Journal of Psychiatry*, 161 (12): 2207-2214.

51. Baillie, A.J., Rapee, R.M. (2005). Panic attacks as risk markers for mental disorders. *Social Psychiatry and Psychiatric Epidemiology*, 40(3): 240-244.

52. Kessler, R.C., Stang, P.E., Wittchen, H.-U., Ustun, T.B., Roy-Burne, P.P., Walters, E.E. (1998). Lifetime panic-depression comorbidity in the National Comorbidity Survey. *Archives of General Psychiatry*, 55(9): 801-808.

53. Zimmermann, P., Wittchen, H.-U., Höfler, M., Pfister, H., Kessler, R.C., Lieb, R. (2003). Primary anxiety disorders and the development of subsequent alcohol use disorders: a 4-year community study of adolescents and young adults. *Psychological Medicine*, 33(7): 1211-1222.

54. Johnson, J., Weissman, M.M., Klerman, G.L. (1990). Panic disorder, comorbidity, and suicide attempts. *Archives of General Psychiatry*, 47(9): 805-808.

55. Wittchen, H.U., Beesdo, K., Bittner, A., Goodwin, R.D. (2003). Depressive episodes: evidence for a causal role of primary anxiety disorders? *European Psychiatry*, 18(8): 384-393.

56. Eaton, W.W., Badawi, M., Melton, B. (1995). Prodromes and precursors: Epidemiologic data for primary prevention of disorders with slow onset. *The American Journal of Psychiatry*, 152(7): 967-972.

57. Robins, L.N., Locke, B.Z., Regier, D. A. (1991). An overview of psychiatric disorders in America. In: L.N. Robins, D.A. Regier (red.). *Psychiatric disorders in America: the Epidemiological Catchment Area Study*, p. 328-366. New York: The Free Press.

58. Wittchen, H.-U. (1988). Natural course and spontaneous remissions of untreated anxiety disorders results of the Munich follow-up study (MFS). In: I. Hand, H.-U. Wittchen (red.). *Panic and phobias 2: treatments and variables affecting course and outcome*, p. 3-17. Berlijn: Springer.

59. Bland, R.C., Newman, S.C., Orn, H. (1997). Age and remission of psychiatric disorders. *The Canadian Journal of Psychiatry*, 42(7): 722-729.

60. Stefánsson, J.G., Líndal, E., Björnsson, J.K., Guomundsdóttir, Á. (1994). Period prevalence rates of specific mental disorders in an Icelandic cohort. *Social Psychiatry and Psychiatric Epidemiology*, 29(3): 119-125.

61. Markowitz, J.S., Weissman, M.M., Ouellette, R., Lish, J.D., Klerman, G. L. (1989). Quality of life in panic disorder. *Archives of General Psychiatry*, 46(11): 984-992.

62. Alonso, J., Angermeyer, M.C., Bernert, S., Bruffaerts, R., Brugha, T.S., Bryson, H., e.a. (2004). 12-Month comorbidity patterns and associated factors in Europe: results from the European Study of the Epidemiology of Mental Disorders (ESEMeD) project. *Acta Psychiatrica Scandinavica*, 109(Suppl. 420): 28-37.

63. Jacobi, F., Wittchen, H.U., Hölting, C., Höfler, M., Pfister, H., Müller, N., e.a. (2004). Prevalence, co-morbidity and correlates of mental disorders in the general population: results from the German Health Interview and Examination Survey (GHS). *Psychological Medicine*, 34(4): 597-611.

64. Ravelli, A., Bijl, R.V., Zessen, G. van (1998). Comorbiditeit van psychiatrische stoornissen in de Nederlandse bevolking: Resultaten van de Netherlands Mental Health Survey and Incidence Study (NEMESIS). *Tijdschrift voor Psychiatrie*, 40(9): 531-544.

65. Dick, C.L., Bland, R.C., Newman, S. C. (1994). Panic disorder. *Acta Psychiatrica Scandinavica Supplementum*, 89(376): 45-53.

66. Klerman, G.L., Weissman, M.M., Ouellette, R., Johnson, J., Greenwald, S. (1991). Panic attacks in the community. Social morbidity and health care utilization. *JAMA*, 265(6): 742-746.

67. Katerndahl, D.A., Realini, J.P. (1997). Comorbid psychiatric disorders in subjects with panic attacks. *Journal of Nervous and Mental Disease*, 185(11): 669-674.

68. Bakker, B., Visser, S., Balkom, A.J.L. M. van (2000). Paniekstoornis met en zonder agorafobie. In: A.J.L.M. van Balkom, P. van Oppen, R. van Dyck (red.). *Behandelingsstrategieën bij angststoornissen*, p. 22-43. Houten/Diemen: Bohn Stafleu Van Loghum.

69. Schatzberg, A.F. (1991). Overview of anxiety disorders: prevalence, biology, course, and treatment. *Journal of Clinical Psychiatry*, 52(Suppl.): 5-9.

70. Alonso, J., Angermeyer, M.C., Bernert, S., Bruffaerts, R., Brugha, T.S., Bryson, H., e.a. (2004). Disability and quality of life impact of mental disorders in Europe: results from the European Study of the Epidemiology of Mental Disorders (ESEMeD) project. *Acta Psychiatrica Scandinavica*, 109(Suppl. 420): 38-46.

71. Kessler, R.C., Chiu, W.T., Demier, O., Walters, E.E. (2005). Prevalence, severity, and comorbidity of twelve-month DSM-IV disorders in the National Comorbidity Survey Replication (NCS-R). *Archives of General Psychiatry*, 62(6): 617-627.

72. World Health Organization (2004). *The world health report 2004. Changing history*. Genève: WHO.

73. Katerndahl, D.A., Realini, J.P. (1997). Quality of life and panic-related work disability in subjects with infrequent panic and panic disorder. *Journal of Clinical Psychiatry*, 58(4): 153-158.

74. Bijl, R.V., Ravelli, A. (2000). Current and residual functional disability associated with psychopathology: findings from the Netherlands Mental Health Survey and Incidence Study (NEMESIS). *Psychological Medicine*, 30(3): 657-668.

75. Kouzis, A.C., Eaton, W.W. (2000). Psychopathology and the initiation of disability payments. *Psychiatric Services*, 51(7): 908-913.

76. Kessler, R.C., Frank, R.G. (1997). The impact of psychiatric disorders on work loss days. *Psychological Medicine*, 27(4): 861-873.

77. Bijl, R.V., Ravelli, A. (2000). Current and residual functional disability associated with psychopathology: findings from the Netherlands Mental Health Survey and Incidence Study (NEMESIS). *Psychological Medicine*, 30(3): 657-668.

78. Markowitz, J.S., Weissman, M.M., Ouellette, R., Lish, J.D., Klerman, G. L. (1989). Quality of life in panic disorder. *Archives of General Psychiatry*, 46(11): 984-992.

79. Simon, N.M., Otto, M.W., Korbly, N. B., Peters, P.M., Nicolaou, D.C., Pollack, M.H. (2002). Quality of life in social anxiety disorder compared with panic disorder and the general population. *Psychiatric Services*, 53(6): 714-718.

80. Candilis, P.J., McLean, R.Y., Otto, M. W., Manfro, G.G., Worthington, J.J., III, Penava, S.J., e.a. (1999). Quality of life in patient s with panic disorder. *Journal of Nervous and Mental Disease*, 187(7): 429-434.

81. Coryell, W. (1982). Excess mortality in panic disorder. *Archives of General Psychiatry*, 39(6): 701-703.

82. Coryell, W., Noyes, R., Jr., House, J. D. (1986). Mortality among outpatients with anxiety disorders. *The American Journal of Psychiatry*, 143(4): 508-510.

83. Grasbeck, A., Rorsman, B., Hagnell, O., Isberg, P.E. (1996). Mortality of anxiety syndromes in a normal pop-

ulation: the Lundby Study. *Neuropsy-chobiology*, 33(3): 118-126.

84. Lepine, J.P. (1993). Suicide attempts in patients with panic disorder. *Archives of General Psychiatry*, 50(2): 144-149.

85. Weissman, M.M., Klerman, G.L., Markowitz, J.S., Ouellette, R. (1989). Suicidal ideation and suicide attempts in panic disorder and attacks. *New England Journal of Medicine*, 321 (18): 1209-1214.

86. Weissman, M.M. (1992). Panic disorder and suicidal ideation. *The American Journal of Psychiatry*, 149 (10): 1411-1412.

87. Weissman, M.M. (1995). Letter to the editor: comorbidity and suicide risk. *The British Journal of Psychiatry*, 167(6): 819-820.

88. Hornig, C.D., McNally, R.J. (1995). Panic disorder and suicide attempt a reanalysis of data from the Epidemiologic Catchment Area Study. *The British Journal of Psychiatry*, 167(1): 76-79.

89. Weissman, M.M. (1991). Panic disorder: impact on quality of life. *Journal of Clinical Psychiatry*, 52(Suppl.): 6-8.

90. McGinn, L.K., Sanderson, W.C. (1995). The nature of panic disorder. *In Session: Psychotherapy in Practice*, 1 (3): 7-19.

91. Coryell, W. (1982). Excess mortality in panic disorder. *Archives of General Psychiatry*, 39(6): 701-703.

92. Polder, J.J., Takken, J., Meerding, W. J., Kommer, G.J., Stokx, L.J. (2002). *Kosten van ziekten in Nederland: de zorgeuro ontrafeld*. Bilthoven: RIVM.

93. Smit, F., Cuijpers, P., Oostenbrink, J., Batelaan, N., Graaf, R. de, Beekman, A. (2006). Costs of nine common mental disorders: implications for curative and preventive psychiatry. *Journal of Mental Health Policy and Economics*, 9(4): 193-200.

94. Salvador-Carulla, L. (1995). Costs and offset effect in panic disorders. *The British Journal of Psychiatry*, 166 (Suppl. 27): 23-28.

95. Boyd, J.H. (1986). Use of mental health services for the treatment of panic disorder. *The American Journal of Psychiatry*, 143(12): 1569-1574.

96. Kessler, R.C., Zhao, S., Katz, S.J., Kouzis, A.C., Frank, R.G., Edlund, M., e.a. (1999). Past-year use of outpatient services for psychiatric problems in the National Comorbidity Survey. *The American Journal of Psychiatry*, 156(1): 115-123.

97. Gardenswartz, C.A., Craske, M.G. (2001). Prevention of panic disorder. *Behavior Therapy*, 32(4): 725-737.

98. Swinson, R.P., Soulios, C., Cox, B.J., Kuch, K. (1992). Brief treatment of emergency room patients with panic attacks. *The American Journal of Psychiatry*, 149(7): 944-946.

99. Willemse, G., Smit, F. (2004). *Evaluatie van de preventieve cursus Geen Paniek!: onderzoeksverslag van een pilotstudy*. Utrecht: Trimbos-instituut.

100. Goodwin, R., Olfson, M. (2001). Treatment of panic attack and risk of major depressive disorder in the community. *The American Journal of Psychiatry*, 158(7): 1146-1148.

101. Wang, P.S., Berglund, P., Olfson, M., Pincus, H.A., Wells, K.B., Kessler, R.C. (2005). Failure and delay in initial treatment contact after first onset of mental disorders in the National Comorbidity Survey Replication. *Archives of General Psychiatry*, 62(6): 603-613.

102. Rees, C.S., Richards, J.C., Smith, L.M. (1998). Medical utilisation and costs in panic disorder: a comparison with social phobia. *Journal of Anxiety Disorders*, 12(5): 421-435.

103. Hirschfeld, R.M. (1996). Panic disorder: diagnosis, epidemiology, and clinical course. *Journal of Clinical Psychiatry*, 57(Suppl. 10): 3-8.

104. Katerndahl, D.A., Realini, J.P. (1995). Where do panic attack sufferers seek care? *Journal of Family Practice*, 40(3): 237-243.

105. Kuijpers, P.M., Honig, A., Griez, E. J., Braat, S.H., Wellens, H.J. (2000).

Paniekstoornis bij patiënten met pijn op de borst en palpitaties: een onvoldoende onderkend verband. *Nederlands Tijdschrift voor Geneeskunde,* 144 (16): 732-736.

106. Ormel, J., Sytema, S., Oldehinkel, A.J. (1995). Epidemiologische aspecten van angst. In: J.A. den Boer, H. G.M. Westenberg (red.). *Leerboek angststoornissen: een neurobiologische benadering,* p. 82-125. Utrecht: De Tijdstroom.

107. Kuijpers, P.M., Honig, A., Griez, E. J., Braat, S.H., Wellens, H.J. (2000). Paniekstoornissen, pijn op de borst en palpitaties: een pilotonderzoek op een Nederlandse Eerste Harthulp. *Nederlands Tijdschrift voor Geneeskunde,* 144(16): 745-749.

108. Leon, A.C., Olfson, M., Portera, L. (1997). Service utilization and expenditures for the treatment of panic disorder. *General Hospital Psychiatry,* 19(2): 82-88.

109. Kennedy, B.L., Schwabb, J.J. (1997). Utilization of medical specialists by anxiety disorder patients. *Psychosomatics,* 38(2): 109-112.

110. Nederlands Huisartsen Genootschap (2004). *NHG-standaard angststoornissen.* Utrecht: NHG.

111. Velde, V. van der (2003). *Multidisciplinaire richtlijn Angststoornissen 2003: richtlijn voor de diagnostiek, behandeling en begeleiding van volwassen cliënten met een angststoornis.* Utrecht: Trimbos-instituut.

112. Goldberg, D., Bridges, K., Duncan-Jones, P., Grayson, D. (1988). Detecting anxiety and depression in general medical settings. *British Medical Journal,* 297(6653): 897-899.

113. Terluin, B. (1998). De Vierdimensionale Klachtenlijst (4dkl) in de huisartspraktijk: psychodiagnostisch gereedschap. *De Psycholoog,* 33(1): 18-24.

114. First, B.M., Gibbon, M., Spitzer, L. R., Williams, J. (1996). *User's Guide for the SCID-I (Structured Clinical Interview for DSM-IV Axis I Disorders - Research Version).* New York: Biometrics Research Department.

115. Vliet, I.M. van, Leroy, H., Megen, H. J.G.M. van (2000). M.I.N.I. plus: M. I.N.I. *Internationaal Neuropsychiatrisch Interview: Nederlandse versie* 5.0.0. www.tijdschriftvoorpsychiatrie. nl/meetinstrumenten/download.php? id=90.

116. Smitten, M.H. ter, Smeets, R.M., Brink, W. van den (1997). *Composite International Diagnostic Interview, core version 2.1 (Dutch transtation).* Amsterdam: University of Amsterdam, Academic Medical Center; WHO-CIDI Training and Reference Center.

117. Balkom, A.J.L.M. van, Dyck, R. van, Megen, H.J.G.M. van, Timmerman, L., Vliet, I.M. van, Westenberg, H. G., e.a. (1998). *Richtlijn farmacotherapie angststoornissen.* Amsterdam: Boom.

118. Zimmermann, P., Wittchen, H.-U., Höfler, M., Pfister, H., Kessler, R.C., Lieb, R. (2003). Primary anxiety disorders and the development of subsequent alcohol use disorders: a 4-year community study of adolescents and young adults. *Psychological Medicine,* 33(7): 1211-1222.

5 Sociale fobie

5.1 Wat is een sociale fobie?

Symptomen en diagnose

Iemand heeft een sociale fobie, ook wel sociale angststoornis genoemd, als de problematiek van de betrokkene voldoet aan de onderstaande criteria.[1;2]

1 Er is een duidelijke en aanhoudende angst voor één of meer sociale situaties of situaties waarin men moet optreden en waarbij men blootgesteld wordt aan onbekenden of een mogelijk kritische beoordeling door anderen. De betrokkene is bang dat hij of zij zich op een manier zal gedragen (of angstverschijnselen zal tonen) die vernederend of beschamend is.

2 Bij blootstelling aan sociale situaties treedt bijna altijd angst op, die zo hevig kan worden dat deze de vorm krijgt van een paniekaanval.

3 Betrokkene is zich ervan bewust dat zijn of haar angst overdreven of onredelijk is.

4 De gevreesde sociale situaties of de situaties waarin men moet optreden worden vermeden of doorstaan met intense angst of ongemak.

5 De klachten of symptomen zijn duidelijk van invloed op de dagelijkse routine, het beroepsmatig functioneren, sociale activiteiten of relaties met anderen.[1;3]
Bij personen onder de 18 jaar is de duur van de symptomen ten minste zes maanden.

6 De sociale fobie mag niet het gevolg zijn van een lichamelijke aandoening of het gebruik van drugs of een geneesmiddel. Ook mogen de klachten niet toe te schrijven zijn aan een andere psychische stoornis.

7 Indien er sprake is van een lichamelijke aandoening of andere psychische stoornis, dan houdt de sociale angst daar geen verband mee.

Typen sociale fobie

Er wordt onderscheid gemaakt in twee typen.
1 *Specifieke sociale fobie*: cliënt heeft angst voor één specifieke situatie zoals spreken in het openbaar.
2 *Gegeneraliseerde sociale fobie*: cliënt heeft angst voor een groot aantal sociale situaties.

Het merendeel van de mensen behoort tot het tweede type (gegeneraliseerde sociale fobie). Ongeveer 90% van de sociale fobici is bang voor ten minste twee verschillende situaties en 45% voor minimaal drie verschillende situaties.[67]

Onderscheid met andere stoornissen

Sociale fobie versus agorafobie

De symptomen van sociale fobie en agorafobie komen voor een deel overeen. Bij beide stoornissen ervaren mensen angstreacties en vermijden zij bepaalde sociale situaties, bijvoorbeeld boodschappen doen. De reden hiervoor verschilt echter. Mensen met agorafobie vermijden situaties omdat zij bang zijn een paniekaanval te krijgen of de controle te verliezen in een situatie waarin zij moeilijk kunnen ontsnappen. Mensen met een sociale fobie vermijden situaties om andere redenen, bijvoorbeeld omdat zij bang zijn door anderen negatief beoordeeld te worden of omdat zij bang zijn angstverschijnselen te tonen, zoals blozen, trillen en zweten.[8]

Sociale fobie versus paniekstoornis

Mensen met een sociale fobie kunnen zó angstig zijn, dat zij een paniekaanval krijgen. Sociale fobie wordt daarom wel eens verward met een paniekstoornis. Bij de paniekstoornis zijn er echter altijd paniekaanvallen geweest die geheel onverwacht optraden, terwijl bij de sociale fobie paniekaanvallen alleen optreden in sociale situaties of bij de gedachte aan een naderende sociale situatie.[8] Mensen met een sociale fobie maken zich voornamelijk voortdurende zorgen over de verschijnselen van een paniekaanval die zichtbaar zijn voor anderen of die hun sociaal functioneren belemmeren, terwijl de angst bij mensen met een paniekstoornis en agorafobie zich richt op tekenen van bijvoorbeeld een naderend hartinfarct, doodgaan, gek worden of hulpeloos alleen zijn.

Sociale fobie versus schizoïde persoonlijkheidsstoornis

Bij zowel een sociale fobie als bij een schizoïde persoonlijkheidsstoornis, zoeken mensen zo min mogelijk sociale situaties op. De reden ervan verschilt. Mensen met een schizoïde persoonlijkheidsstoornis hebben doorgaans geen behoefte aan sociaal contact, terwijl mensen met een sociale fobie een geïsoleerd bestaan meestal juist als problematisch ervaren.

Sociale fobie versus de ontwijkende persoonlijkheidsstoornis

Sociale fobie is moeilijk te onderscheiden van de ontwijkende persoonlijkheidsstoornis. Mensen met sociale fobie, en ook degenen met gegeneraliseerde sociale fobie, hebben doorgaans minder ernstige symptomen dan personen met een ontwijkende persoonlijkheidsstoornis.[9] Ze zijn sociaal vaardiger en minder sociaal geremd. Beide groepen onderscheiden zich nauwelijks in de aard van hun symptomen.[10]
Er zijn twee verschillen: mensen met een ontwijkende persoonlijkheidsstoornis hebben geen paniekaanvallen en ontwijken alléén sociale situaties als er een risico is voor afwijzing of kritiek.[11] Mensen met een sociale fobie daarentegen kennen wel paniekaanvallen en ontwijken om meerdere redenen sociale situaties.
Beide definities vertonen in de DSM-IV een grote overlap, zodat veel mensen met een gegeneraliseerde sociale fobie ook voldoen aan de criteria voor de ontwijkende persoonlijkheidsstoornis. Mensen met én een sociale fobie én een ontwijkende persoonlijkheidsstoornis hebben ernstigere klachten en doen het slechter bij behandeling dan mensen met een sociale fobie zonder ontwijkende persoonlijkheidsstoornis.[12]

Sociale fobie versus stoornis in de lichaamsbeleving

Mensen met een stoornis in de lichaamsbeleving zijn zeer ontevreden over een bepaald lichaamsdeel, dat objectief weinig opvallend is. Hun sterke ontevredenheid over dit lichaamsdeel beheerst hun gedachten. Zij voelen zich vooral in sociale situaties ongemakkelijk en vermijden die daarom. Zij vermijden de gevreesde situaties omdat zij bang zijn door anderen negatief beoordeeld te worden vanwege dat lichaamsdeel, niet vanwege iets anders en ook niet omdat zij bang zijn om angstverschijnselen te tonen. Hierin onderscheiden zij zich van mensen met een sociale fobie.

Sociale fobie versus verlegenheid

Sociale fobie wordt soms verward met een ernstige vorm van verlegenheid. Verlegen mensen kennen eveneens sociale angsten. Belangrijk verschil is dat hun angsten een minder grote invloed hebben op hun functioneren en deze in een minder uitgebreid vermijdingspatroon resulteren.[4;8]

5.2   Hoe vaak komt de sociale fobie voor en bij wie?

Hoe vaak komt de sociale fobie voor?

- Sociale fobie komt redelijk vaak voor. Ongeveer 8% van de Nederlandse bevolking in de leeftijd van 18 tot 65 jaar heeft ooit in het leven een sociale fobie gehad (lifetimeprevalentie). In het afgelopen jaar was dat bij 5% het geval (jaarprevalentie).[13;14] Nederlandse cijfers zijn lager dan Amerikaanse cijfers. Uit Amerikaans onderzoek blijkt dat ongeveer 12 tot 13% van de volwassen bevolking ooit in het leven en 7 tot 8% in het afgelopen jaar, leed aan sociale fobie.[15;16] Waarom deze percentages verschillen is niet bekend. In ander onderzoek in westerse landen heeft 7 tot 13% ooit in het leven een sociale fobie gehad.[17]
- Van de mensen die het afgelopen jaar een sociale fobie hadden, had tweederde een matige tot ernstige variant van deze stoornis en een derde had milde symptomen.[16]
- Jaarlijks krijgt 1% van de volwassen Nederlandse bevolking voor het eerst in het leven een sociale fobie.[18;19] Dit is twee maal zo hoog als wat in Amerikaans onderzoek gevonden wordt.[20] Het is niet duidelijk waarom deze cijfers verschillen.

Bij wie komt de sociale fobie voor?

Demografie

Geslacht en leeftijd
Sociale fobie komt anderhalf keer vaker voor bij vrouwen.[14;21] Er is geen duidelijke relatie met leeftijd.[22] De stoornis komt even vaak voor onder volwassenen als adolescenten, zo blijkt uit Nederlands onderzoek.[23] Jongere kinderen hebben er wel beduidend minder last van.[24;25]

Opleiding
Onder laag opgeleide mensen komt sociale fobie drie keer vaker voor dan onder hoog opgeleiden.[17;20;31;32]

Werk
Werklozen hebben ongeveer twee keer meer kans op een sociale fobie dan mensen met een baan of huisvrouwen/-mannen.[17;31;32]

Leefsituatie
Alleenstaanden hebben twee keer meer kans op een sociale fobie dan gehuwden of samenwonenden.[17;31-33] Sociale fobie wordt vaak in verband gebracht met een gebrek aan sociale steun.[17;32] Het is evenwel niet duidelijk of het hebben van een sociale fobie een gebrek aan sociale steun in de hand werkt, of omgekeerd dat een tekort aan sociale steun een sociale fobie veroorzaakt.

Urbanisatiegraad
Er is geen relatie met urbanisatiegraad.[22]

Of bovengenoemde sociaaldemografische factoren een sociale fobie veroorzaken of dat deze factoren juist een gevolg zijn van het hebben van een sociale fobie is niet duidelijk.[29] Het kan zijn dat mensen met een sociale fobie moeilijker een relatie in stand kunnen houden en dus vaker alleenstaand zijn. Maar ook kan een relatie beschermend werken tegen het (opnieuw) optreden van een sociale fobie.

Individuele kwetsbaarheid

Of iemand een sociale fobie ontwikkelt is voor een klein deel erfelijk bepaald en voor het overgrote deel het gevolg van omgevingsfactoren. Erfelijke factoren zijn mede van invloed op het ontstaan van sociale fobie. Uit onderzoek blijkt dat sociale fobie vaker in bepaalde families voorkomt.[26] Wanneer een tweelingzus sociale fobie heeft, dan heeft de ander (van een eeneiige tweeling) 24% kans op deze stoornis. Bij twee-eiige tweelingen is deze kans 15%.[27] Een recentere studie bij eeneiige en twee-eiige tweelingbroers laat zien dat de gevoeligheid voor sociale fobie voor 18% erfelijk is bepaald.[28]

Omgevingsfactoren

De gevoeligheid voor sociale fobie is voor 5% toe te schrijven aan gedeelde omgevingsfactoren – zoals de opvoedingsstijl van de ouder – en
voor 77% aan unieke omgevingsfactoren, zoals levensgebeurtenissen.[27;28]

Ouders
• De opvoedingsstijl van de ouders heeft invloed. De kans om op
  jonge leeftijd een sociale fobie te ontwikkelen wordt vergroot als
  ouders een opvoedingsstijl hebben die zich kenmerkt door een
  combinatie van afwijzing en overbescherming.[29]
• Ook de psychiatrische voorgeschiedenis van ouders kan een rol
  spelen. Als ouders een psychiatrische voorgeschiedenis hebben,
  dan hebben hun volwassen kinderen een verhoogde kans om een
  sociale fobie te ontwikkelen: bijna 8% van deze kinderen rappor-
  teerde in het afgelopen jaar een sociale fobie tegenover 3,5% van
  de kinderen van ouders zonder psychiatrische voorgeschiedenis.[22]
• Er zijn aanwijzingen dat herhaaldelijke verbale agressie tussen
  ouders in de vroege kindertijd van invloed is op het ontstaan van
  sociale fobie.[18] Kinderen die zich identificeren met een ouder die
  met regelmaat wordt bekritiseerd, kunnen later in een werksituatie of in hun privéleven het gevoel krijgen ook constant door anderen te worden bekritiseerd.

Traumatische ervaring
Seksueel geweld door bekenden in de vroege kindertijd kan ook het ontstaan van een sociale fobie in de hand werken.[30] Uit Amerikaans onderzoek blijkt dat vrouwen die voor hun 12de levensjaar seksueel waren misbruikt door een familielid, drie keer meer kans hadden om een sociale
fobie te ontwikkelen dan vrouwen die niet seksueel waren misbruikt.
Andere negatieve levensgebeurtenissen (zoals lichamelijke mishandeling,
bedreiging, overlijden van (een van de) ouders en scheiding van de
ouders voor het 16e levensjaar) hingen niet samen met het ontwikkelen
van een sociale fobie.

Coping en temperament
• Hoe een persoon omgaat met normale angstgevoelens of vernederende gebeurtenissen is van belang. Bij kinderen kunnen normale
  angstgevoelens worden versterkt door de sociale eisen in de (pre)
  puberteit en uiteindelijk leiden tot sociale fobie.[25] Vernederende

sociale gebeurtenissen en een minder adequate reactie daarop kunnen ook een sociale fobie in de hand werken.[34]
- Kinderen met een geremd temperament hebben een verhoogde kans op een sociale fobie.[25;35-37] Deze kinderen kunnen worden omschreven als angstig en geremd in nieuwe situaties.

5.3   Hoe verloopt de sociale fobie?

- De sociale fobie openbaart zich bij mannen gemiddeld op 19-jarige leeftijd en bij vrouwen rond 20 jaar, zo blijkt uit Nederlands onderzoek.[38] In buitenlands onderzoek onder volwassenen wordt dit ook gevonden, of zijn mensen nog iets jonger.[20;39;40]
- In ander Nederlands onderzoek werd een jongere aanvangsleeftijd (12 jaar) gevonden.[25]
- Gegeneraliseerde sociale fobie openbaart zich op jongere leeftijd dan een specifieke sociale fobie.[41] Uit Duits onderzoek onder adolescenten en jong volwassenen blijkt dat een gegeneraliseerde sociale fobie zich gemiddeld tweeënhalf jaar eerder openbaart dan een specifieke sociale fobie (11,5 jaar versus 14 jaar bij mannen; 12,5 jaar versus 15 jaar bij vrouwen).
- Een sociale fobie duurt meestal tientallen jaren: de helft van de mensen met een sociale fobie heeft het langer dan 25 jaar.[42] Wel kan de ernst van de klachten variëren door de tijd heen.

Factoren die het beloop bepalen

De klachten van sociale fobie zijn hardnekkiger als iemand:[42]
- op zeer jonge leeftijd sociale angst kreeg;
- angst voelt in meerdere sociale situaties;
- als kind in een grote stad woonde;
- als kind mishandeld werd;
- daarnaast ook andere psychische stoornissen heeft.

Het herstel duurt langer als patiënten die in behandeling zijn (geweest) meer beperkingen in het functioneren ervaren, zij bijkomende ziekten hebben, en zij eerder een suïcidepoging hebben ondernomen.[43;44] Verder zouden irrationele gedachten een sociale fobie in stand houden.[45] Dit mechanisme werkt als volgt. Mensen met een sociale fobie zouden de kwaliteit van hun functioneren onderschatten (ik ben niet interessant) en de consequenties van wat hun gedrag bij anderen teweeg kan brengen overschatten (als ik ..., dan word ik afgewezen). Bovendien hebben zij last van een negatief zelfbeeld dat met name in het sociale verkeer opspeelt. Deze irrationele gedachten kunnen niet gemakkelijk veranderd worden. Er is sprake van een diepgewortelde overtuiging leidend tot selectieve informatieverwerking, een verhoogd zelfbewustzijn en vermijding.[4;45]

De psychologische interventies die uitgaan van dit gedachtegoed leggen daarom meer of minder nadruk op:

- het onderzoeken van de houdbaarheid van irrationele gedachten (cognitieve therapie);
- het verminderen van het zelfbewustzijn door de aandacht naar buiten te richten (taakconcentratietraining);
- het verminderen van vermijding door zich bloot te stellen aan de angstige situatie (*exposure in vivo*).

5.4   *Komen er bij de sociale fobie nog andere aandoeningen voor?*

Psychische stoornissen

Psychische stoornissen – zoals stemmingsstoornissen en andere angststoornissen – komen vaak voor.[16;30;46;47] Mensen met sociale fobie hebben meer kans op stemmingsstoornissen en andere angststoornissen dan op verslavingsproblemen.[46-48]

Stemmingsstoornissen

Mensen met sociale fobie hebben acht keer meer kans op depressie en twaalf keer meer kans op dysthymie dan iemand zonder sociale fobie.[46;47] Sociale fobie gaat vaak vooraf aan een stemmingsstoornis.[9;38;39;49] Van de mensen die ooit in hun leven aan de criteria voldeden van zowel sociale fobie als een stemmingsstoornis, trad bij ruim de helft als eerste sociale fobie op. Slechts een kwart (22%) kreeg beide stoornissen gelijktijdig of vlak na elkaar.[38]

Angststoornissen

Mensen met sociale fobie hebben ook vaker andere angststoornissen, zoals een paniekstoornis (vijftien keer meer kans) of agorafobie (veertien keer meer kans).[46;47]

Alcoholverslaving

Mensen met een sociale fobie hebben twee keer meer kans op een alcohol-verslaving dan mensen zonder sociale fobie.[46] Een alcoholverslaving ont-wikkelt zich vaak na de sociale fobie.[9;50] Mogelijk wordt alcohol gebruikt als zelfmedicatie tegen angsten of om contact met anderen te vergemak-kelijken. Een recente studie laat zien dat mensen met sociale fobie die geconfronteerd worden met een voor hen sociaal angstige situatie, bij-voorbeeld het houden van een speech, baat hebben bij het drinken van alcohol omdat de angst om te presteren tijdelijk afneemt.[51] Een pro-bleem daarbij is dat alcohol na langdurig, veelvuldig gebruik juist een toename van angst veroorzaakt en daardoor de sociale fobie verergert.

Lichamelijke aandoeningen

Of mensen met een sociale fobie vaker lichamelijke ziekten hebben, is niet duidelijk. In de internationale literatuur wordt geen duidelijke rela-tie gevonden.

5.5 Wat zijn de gevolgen van de sociale fobie?

Kwaliteit van leven en levensverwachting

Algemeen

- Mensen met sociale fobie functioneren gemiddeld slechter dan mensen zonder stoornis.[52] Vooral de ervaren gezondheid en vitali-teit zijn bij mensen met sociale fobie minder goed. Recent Euro-pees onderzoek laat zien dat mensen met sociale fobie nagenoeg evenveel beperkingen in het dagelijkse functioneren (bijvoorbeeld het aantal dagen dat minder zorgvuldig werk is afgeleverd of is verzuimd en problemen met het onderhouden en aangaan van nieuwe vriendschappen) rapporteren als mensen met een stem-mingsstoornis.[53] Zij hebben verder minder sociale vaardigheden en zelfvertrouwen.[34] Doordat zij sociale interacties vermijden, is de kans groot dat kinderen met sociale fobie minder kans hebben om sociaal gedrag aan te leren waardoor zij ook op latere leeftijd sociaal geïsoleerd blijven. Schoolgaande kinderen met sociale fo-bie hebben een verhoogde kans op stagnatie van de schoolcarrière en vroegtijdige uitval.[25;54]

• Sociale fobie lijkt geen belangrijke doodsoorzaak te zijn.[35] Mensen met een sociale fobie hebben niet meer kans om een zelfmoord-poging te ondernemen. Wel hebben zij twee tot drie keer meer kans om gedachten over zelfmoord te ontwikkelen, vergeleken met mensen zonder sociale fobie. Dit onderscheid kan niet toege-schreven worden aan sociaaldemografische kenmerken of andere psychische stoornissen.[55]

Specifieke sociale fobie versus gegeneraliseerde sociale fobie

Mensen met een specifieke sociale fobie ervaren minder beperkingen in hun functioneren dan mensen met een gegeneraliseerde sociale fobie.[56-58] Mensen die uitsluitend angst hebben voor bijvoorbeeld spreken in het openbaar, functioneren beter dan mensen die zich in meerdere sociale situaties angstig voelen.[48;56] Zij ervaren minder beperkingen in het da-gelijkse leven, zoeken minder vaak hulp voor de sociale angst en hebben minder last van bijkomende psychische stoornissen.[56]

Maatschappelijke kosten

• Naar schatting wordt 5,6% van de kosten van de Nederlandse ge-zondheidszorg uitgegeven aan psychische stoornissen (zoals schi-zofrenie, depressie, angststoornissen en verslavingsproblema-tiek).[59] Slechts een klein deel van dit bedrag wordt uitgegeven aan sociale fobie, omdat mensen met een sociale fobie meestal geen hulp zoeken.[60]
• Er zijn tot op heden nauwelijks onderzoeken uitgevoerd die de to-tale kosten voor sociale fobie hebben berekend. Ondanks het feit dat slechts een minderheid van de mensen met sociale fobie pro-fessionele zorg ontvangt, zijn de maatschappelijke kosten van so-ciale fobie waarschijnlijk aanzienlijk. Sociale fobie gaat immers gepaard met een verhoogde kans op werkloosheid, arbeidsonge-schiktheid, ziekteverzuim, een verminderd functioneren op het werk en medicatiegebruik.[29]
• Naar schatting 7,9% van de ziektelast in Nederland in 2003, uit-gedrukt in DALY's, kan worden toegeschreven aan angststoornis-sen. Deze ziektelast wordt vooral veroorzaakt door een vermin-derde kwaliteit van leven en niet door vroegtijdige sterfte. Niet be-kend is hoeveel DALY's een gevolg zijn van sociale fobie.[61]

5.6 Is de sociale fobie behandelbaar?

De symptomen van sociale fobie zijn te behandelen met medicijnen en/
of cognitieve gedragstherapie. Onderstaande samenvatting is gebaseerd
op de multidisciplinaire richtlijn Angststoornissen, die is geschreven onder auspiciën van de Landelijke Stuurgroep Multidisciplinaire Richtlijnontwikkeling in de GGZ, en op recent onderzoek.[67]

Medicatie

Selectieve serotonineheropnameremmers (SSRI's), klassieke monoamino-
oxidaseremmers (MAOI's), benzodiazepinen en bètablokkers zijn bewezen
werkzaam. Wel moet worden aangetekend dat in veel onderzoek naar de
werkzaamheid van medicatie niet gecorrigeerd is voor placebo-effecten,
waardoor het werkelijke effect mogelijk wat zwakker is. Vergelijkend onderzoek naar de relatieve effectiviteit van deze geneesmiddelengroepen
ontbreekt nagenoeg.

Op basis van bijwerkingen, veiligheid en langetermijneffecten wordt bij
mensen met gegeneraliseerde sociale fobie de voorkeur gegeven aan
SSRI's. Bij mensen met specifieke sociale fobie zijn bètablokkers de
eerste keus als behandeloptie. De bewezen werkzaamheid van de vier geneesmiddelengroepen (SSRI's, MAOI's, benzodiazepinen en bètablokkers)
is hoofdzakelijk aangetoond bij mensen met gegeneraliseerde sociale fobie. Veel minder onderzoek is verricht naar de effectiviteit van deze geneesmiddelen bij mensen met specifieke sociale fobie.

Psychologische behandeling

Exposure in vivo, cognitieve therapie en sociale vaardigheidstraining zijn
bewezen werkzaam. Taakconcentratietraining is een veelbelovende nieuwe behandelingsmethode, waarvoor eerste bewijzen van werkzaamheid
zichtbaar worden. Deze cognitieve gedragstherapieën kunnen worden
aangeboden aan een individuele patiënt of aan een groep van patiënten.
Aanwijzingen bestaan dat beide vormen even effectief zijn, waardoor uit
kostenoogpunt de voorkeur wordt gegeven aan groepsbehandeling. Vergelijkend onderzoek naar de relatieve effectiviteit van deze cognitieve gedragstherapieën ontbreekt nagenoeg. Complicerende factor is dat in de
praktijk vaak meerdere interventies tegelijkertijd worden aangeboden.
Op basis van bewezen langetermijneffecten wordt bij mensen met gegeneraliseerde en specifieke sociale fobie de voorkeur gegeven aan expo-

sure in vivo of cognitieve therapie. Bij mensen met specifieke sociale fobie zal sociale vaardigheidstraining doorgaans geen ondersteunende interventie (hoeven te) zijn. Onderzoek naar de effectiviteit van psychologische interventies worden doorgaans uitgevoerd bij mensen met gegeneraliseerde sociale fobie.

Combinatietherapie

De relatieve effectiviteit van een combinatie van medicatie en cognitieve gedragstherapie ten opzichte van uitsluitend medicatie of uitsluitend cognitieve gedragstherapie, is nog onvoldoende onderzocht. Aanwijzingen bestaan dat een combinatietherapie slechts een beperkt toegevoegd effect heeft.

In tabel 5.1 wordt de werkzaamheid van de verschillende behandelingen samengevat. Deze is gebaseerd op de multidisciplinaire richtlijn Angststoornissen en aanvullend onderzoek.[67;70-75] Vanzelfsprekend is bewezen werkzaam geen garantie dat een behandeling bij elk individu het gewenste effect zal hebben. De onderzoeksresultaten zijn gebaseerd op groepen patiënten.

TABEL 5.1 OVERZICHT WERKZAAMHEID VAN BEHANDELINGEN BIJ SOCIALE FOBIE

	Gegeneraliseerde sociale fobie	*Specifieke sociale fobie*
Medicatie		
SSRI'S		
— Fluvoxamine	***	**
— Paroxetine	***	**
— Sertraline	***	**
MAOI'S		
— Fenelzine	***	**
Benzodiazepinen		
— Clonazepam	***	*
— Alprazolam	***	*
— Bromazepam	***	*
Bètablokkers		
— Propranolol	-	***
— Atenolol	-	***
Psychologische interventies		
Exposure in vivo	***	***
Cognitieve therapie	***	***
Sociale vaardigheidstraining	**	**
Taakconcentratietraining	**	**

*** = bewezen werkzaamheid;
** = redelijke aanwijzingen voor werkzaamheid;
* = enig bewijs voor werkzaamheid, maar niet al te sterk;
? = bewijs ontbreekt;
- = bewezen onwerkzaam;
n.i. = niet geïndiceerd.

Niet alle behandelvormen – inclusief de bewezen werkzame behandelingen – zijn geschikt in iedere situatie. Bij de keuze spelen de volgende zaken een rol.

- De aard en ernst van de klachten, andere psychische stoornissen, contra-indicaties, de aard van de behandelsetting, de voorkeur van de patiënt, de voorkeur van de hulpverlener en het effect van eerdere behandelingen bij een patiënt.

- Daarnaast worden behandelingen in een bepaalde volgorde gegeven. Bij farmacotherapieën voor een gegeneraliseerde sociale fobie wordt bijvoorbeeld als eerste een SSRI toegepast. Als deze of een andere SSRI niet het gewenste effect heeft, wordt overgestapt op een benzodiazepine of een MAOI.[67]

Referenties sociale fobie

1. American Psychiatric Association (2000). *Diagnostic and statistical manual of mental disorders [DSM-IV-TR]*. Washington, DC: American Psychiatric Association.

2. Nederlandse Vereniging voor Psychiatrie (2001). *Beknopte handleiding bij de diagnostische criteria van de DSM-IV-TR*. Lisse: Swets & Zeitlinger.

3. Haaijman, W.P. (1995). Diagnostiek van angststoornissen. In: J.A. den Boer, H.G.M. Westenberg (red.). *Leerboek angststoornissen: een neurobiologische benadering*, p. 38-65. Utrecht: De Tijdstroom.

4. Oosterbaan, D., Bögels, S. (2001). Behandelingsstrategieën bij angststoornissen. In: A.J.L.M. van Balkom, P. van Oppen, R. van Dyck (red.). *Behandelingsstrategieën bij angststoornissen*, p. 59-79. Houten: Bohn Stafleu Van Loghum.

5. Oosterbaan, D.B. (2001). *Social phobia: cognitive and pharmacological treatment*. Amsterdam: Vrije Universiteit.

6. Mulkens, A.A.N. (2000). *Red, hot, and scared? Inquiries into fear of blushing*. Maastricht: Universiteit van Maastricht.

7. Scholing, A., Emmelkamp, P.M.G. (1990). Social phobia: nature and treatment. In: H. Leitenberg (red.). *Handbook of social and evaluation anxiety*, p. 269-324. New York: Plenum Press.

8. Brunello, N., Boer, J.A. den, Judd, L. L., Kasper, S., Kelsey, J.E., Lader, M., e.a. (2000). Social phobia: diagnosis and epidemiology, neurobiology and pharmacology, comorbidity and treatment. *Journal of Affective Disorders*, 60(1): 61-74.

9. Lampe, L., Slade, T., Issakidis, C., Andrews, G. (2003). Social phobia in the Australian National Survey of Mental Health and Well-Being (NSMHWB). *Psychological Medicine*, 33(4): 637-646.

10. Ralevski, E., Sanislow, C.A., Grilo, C.M., Skodol, A.E., Gunderson, J.G., Tracie, S.M., e.a. (2005). Avoidant personality disorder and social phobia: distinct enough to be separate disorders? *Acta Psychiatrica Scandinavica*, 112(3): 208-214.

11. Keller, M.B. (2003). The lifelong course of social anxiety disorder: a clinical perspective. *Acta Psychiatrica Scandinavica Supplementum*, 108 (417): 85-94.

12. Oosterbaan, D.B., Balkom, A.J.L.M. van, Spinhoven, P., Meij, T.G.J. de, Dyck, R. van (2002). The influence on treatment gain of comorbid avoi-

dant personality disorder in patients with social phobia. *Journal of Nervous and Mental Disease*, 190(1): 41-43.

13. Bijl, R.V., Zessen, G. van, Ravelli, A., Rijk, C. de, Langendoen, Y. (1998). The Netherlands Mental Health Survey and Incidence Study (NEMESIS): objectives and design. *Social Psychiatry and Psychiatric Epidemiology*, 33 (12): 581-586.

14. Bijl, R.V., Ravelli, A., Zessen, G. van (1998). Prevalence of psychiatric disorder in the general population: results of the Netherlands Mental Health Survey and Incidence Study (NEMESIS). *Social Psychiatry and Psychiatric Epidemiology*, 33(12): 587-595.

15. Kessler, R.C., Berglund, P., Demler, O., Jin, R., Merikangas, K.R., Walters, E.E. (2005). Lifetime prevalence and age-of-onset distributions of DSM-IV disorders in the National Comorbidity Survey Replication. *Archives of General Psychiatry*, 62(6): 593-602.

16. Kessler, R.C., Chiu, W.T., Demier, O., Walters, E.E. (2005). Prevalence, severity, and comorbidity of twelve-month DSM-IV disorders in the National Comorbidity Survey Replication (NCS-R). *Archives of General Psychiatry*, 62(6): 617-627.

17. Furmark, T. (2002). Social phobia: overview of community surveys. *Acta Psychiatrica Scandinavica*, 105(2): 84-93.

18. Bijl, R.V., Graaf, R. de, Ravelli, A., Smit, F., Vollenbergh, W.A.M. (2002). Gender and age specific first incidence of DSM-III-R psychiatric disorders in the general population. Results from the Netherlands Mental Health Survey and Incidence Study (NEMESIS). *Social Psychiatry and Psychiatric Epidemiology*, 37(8): 372-379.

19. Graaf, R. de, Bijl, R.V., Ravelli, A., Smit, F., Vollebergh, W.A.M. (2002). Predictors of first incidence of DSM-III-R psychiatric disorders in the general population: findings from the Netherlands Mental Health Survey and Incidence Study. *Acta Psychiatrica Scandinavica*, 106(4): 303-313.

20. Neufeld, K.J., Swartz, K.L., Bienvenu, O.J., Eaton, W.W., Cai, G. (1999). Incidence of DIS/DSM-IV social phobia in adults. *Acta Psychiatrica Scandinavica*, 100(3): 186-192.

21. Kessler, R.C., McGonagle, K.A., Zhao, S., Nelson, C.B., Hughes, M., Eshleman, S., e.a. (1994). Lifetime and 12-month prevalence of DSM-III-R psychiatric disorders in the United States. Results from the National Comorbidity Survey. *Archives of General Psychiatry*, 51(1): 8-19.

22. Dorsselaer, S. van, Graaf, R. de, Verdurmen, J., Land, H. van t, Have, M. ten, Vollebergh, W. (2006). Trimbos kerncijfers psychische stoornissen: resultaten van NEMESIS (Netherlands Mental Health Survey and Incidence Study). Utrecht: Trimbos-instituut.

23. Verhulst, F.C., Ende, J. van der, Ferdinand, R.F., Kasius, M.C. (1997). The prevalence of DSM-III-R diagnoses in a national sample of Dutch adolescents. *Archives of General Psychiatry*, 54(4): 329-336.

24. Mesman, J., Koot, H.M. (2001). Early preschool predictors of preadolescent internalizing and externalizing DSM-IV diagnoses. *Journal of the American Academy of Child and Adolescent Psychiatry*, 40(9): 1029-1036.

25. Velting, O.N., Albano, A.M. (2001). Current trends in the understanding and treatment of social phobia in youth. *Journal of Child Psychology and Psychiatry*, 42(1): 127-140.

26. Merikangas, K.R., Lieb, R., Wittchen, H.U., Avenevoli, S. (2003). Family and high-risk studies of social anxiety disorder. *Acta Psychiatrica Scandinavica Supplementum*, 108(417): 28-37.

27. Kendler, K.S., Neale, M.C., Kessler, R.C., Heath, A.C., Eaves, L.J. (1992). The genetic epidemiology of phobias

in women. The interrelationship of agoraphobia, social phobia, situational phobia, and simple phobia. *Archives of General Psychiatry*, 49(4): 273-281.

28. Kendler, K.S., Myers, J., Prescott, C. A., Neale, M.C. (2001). The genetic epidemiology of irrational fears and phobias in men. *Archives of General Psychiatry*, 58(3): 257-265.

29. Fehm, L., Pelissolo, A., Furmark, T., Wittchen, H.U. (2005). Size and burden of social phobia in Europe. *European Neuropsychopharmacology*, 15(4): 453-462.

30. Magee, W.J. (1999). Effects of negative life experiences on phobia onset. *Social Psychiatry and Psychiatric Epidemiology*, 34(7): 343-351.

31. Magee, W.J., Eaton, W.W., Wittchen, H.U., McGonagle, K.A., Kessler, R.C. (1996). Agoraphobia, simple phobia, and social phobia in the National Comorbidity Survey. *Archives of General Psychiatry*, 53(2): 159-168.

32. Furmark, T., Tillfors, M., Everz, P., Marteinsdottir, I., Gefvert, O., Fredrikson, M. (1999). Social phobia in the general population: prevalence and sociodemographic profile. *Social Psychiatry and Psychiatric Epidemiology*, 34(8): 416-424.

33. Hybels, C.F., Blazer, D.G., Kaplan, B. H. (2000). Social and personal resources and the prevalence of phobic disorder in a community population. *Psychological Medicine*, 30(3): 705-716.

34. Beidel, D.C., Turner, S.M., Morris, T. L. (1999). Psychopathology of childhood social phobia. *Journal of the American Academy of Child and Adolescent Psychiatry*, 38(6): 643-650.

35. Wittchen, H.U., Fehm, L. (2003). Epidemiology and natural course of social fears and social phobia. *Acta Psychiatrica Scandinavica Supplementum*, 108(417): 4-18.

36. Rapee, R.M., Spence, S.H. (2004). The etiology of social phobia: empirical evidence and an initial model. *Clinical Psychological Review*, 24(7): 737-767.

37. Neal, J.A., Edelmann, R.J. (2003). The etiology of social phobia: toward a developmental profile. *Clinical Psychological Review*, 23(6): 761-786.

38. Graaf, R. de, Bijl, R.V., Spijker, J., Beekman, A.T.F., Vollebergh, W.A.M. (2003). Temporal sequencing of lifetime mood disorders in relation to comorbid anxiety and substance use disorders: findings from the Netherlands Mental Health Survey and Incidence Study. *Social Psychiatry and Psychiatric Epidemiology*, 38(1): 1-11.

39. Lépine, J.P., Wittchen, H.U., Essau, C.A. (1993). Lifetime and current comorbidity of anxiety and affective disorders: results from the International WHO/ADAMHA CIDI field trials. *International Journal of Methods in Psychiatric Research*, 3(2): 67-77.

40. Wittchen, H.U. (1998). Natural course and spontaneous remissions of untreated anxiety disorders: results of the Munich Follow-Up Study (MFS). In: I. Hand, H.U. Wittchen (red.). *Panic and phobias 2: treatment and variables affecting course and outcome*, p. 3-17. New York: Springer.

41. Wittchen, H.U., Stein, M.B., Kessler, R.C. (1999). Social fears and social phobia in a community sample of adolescents and young adults: prevalence, risk factors and co-morbidity. *Psychological Medicine*, 29(2): 309-323.

42. DeWit, D.J., Ogborne, A., Offord, D. R., MacDonald, K. (1999). Antecedents of the risk of recovery from DSM-III-R social phobia. *Psychological Medicine*, 29(3): 569-582.

43. Yonkers, K.A., Dyck, I.R., Keller, M. B. (2001). An eight-year longitudinal comparison of clinical course and characteristics of social phobia among men and women. *Psychiatric Services*, 52(5): 637-643.

44. Bruce, S.E., Yonkers, K.A., Otto, M. W., Eisen, J.L., Weisberg, R.B., Pagano, M., e.a. (2005). Influence of psy-

chiatric comorbidity on recovery and recurrence in generalized anxiety disorder, social phobia, and panic disorder: a 12-year prospective study. *The American Journal of Psychiatry*, 162: 1179-1187.

45. Clark, D.M., Wells, A. (1995). A cognitive model of social phobia. In: R. G. Heimberg, M.R. Liebowitz, D.A. Hope, F.R. Schneier (red.). *Social phobia: diagnosis, assessment, and treatment*, p. 63-93. New York: Guilford Press.

46. Ravelli, A., Bijl, R.V., Zessen, G. van (1998). Comorbiditeit van psychiatrische stoornissen in de Nederlandse bevolking: Resultaten van de Netherlands Mental Health Survey en Incidence Study (NEMESIS). *Tijdschrift voor Psychiatrie*, 40(9): 531-544.

47. Kessler, R.C. (1995). Epidemiology of psychiatric comorbidity. In: M.T. Tsuang, M. Tohen, G.E.P. Zahner (red.). *Textbook in psychiatric epidemiology*, p. 179-197. New York: Wiley-Liss.

48. Chartier, M.J., Walker, J.R., Stein, M. B. (2003). Considering comorbidity in social phobia. *Social Psychiatry and Psychiatric Epidemiology*, 38(12): 728-734.

49. Merikangas, K.R., Angst, J., Eaton, W., Canino, G., Rubio-Stipec, M., Wacker, H., e.a. (1996). Comorbidity and boundaries of affective disorders with anxiety disorders and substance misuse: results of an international task force. *The British Journal of Psychiatry Supplement*, 30: 58-67.

50. Crum, R.M., Pratt, L.A. (2001). Risk of heavy drinking and alcohol use disorders in social phobia: a prospective analysis. *The American Journal of Psychiatry*, 158(10): 1693-1700.

51. Abrams, K., Kushner, M., Medina, K. L., Voight, A. (2001). The pharmacologic and expectancy effects of alcohol on social anxiety in individuals with social phobia. *Drug and Alcohol Dependence*, 64(2): 219-231.

52. Bijl, R.V., Ravelli, A. (2000). Current and residual functional disability associated with psychopathology: findings from the Netherlands Mental Health Survey and Incidence Study (NEMESIS). *Psychological Medicine*, 30(3): 657-668.

53. Buist-Bouwman, M.A., Graaf, R. de, Vollebergh, W.A., Alonso, J., Bruffaerts, R., Ormel, J. (2006). Functional disability of mental disorders and comparison with physical disorders: a study among the general population of six European countries. *Acta Psychiatrica Scandinavica*, 113(6): 492-500.

54. Stein, M.B., Kean, Y.M. (2000). Disability and quality of life in social phobia: epidemiologic findings. *The American Journal of Psychiatry*, 157 (10): 1606-1613.

55. Sareen, J., Cox, B.J., Afifi, T.O., Graaf, R. de, Asmundson, G.J., Have, M. ten, e.a. (2005). Anxiety disorders and risk for suicidal ideation and suicide attempts: a population-based longitudinal study of adults. *Archives of General Psychiatry*, 62(11): 1249-1257.

56. Kessler, R.C., Stein, M.B., Berglund, P. (1998). Social phobia subtypes in the National Comorbidity Survey. *The American Journal of Psychiatry*, 155(5): 613-619.

57. Stein, M.B., Torgrud, L.J., Walker, J. R. (2000). Social phobia symptoms, subtypes, and severity: findings from a community survey. *Archives of General Psychiatry*, 57(11): 1046-1052.

58. Kessler, R.C. (2003). The impairments caused by social phobia in the general population: -implications for intervention. *Acta Psychiatrica Scandinavica Supplementum*, 108(417): 19-27.

59. Land, H. van 't (2007). *GGZ in tabellen 2007*. Utrecht: Trimbos-instituut.

60. Bijl, R.V., Ravelli, A. (2000). Psychiatric morbidity, service use, and need for care in the general population: results of The Netherlands Mental Health Survey and Incidence

Study. *American Journal of Public Health*, 90(4): 602-607.

61. Polder, J.J., Takken, J., Meerding, W. J., Kommer, G.J., Stokx, L.J. (2002). *Kosten van ziekten in Nederland: de zorgeuro ontrafeld.* Bilthoven: RIVM.

62. Weiller, E., Bisserbe, J.C., Boyer, P., Lepine, J.P., Lecrubier, Y. (1996). Social phobia in general health care: an unrecognised undertreated disabling disorder. *The British Journal of Psychiatry*, 168(2): 169-174.

63. Wang, P.S., Berglund, P., Olfson, M., Pincus, H.A., Wells, K.B., Kessler, R.C. (2005). Failure and delay in initial treatment contact after first onset of mental disorders in the National Comorbidity Survey Replication. *Archives of General Psychiatry*, 62(6): 603-613.

64. Wang, P.S., Lane, M., Olfson, M., Pincus, H.A., Wells, K.B., Kessler, R.C. (2005). Twelve-month use of mental health services in the United States: results from the National Comorbidity Survey Replication. *Archives of General Psychiatry*, 62(6): 629-640.

65. Andrews, G., Issakidis, C., Sanderson, K., Corry, J., Lapsley, H. (2004). Utilising survey data to inform public policy: comparison of the cost-effectiveness of treatment of ten mental disorders. *The British Journal of Psychiatry*, 184: 526-533.

66. Boardman, J., Henshaw, C., Willmott, S. (2004). Needs for mental health treatment among general practice attenders. *The British Journal of Psychiatry*, 185: 318-327.

67. Velde, V. van der (2003). *Multidisciplinaire richtlijn Angststoornissen 2003: richtlijn voor de diagnostiek, behandeling en begeleiding van volwassen cliënten met een angststoornis.* Utrecht: Trimbos-instituut.

68. Beekman, A.T.F., Beurs, E. de (2004). Meetinstrumenten bij aanmelding in de psychiatrie. *Tijdschrift voor Psychiatrie*, 46(10): 653-658.

69. Balkom, A.J.L.M. van , Beurs, E. de, Hovens, J.E.J.M., Vliet, I.M. van (2004). Meetinstrumenten bij angststoornissen. *Tijdschrift voor Psychiatrie*, 46(10): 687-692.

70. Hawkridge, S.M., Ipser, J.C., Stein, D.J. (2005). Pharmacotherapy for anxiety disorders in children and adolescents [protocol]. *Cochrane Database of Systematic Reviews*, 2005(1): CD005170.

71. James, A., Soler, A., Weatherall, R. (2005). Cognitive behavioural therapy for anxiety disorders in children and adolescents. *Cochrane Database of Systematic Reviews*, 2005(4): CD004690.

72. Kremberg, E., Mitte, K. (2005). Kognitiv-behaviorale und behaviorale Interventionen der Sozialen Phobie im Kindes- und Jugendalter: ein Überblick zur Wirksamkeit. *Zeitschrift für Klinische Psychologie und Psychotherapie: Forschung und Praxis*, 34(3): 196-204.

73. Rowa, K., Antony, M.M. (2005). Psychological treatments for social phobia. *The Canadian Journal of Psychiatry*, 50(6): 308-316.

74. Stein, D.J., Ipser, J.C., Balkom, A.J.L.M. van (2000). Pharmacotherapy for anxiety disorder. *Cochrane Database of Systematic Reviews*, 2000(4): CD001206.

75. Loenen, A.C. van (2007). *Pharmacotherapeutisch kompas.* Diemen: College voor zorgverzekeringen (CVZ).

76. Rodebaugh, T.L., Holaway, R.M., Heimberg, R.G. (2004). The treatment of social anxiety disorder. *Clinical Psychological Review*, 24(7): 883-908.

77. Steppe, A.O.P., Ferdinand, R.F. (2002). Medicamenteuze behandeling van angststoornissen bij kinderen en adolescenten. *Kind en Adolescent*, 23(4): 285-299.

78. Hazell, P. (2001). Fluvoxamine reduced symptoms of social phobia, separation anxiety disorder and generalized anxiety disorder in children. *Evidence Based Mental Health*, 4: 116.

79. Scott, R.W., Mughelli, K., Deas, D. (2005). An overview of controlled studies of anxiety disorders treatment in children and adolescents. *Journal of the National Medical Association*, 97(1): 13-24.

80. Rapee, R.M., Heimberg, R.G. (1997). A cognitive-behavioral model of anxiety in social phobia. *Behaviour Research and Therapy*, 35(8): 741-756.

81. Bögels, S.M. (2006). Task concentration training versus applied relaxation, in combination with cognitive therapy, for social phobia patients with fear of blushing, trembling, and sweating. *Behaviour Research and Therapy*, 44(8): 1199-1210.

82. Nauta, M.H., Scholing, A., Emmelkamp, P.M., Minderaa, R.B. (2003). Cognitive-behavioral therapy for children with anxiety disorders in a clinical setting: no additional effect of a cognitive parent training. *Journal of the American Academy of Child and Adolescent Psychiatry*, 42(11): 1270-1278.

6 Obsessieve-compulsieve stoornis

6.1 Wat is een obsessieve-compulsieve stoornis?

De obsessieve-compulsieve stoornis (OCS) wordt ook wel OCD (afkorting van *obsessive compulsive disorder*) of dwangstoornis genoemd.

Symptomen en diagnose

Volgens de DSM-IV gelden voor de obsessieve-compulsieve stoornis de volgende criteria.
- Iemand heeft *dwanggedachten* (ook obsessies genaamd) of verricht *dwanghandelingen* (ook compulsies of dwangrituelen genaamd).
- De persoon is zich ervan bewust dat deze dwanggedachten of dwanghandelingen overdreven of onredelijk zijn.
- De dwanggedachten of dwanghandelingen veroorzaken veel leed, kosten veel tijd of komen in conflict met het normale gedrag, het werk, de sociale activiteiten of de relaties van de cliënt.[1]

Dwanggedachten (obsessies) worden als volgt gedefinieerd.[1]
- Er is sprake van terugkerende en hardnekkige gedachten, impulsen of voorstellingen die ervaren worden als opgedrongen en zinloos, en die duidelijke angst of lijden veroorzaken.
- Deze gedachten, impulsen of voorstellingen zijn niet eenvoudig een overdreven bezorgdheid over problemen uit het dagelijks leven.
- De persoon probeert die gedachten, impulsen of voorstellingen te negeren of te onderdrukken, of ze te neutraliseren met andere gedachten of handelingen.
- De persoon is zich ervan bewust dat die gedachten, impulsen of voorstellingen het product zijn van de eigen geest en niet 'van buitenaf worden binnen gebracht'.

Inhoudelijk hebben obsessies vaak betrekking op besmetting met ziekte of vuil, fouten maken met rampzalige gevolgen, eigen agressief gedrag, ongewenste seksuele gedachten, en godslaster.

Dwanghandelingen worden als volgt gedefinieerd.[1]
- Er is sprake van zich herhalende gedragingen (bijvoorbeeld handen wassen, controleren) of mentale bezigheden (bijvoorbeeld bidden, tellen) waartoe men zich gedwongen voelt in reactie op een dwanggedachte.
- De gedragingen of mentale bezigheden zijn gericht op het voorkómen of verminderen van het lijden, of op het voorkómen van een bepaalde gevreesde gebeurtenis of situatie. De gedragingen of mentale bezigheden tonen echter geen realistische samenhang met hun doel of ze zijn buitensporig.

Inhoudelijk zijn compulsies onder andere te onderscheiden in: controleren en geruststelling vragen, schoonmaken en wassen, symmetrie handhaven en ordenen (onder andere tellen), overmatig bidden, en hamsteren of verzamelen.

Typen obsessieve-compulsieve stoornis

Drie typen obsessieve-compulsieve stoornis worden onderscheiden:
- obsessieve-compulsieve stoornis met dwanggedachten;
- obsessieve-compulsieve stoornis met dwanghandelingen;
- obsessieve-compulsieve stoornis met zowel dwanggedachten als dwanghandelingen.

In de klinische praktijk worden meestal patiënten van het laatste type gezien.

Daarnaast kan nog onderscheid worden gemaakt naar de inhoud van de verschillende symptomen van de obsessieve-compulsieve stoornis. Vier belangrijke groepen van obsessies en compulsies kunnen worden onderscheiden:[2]
- seksuele, religieuze en somatische obsessies en controleren;
- symmetrie handhaven en ordenen (rangschikken);
- schoonmaken en wassen;
- hamsteren en verzamelen.

Onderscheid met andere stoornissen

De obsessieve-compulsieve stoornis wijkt af van andere vormen van ziekelijke angst omdat deze angststoornis behalve tot vermijdings- of vluchtgedrag ook leidt tot ongedaanmaakgedrag.[3] Deze dwangrituelen worden beleefd als noodzakelijk en dienen ter voorkoming van angst of paniek.

6.2 *Hoe vaak komt de obsessieve-compulsieve stoornis voor en bij wie?*

Hoe vaak komt de obsessieve-compulsieve stoornis voor?

- Van de Nederlandse bevolking van 18 tot 65 jaar heeft 0,9% ooit in het leven en 0,5% onlangs een obsessieve-compulsieve stoornis gehad.[4;5] Deze cijfers zijn wat lager dan die uit vergelijkbaar Amerikaans onderzoek[6], maar ongeveer gelijk aan de cijfers uit onderzoek uit Australië[7] en Noorwegen.[8]
- Jaarlijks krijgt 0,3% van de volwassen Nederlandse bevolking voor het eerst een obsessieve-compulsieve stoornis.[9] Dit is de helft van wat in Amerikaans onderzoek werd gevonden.
- De meeste onderzoeken laten zien dat de obsessieve-compulsieve stoornis met dwanggedachten het meeste voorkomt, gevolgd door obsessieve-compulsieve stoornis met dwanghandelingen, en ten slotte obsessieve-compulsieve stoornis met beide vormen.[10]
- Van de obsessies is smetvrees de meest voorkomende, daarna pathologische twijfel, en lichamelijke obsessies (met name angst voor kanker en seksueel overdraagbare aandoeningen).[11]
- Van de compulsies is het controleren de meest voorkomende, daarna wassen en tellen.[11]

Bij wie komt de obsessieve-compulsieve stoornis voor?

Risicofactoren voor obsessieve-compulsieve stoornis zijn de volgende.

Geslacht en leeftijd

- Uit Nederlands onderzoek bleek geen verschil tussen mannen en vrouwen in de kans op obsessieve-compulsieve stoornis.[5] In Amerikaans en Noors onderzoek bleken vrouwen echter anderhalf tot twee keer zo grote kans te hebben.[6;8;12]

- Jongeren van 18 tot 24 jaar hebben meer kans op een obsessieve-compulsieve stoornis dan oudere leeftijdsgroepen.[12;13]

Individuele kwetsbaarheid

- Erfelijke factoren zijn mede van invloed op het ontstaan van de obsessieve-compulsieve stoornis, blijkend uit het familiair voorkomen ervan.[14;15] Dit geldt vooral voor de obsessieve-compulsieve stoornis met obsessies, en bij het ontstaan van obsessieve-compulsieve stoornis op jeugdige leeftijd.[14]
- Bij kinderen met een lagere intelligentie komt de obsessieve-compulsieve stoornis vaker voor dan bij andere kinderen.[16]

Omgevingsfactoren

Obsessieve-compulsieve stoornis komt vaker voor bij mensen zonder werk, bij gescheiden mensen, en bij mensen uit lagere sociaaleconomische klassen.[12;16;17]

Levensgebeurtenissen

Bij mensen die al kwetsbaar zijn, kan het ontstaan van een obsessieve-compulsieve stoornis samenhangen met het meemaken van belangrijke levensgebeurtenissen. In dit verband wordt zwangerschap of echtscheiding soms genoemd.[12;18]

6.3 Hoe verloopt de obsessieve-compulsieve stoornis?

- De obsessieve-compulsieve stoornis openbaart zich gemiddeld in de vroege volwassenheid. In Nederlands onderzoek onder de algemene bevolking is dit op een gemiddelde leeftijd van 24 jaar. Dat werd zowel bij mannen als vrouwen gevonden.[19] Ook Amerikaans onderzoek laat geen sekseverschillen zien in deze leeftijd.[12]
- Mogelijk bestaat er een variant met een vroeg ontstaan in de kindertijd en een variant met een later ontstaan, bijvoorbeeld na een miskraam.[18] De eerste variant komt vaker bij mannen voor, is vaker gerelateerd aan tics, en komt vaker ook in de familie voor dan de tweede variant.

- De obsessieve-compulsieve stoornis is vaak chronisch.[20] De klachten duren meestal tientallen jaren: bijna de helft van de mensen met obsessieve-compulsieve stoornis heeft het langer dan dertig jaar.[21] Er kunnen wel perioden optreden waarin de ernst van de symptomen tijdelijk is verminderd.[22]
- Bij mensen met een obsessieve-compulsieve stoornis kunnen de symptomen in de loop van de tijd veranderen. Zo kan iemand met smetvrees later bang worden om ongelukken te veroorzaken, wat gepaard gaat met het voortdurend controleren van elektrische apparaten.[22]

Factoren die het beloop bepalen

Omdat de obsessieve-compulsieve stoornis een chronisch beloop kent, zijn er weinig onderzoeken die de duur van de stoornis konden bepalen. In één studie werd gevonden dat een obsessieve-compulsieve stoornis langer duurt als de persoon[20]:
- op jonge leeftijd obsessieve-compulsieve stoornis kreeg;
- zowel obsessieve als compulsieve symptomen heeft.

6.4 Komen er bij de obsessieve-compulsieve stoornis nog andere aandoeningen voor?

Psychische stoornissen

Mensen met een obsessieve-compulsieve stoornis hebben daarnaast vaak andere psychische stoornissen, of hebben die in het verleden gehad.[19;23-25]

De obsessieve-compulsieve stoornis komt vooral samen voor met:
- *stemmingsstoornissen*, zoals depressie: iemand met obsessieve-compulsieve stoornis loopt een negen keer zo grote kans ooit in het leven aan een depressie te lijden[19], voor het tegelijkertijd voorkomen is die kans zelfs vierendertig keer zo groot.[23] Als een obsessieve-compulsieve stoornis samen voorkomt met een stemmingsstoornis, gaat de obsessieve-compulsieve stoornis vaak vooraf aan de stemmingsstoornis[19];
- alle andere *angststoornissen*, zoals de paniekstoornis (een vijfentwintig keer zo grote kans in hetzelfde jaar) en de sociale fobie (een zeventien keer zo grote kans) [23];
- *alcoholafhankelijkheid*, dit geldt vooral voor mannen[26];

- *cocaïnegebruik*: dit blijkt een belangrijke voorspeller voor het latere ontstaan van een obsessieve-compulsieve stoornis.[17] Cocaïnegebruikers zijn vaak ook gebruikers van marihuana en andere drugs, maar het aparte effect van de laatste middelen kon niet onderzocht worden. Andersom blijkt overigens dat mensen met een obsessieve-compulsieve stoornis ook een grotere kans lopen op later druggebruik of drugsafhankelijkheid[27];
- *eetstoornissen* als anorexia en boulimia nervosa[28;29];
- *tics* (het syndroom van Gilles de la Tourette).[30] Dit is vooral het geval bij het type obsessieve-compulsieve stoornis dat vroeg ontstaat.[31] Andersom gaat dit syndroom bijna altijd samen met de obsessieve-compulsieve stoornis.[32]

Lichamelijke ziekten

Mensen met een obsessieve-compulsieve stoornis die bevreesd zijn om een lichamelijke ziekte onder de leden te hebben, komen vaker in contact met hun huisarts of medisch specialisten.[22] Bij deze mensen wordt echter niet vaker een medische aandoening gevonden.

In zeer zeldzame gevallen komt de obsessieve-compulsieve stoornis voor nadat iemand last heeft gekregen van neurologische aandoeningen als epilepsie, hersenletsel of chorea van Sydenham (een bewegingsstoornis).[33] In deze gevallen is de neurologische aandoening al bekend als de dwangklachten ontstaan. Het is dus niet nodig om mensen met een obsessieve-compulsieve stoornis op deze ziekten te controleren.

Bij mensen met een ernstige wasdwang kan het voorkomen dat de huid uitdroogt door het overmatig wassen en poetsen. Daardoor kunnen huidirritaties ontstaan.

6.5 Wat zijn de gevolgen van de obsessieve-compulsieve stoornis?

Kwaliteit van leven en levensverwachting

- Mensen met een obsessieve-compulsieve stoornis functioneren gemiddeld beduidend slechter dan mensen zonder een psychische stoornis.[34] Vooral het sociaal functioneren is bij mensen met een obsessieve-compulsieve stoornis slechter.[35] Voor werk en opleiding heeft dit belangrijke negatieve consequenties.[36]

- Het RIVM heeft in het Nationaal Kompas Volksgezondheid voor alle angststoornissen samen de ziektelast in Nederland in DALY's vastgesteld op ruim 225.000.[37]
- Voor de obsessieve-compulsieve stoornis is de wegingsfactor vastgesteld op 0,27. Daarmee is het aantal DALY's voor deze stoornis in Nederland goed te schatten. De afgelopen maand leden ongeveer 50.000 volwassen mensen in Nederland aan een obsessieve-compulsieve stoornis.[38] Vermenigvuldigd met de wegingsfactor leidt dit tot ongeveer 10 tot 15.000 DALY's.

Voor de gezinsleden zijn mensen met een obsessieve-compulsieve stoornis een zware belasting, vooral degenen met was- of poetsdwang.[3] De betrokkene eist vaak van de huisgenoten dat deze de gevreesde stimulus ook vermijden of zich onderwerpen aan de dwang van de betrokkene. Het gevolg is dat ook huisgenoten hun sociale activiteiten reduceren.[36;39]

Maatschappelijke kosten

Mensen met een obsessieve-compulsieve stoornis hebben, vergeleken met mensen met andere psychische aandoeningen, een relatief hoog zorggebruik vanwege hun psychische problematiek.[40] Naar schatting 2,3% van de kosten van de Nederlandse gezondheidszorg voor psychische stoornissen wordt uitgegeven aan angststoornissen.[41] Een relatief groot deel van dit bedrag zal worden uitgegeven aan de obsessieve-compulsieve stoornis, vooral omdat de obsessieve-compulsieve stoornis vergeleken met andere angststoornissen een beduidend slechtere kwaliteit van leven tot gevolg heeft.

6.6 Is de obsessieve-compulsieve stoornis behandelbaar?

De gegevens in deze paragraaf over de werkzaamheid van behandelingen bij een obsessieve-compulsieve stoornis zijn afkomstig uit de multidisciplinaire richtlijn Angststoornissen (2003).[42]

Medicatie

SSRI's

SSRI's (citalopram, fluoxetine, paroxetine en sertraline) zijn veilig en effectief bij de behandeling van een obsessieve-compulsieve stoornis.[42]

Met een behandeling met SSRI's verbetert 50% van de patiënten. Dwanggedachten, dwanghandelingen, angsten en eventueel depressieve klachten verbeteren onder invloed van deze medicijnen. Aangenomen wordt
dat alle SSRI's even effectief zijn. Door bijwerkingen (zoals misselijkheid,
hoofdpijn, slaperigheid of slapeloosheid, angsttoename en gewichtstoename) valt echter ongeveer 20% van de behandelde patiënten voortijdig
uit. In verband met de bijwerkingen wordt uitgebreide voorlichting hierover vooraf en tijdens de behandeling geadviseerd. Aanbevolen wordt
om de SSRI's gedurende vijf weken laag te doseren. Bij non-respons en
goede tolerantie wordt de dosering daarna stapsgewijs verhoogd tot de
maximale dosering. Het is zinvol om naar een minimaal effectieve dosering te zoeken. Het effect wordt twaalf weken na starten met de medicatie geëvalueerd.

TCA clomipramine

Ook clomipramine is effectief bij de behandeling van een obsessieve-
compulsieve stoornis.[42] De effectiviteit van de SSRI's verschilt klinisch
weinig van clomipramine. Wel wordt clomipramine minder goed verdragen dan SSRI's. Vermoedelijk zal er als gevolg hiervan meer uitval zijn
door bijwerkingen. Omdat TCA clomipramine minder goed verdragen
wordt dan SSRI's, zijn SSRI's eerste keuze bij het behandelen van een obsessieve-compulsieve stoornis. De volgende stappen wordt geadviseerd
voor de medicamenteuze behandeling van mensen met een obsessieve-
compulsieve stoornis:[42]

1   een SSRI;
2   een ander SSRI;
3   SSRI met atypisch antipsychoticum;
4   clomipramine;
5   clomipramine met atypisch antipsychoticum.

Psychologische behandeling

Bij de behandeling van een obsessieve-compulsieve stoornis zijn verschillende psychologische interventies onderzocht. Uit onderzoek blijkt
dat met name twee behandelmethoden effectief zijn:[42]

1   Exposure in vivo.
2   Cognitieve therapie.

Exposure in vivo

Exposure in vivo is de eerste keus bij behandeling van de obsessieve-compulsieve stoornis, vanwege de grote hoeveelheid positieve onderzoeksresultaten en de positieve langetermijneffecten. Bij cognitieve therapie zijn deze langetermijneffecten nog niet onderzocht. Bij exposurebehandeling is het de bedoeling dat de patiënt wordt blootgesteld aan de doorgaans vermeden situatie die zijn obsessies triggeren alsmede zijn neiging tot het uitvoeren van neutraliserende dwanghandelingen en rituelen.[42] Hierbij wordt de patiënt tegelijkertijd verhinderd om deze uit te voeren. Zo zal iemand met smetvrees een deurknop of een trapleuning moeten aanraken, zonder vervolgens zijn handen te wassen. De patiënt leert ervaren dat de spanning en angst op den duur dalen zonder dat hij dwanghandelingen en rituelen hoeft uit te voeren. Er zijn aanwijzingen dat individuele gedragstherapie tot een snellere reductie van obsessieve-compulsieve klachten leidt dan groepstherapie.[42]

Cognitieve therapie

Cognitieve therapie is minder onderzocht dan exposure in vivo. Uit beschikbare onderzoeksgegevens blijkt dat cognitieve therapie een effectieve behandelmethode is bij een obsessieve-compulsieve stoornis.[42] Gezien het feit dat de resultaten van cognitieve therapie veelbelovend zijn, wordt aanbevolen om cognitief therapeutische elementen toe te voegen aan de standaardbehandeling van een obsessieve-compulsieve stoornis. Interventies gericht op het doen afnemen van de overschatting van de risico's en gevaren, kunnen de patiënt over de drempel helpen bij de behandeling met exposure en motiverend werken. Cognitieve therapie bij een obsessieve-compulsieve stoornis kan in betrekkelijk kortdurend format van tien tot vijftien zittingen gegeven worden. De langetermijneffecten van cognitieve therapie bij de behandeling van een obsessieve-compulsieve stoornis zijn nog niet onderzocht.

Referenties obsessieve-compulsieve stoornis

1. American Psychiatric Association (2000). *Diagnostic and statistical manual of mental disorders [DSM-IN-TR]*. Washington, DC: American Psychiatric Association.

2. Leckman, J., Grice, D., Boardman, J., Zhang, H., Vitale, A., Bondi, C., e.a. (1997). Symptoms of obsessive-compulsive disorder. *The American Journal of Psychiatry*, 154(7): 911-917.

3. Haaijman, W. (1995). Diagnostiek van angststoornissen. In: J.A. den Boer, H.G.M. Westenberg (red.). *Leerboek angststoornissen; een neurobiologische benadering*, p. 38-65. Utrecht: De Tijdstroom.

4. Bijl, R., Zessen, G. van, Ravelli, A., Rijk, C. de, Langendoen, Y. (1998). The Netherlands Mental Health Survey and Incidence Study (NEMESIS): objectives and design. *Social Psychiatry and Psychiatric Epidemiology*, 33 (12): 581-586.

5. Bijl, R., Ravelli, A., Zessen, G. van (1998). Prevalence of psychiatric disorder in the general population: results of The Netherlands Mental Health Survey and Incidence Study (NEMESIS). *Social Psychiatry and Psychiatric Epidemiology*, 33(12): 587-595.

6. Robins, L., Helzer, J., Weissman, M., Orvaschel, H., Gruenberg, E., Burke, J., Jr., e.a. (1984). Lifetime prevalence of specific psychiatric disorders in three sites. *Archives of General Psychiatry*, 41(10): 949-958.

7. Andrews, G., Henderson, S., Hall, W. (2001). Prevalence, comorbidity, disability and service utilisation. Overview of the Australian National Mental Health Survey. *The British Journal of Psychiatry*, 178(2): 145-153.

8. Kringlen, E., Torgersen, S., Cramer, V. (2001). A Norwegian psychiatric epidemiological study. *The American Journal of Psychiatry*, 158(7): 1091-1098.

9. Bijl, R., Graaf, R. de, Ravelli, A., Smit, F., Vollebergh, W. (2002). Gender and age-specific first incidence of DSM-III-R psychiatric disorders in the general population Results from the Netherlands Mental Health Survey and Incidence Study (NEMESIS). *Social Psychiatry and Psychiatric Epidemiology*, 37(8): 372-379.

10. Horwath, E., Weissman, M. (2000). The epidemiology and cross-national presentation of obsessive-compulsive disorder. *Psychiatric Clinics of North America*, 23(3): 493-507.

11. Attiullah, N., Eisen, J., Rasmussen, S. (2000). Clinical features of obsessive-compulsive disorder. *Psychiatric Clinics of North America*, 23(3): 469-491.

12. Karno, M., Golding, J., Sorenson, S., Burnam, M. (1988). The epidemiology of obsessive-compulsive disorder in five US communities. *Archives of General Psychiatry*, 45(12): 1094-1099.

13. Bebbington, P. (1998). Epidemiology of obsessive-compulsive disorder. *The British Journal of Psychiatry*, 173 (Supplement 35): s2-s6.

14. Nestadt, G., Samuels, J., Riddle, M., Bienvenu, O., III, Liang, K., LaBuda, M., e.a. (2000). A family study of obsessive-compulsive disorder. *Archives of General Psychiatry*, 57(4): 358-363.

15. Hettema, J., Neale, M., Kendler, K. (2001). A review and meta-analysis of the genetic epidemiology of anxiety disorders. *The American Journal of Psychiatry*, 158(10): 1568-1578.

16. Heyman, I., Fombonne, E., Simmons, H., Ford, T., Meltzer, H., Goodman, R. (2001). Prevalence of obsessive-compulsive disorder in the British nationwide survey of child mental health. *The British Journal of Psychiatry*, 179(4): 324-329.

17. Crum, R., Anthony, J. (1993). Cocaine use and other suspected risk factors for obsessive-compulsive disorder: a prospective study with data from the Epidemiologic Catchment Area surveys. *Drug and Alcohol Dependence*, 31(3): 281-295.
18. Stein, D. (2002). Obsessive-compulsive disorder. *Lancet*, 360(9330): 397-405.
19. Graaf, R. de, Bijl, R., Spijker, J., Beekman, A., Vollebergh, W. (2003). Temporal sequencing of lifetime mood disorders in relation to comorbid anxiety and substance use disorders: findings from the Netherlands Mental Health Survey and Incidence Study. *Social Psychiatry and Psychiatric Epidemiology*, 38(1): 1-11.
20. Leonard, H., Swedo, S., Lenane, M., Rettew, D., Hamburger, S., Bartko, J., e.a. (1993). A 2- to 7-year follow-up study of 54 obsessive-compulsive children and adolescents. *Archives of General Psychiatry*, 50(6): 429-439.
21. Skoog, G., Skoog, I. (1999). A 40-year follow-up of patients with obsessive-compulsive disorder. *Archives of General Psychiatry*, 56(2): 121-127.
22. Pigott, T. (1998). Obsessive-compulsive disorder: symptom overview and epidemiology. *Bulletin of the Menninger Clinic*, 62(4 Suppl A): A4-32.
23. Ravelli, A., Bijl, R., Zessen, G. van (1998). Comorbiditeit van psychiatrische stoornissen in de Nederlandse bevolking; resultaten van de Netherlands Mental Health Survey and Incidence Study (NEMESIS). *Tijdschrift voor Psychiatrie*, 40(9): 531-544.
24. Kessler, R. (1995). Epidemiology of psychiatric comorbidity. In: M.T. Tsuang, M. Tohen, G.E.P. Zahner (red.). *Textbook in psychiatric epidemiology*, p. 179-197. New York: John Wiley & Sons.
25. Andrews, G., Slade, T., Issakidis, C. (2002). Deconstructing current comorbidity: data from the Australian National Survey of Mental Health and Well-Being. *The British Journal of Psychiatry*, 181(4): 306-314.
26. Verdurmen, J., Monshouwer, K., Van Dorsselaer, S., Graaf, R. de (2003). *Bovenmatig drinken in Nederland: uitkomsten van de Netherlands mental health survey and incidence study [NEMESIS]*. Utrecht: Bureau NDM.
27. Kessler, R., Aguilar-Gaxiola, S., Andrade, L., Bijl, R., Borges, G., Caraveo-Anduaga, J., e.a. (2003). Mental-substance comorbidities in the ICPE surveys. *Psychiatria Fennica*, 32(suppl 2): 62-79.
28. Serpell, L., Livingstone, A., Neiderman, M., Lask, B. (2002). Anorexia nervosa: obsessive-compulsive disorder, obsessive-compulsive personality disorder, or neither? *Clinical Psychology Review*, 22(5): 647-669.
29. Bellodi, L., Cavallini, M., Bertelli, S., Chiapparino, D., Riboldi, C., Smeraldi, E. (2001). Morbidity risk for obsessive-compulsive spectrum disorders in first-degree relatives of patients with eating disorders. *The American Journal of Psychiatry*, 158(4): 563-569.
30. Zohar, A., Pauls, D., Ratzoni, G., Apter, A., Dycian, A., Binder, M., e.a. (1997). Obsessive-compulsive disorder with and without tics in an epidemiological sample of adolescents. *The American Journal of Psychiatry*, 154(2): 274-276.
31. Rosario-Campos, M., Leckman, J., Mercadante, M., Shavitt, R., Prado, H., Sada, P., e.a. (2001). Adults with early-onset obsessive-compulsive disorder. *The American Journal of Psychiatry*, 158(11): 1899-1903.
32. Black, D., Noyes, R. (1990). Comorbidity and obsessive-compulsive disorder. In: J.D. Maser, C.R. Cloninger (red.). *Comorbidity of mood and anxiety disorders*, p. 305-316. Washington DC: American Psychiatric Press.
33. Robinson, R. (1998). Obsessive-compulsive disorder in children and adolescents. *Bulletin of the Menninger Clinic*, 62(4 Suppl A): A49-A64.

34. Bijl, R., Ravelli, A. (2000). Current and residual functional disability associated with psychopathology: findings from the Netherlands Mental Health Survey and Incidence Study (NEMESIS). *Psychological Medicine*, 30(3): 657-668.

35. Koran, L., Thienemann, M., Davenport, R. (1996). Quality of life for patients with obsessive-compulsive disorder. *The American Journal of Psychiatry*, 153(6): 783-788.

36. Steketee, G. (1997). Disability and family burden in obsessive-compulsive disorder. *The Canadian Journal of Psychiatry*, 42(9): 919-928.

37. Hoeymans, N., Poos, M. (2003). De ziektelast in DALY'S: omvang van het probleem. Sterfte, ziekte en ziektelast voor 49 geselecteerde aandoeningen in Nederland. *Volksgezondheid Toekomst Verkenning, Nationaal Kompas Volksgezondheid*, Bilthoven: RIVM. *www.rivm.nl/vtv/data/kompas/gezondheidstoestand/svm/daly/daly_-huidig_48ziekten*.

38. Vollebergh, W., Graaf, R. de, Have, M. ten, Schoemaker, C., Dorsselaer, S. van, Spijker, J., e.a. (2003). *Psychische stoornissen in Nederland: overzicht van de resultaten van NEMESIS*. Utrecht: Trimbos-instituut.

39. Koran, L. (2000). Quality of life in obsessive-compulsive disorder. *Psychiatric Clinics of North America*, 23 (3): 509-517.

40. Bijl, R., Ravelli, A. (2000). Psychiatric morbidity, service use, and need for care in the general population: results of The Netherlands Mental Health Survey and Incidence Study. *American Journal of Public Health*, 90(4): 602-607.

41. Takken, J., Polder, J., Meerding, W., Kommer, G., Stokx, L. (2002). *Kosten van ziekten in Nederland: hoofdlijnen*. Bilthoven: RIVM.

42. Multidisciplinaire richtlijn Angststoornissen (2003). *Richtlijn voor de diagnostiek, behandeling en begeleiding van volwassen cliënten met een angststoornis. Landelijke Stuurgroep Richtlijnontwikkeling in de GGZ*. Utrecht: Trimbos-instituut.

7 Gegeneraliseerde angststoornis

7.1 Wat is een gegeneraliseerde angststoornis?

Symptomen en diagnose

Volgens de DSM-IVI zijn mensen met een gegeneraliseerde angststoornis voortdurend angstig en bezorgd over alledaagse dingen. Ze hebben moeite deze zorgen en angsten onder controle te houden. Daarnaast moeten bij volwassenen ten minste drie en bij kinderen één van de volgende symptomen voortdurend aanwezig zijn gedurende een periode van minstens zes maanden:

* een constant gevoel van onrust en spanning;
* snel vermoeid;
* moeite met concentreren;
* geïrriteerdheid;
* spierspanning;
* verstoorde slaap.

De gegeneraliseerde angststoornis wordt officieel gerekend tot de angststoornissen, maar vertoont veel overeenkomsten met depressie.

Typen gegeneraliseerde angststoornis

Er worden geen verschillende typen gegeneraliseerde angststoornis onderscheiden in de DSM-IV.

Onderscheid met andere stoornissen

De gegeneraliseerde angststoornis onderscheidt zich op verschillende manieren van andere stoornissen zoals fobieën, de paniekstoornis en depressie.

- Fobieën zijn vaak specifiek, dat wil zeggen dat de angst zich richt op specifieke situaties, voorwerpen of dieren terwijl er bij een gegeneraliseerde angststoornis sprake is van voortdurende angst in allerlei situaties.
- Paniekaanvallen wijken af van gegeneraliseerde angst door hun sterke intensiteit, hun korte duur en het feit dat ze meestal plaatsvinden zonder direct aanwijsbare aanleiding.
- Over het algemeen onderscheidt de gegeneraliseerde angststoornis zich van de andere angststoornissen doordat de leeftijd tot wanneer het optreedt veel hoger ligt (tussen de 50 en de 60 jaar).[2]
- Er is een grote overlap in symptomen tussen een gegeneraliseerde angststoornis en depressie. Een belangrijk onderscheid is dat bij de gegeneraliseerde angststoornis het autonome zenuwstelsel is geactiveerd, wat bijvoorbeeld leidt tot zweten en hartkloppingen. Bij depressie komt dat veel minder voor.[3]

7.2   Hoe vaak komt de gegeneraliseerde angststoornis voor en bij wie?

Hoe vaak komt de gegeneraliseerde angststoornis voor?

- Van de Nederlandse bevolking tussen 18 en 65 jaar heeft volgens het NEMESIS-onderzoek 2,3% ooit een gegeneraliseerde angststoornis gehad, 1,2% leed er in het afgelopen jaar aan, en 0,8% in de afgelopen maand.[4]
- Cijfers uit de Verenigde Staten zijn ruim twee keer zo hoog: 5,1% van de volwassen bevolking leed ooit aan een gegeneraliseerde angststoornis, en 3,1% in het afgelopen jaar.[5] Een mogelijke verklaring voor dit verschil is dat in het Amerikaanse onderzoek mensen tussen 55 en 65 niet meededen. Juist in die leeftijdsgroep werd in Nederland de laagste prevalentie voor angststoornissen gevonden.[6]
- Uit Nederlands onderzoek onder adolescenten (13 tot 18 jaar) blijkt dat 1,3% in de laatste zes maanden een gegeneraliseerde angststoornis heeft gehad.[7]
- Per jaar krijgt ongeveer 0,7% van de volwassen Nederlanders een gegeneraliseerde angststoornis.[6;8]

Bij wie komt de gegeneraliseerde angststoornis voor?

Geslacht en leeftijd

- In Nederland hebben vrouwen een bijna twee keer zo grote kans op een gegeneraliseerde angststoornis dan mannen: 2,9% van de vrouwen heeft ooit een gegeneraliseerde angststoornis gehad ten opzichte van 1,6% van de mannen. 1,5% van de vrouwen leed in het afgelopen jaar aan een gegeneraliseerde angststoornis, tegenover 0,8% van de mannen.[4] Onderzoek in de Verenigde Staten laat vergelijkbare verschillen zien tussen mannen en vrouwen.[5]
- Over de leeftijd waarop de gegeneraliseerde angststoornis zich voor het eerst ontwikkelt is weinig duidelijkheid te geven. Over het algemeen komt de aandoening het minst voor bij kinderen en adolescenten en neemt het risico toe met de leeftijd.[2;9]
- Volgens de Nederlandse LASA-studie leed 7% van de ouderen tussen 55 en 85 jaar het afgelopen jaar aan een gegeneraliseerde angststoornis. In de leeftijdsgroep tussen 65 en 75 jaar was dat zelfs ruim 11%.[10]
- Bij mannen ontstaat de gegeneraliseerde angststoornis vooral tussen 45 en 54 jaar. Voor vrouwen is er geen duidelijke periode aan te wijzen waarin de gegeneraliseerde angststoornis ontstaat.[6]

Individuele kwetsbaarheid

- De gegeneraliseerde angststoornis heeft een *erfelijke* component, zoals onder meer blijkt uit tweelingenonderzoek.[11]
- Dezelfde genetische factoren vergroten de kans op zowel de gegeneraliseerde angststoornis als depressie. Omgevingsinvloeden bepalen vervolgens of een van beide stoornissen ontstaat, en zo ja welke.[12-15]
- Verschillende biologische factoren spelen mogelijk een rol in het ontstaan van de gegeneraliseerde angststoornis.
- Verschillende neurotransmitterstoffen – bijvoorbeeld serotonine, noradrenaline, histamine en dopamine – spelen waarschijnlijk een rol bij het ontstaan van de gegeneraliseerde angststoornis.[16;17]
- Mensen die zich langdurig (ten minste een maand) zorgen maken lopen een verhoogd risico een gegeneraliseerde angststoornis te krijgen.[9]

Omgevingsfactoren

- Mensen met een lage sociaaleconomische status (ses) lopen meer kans op een gegeneraliseerde angststoornis.[5;8;18;19]
- In steden komt de gegeneraliseerde angststoornis vaker voor dan in rurale gebieden.[19;20]

Levensgebeurtenissen

- Een stressvolle gebeurtenis kan de aanleiding zijn voor het ontstaan van de gegeneraliseerde angststoornis[21;22], met name bij mensen die door erfelijke en biologische factoren extra kwetsbaar zijn voor deze angststoornis. Mogelijk ervaren deze kwetsbare mensen een gebeurtenis eerder als stressvol.[23-25]

7.3 Hoe verloopt de gegeneraliseerde angststoornis?

- Over de eerste jaren van een gegeneraliseerde angststoornis is uit onderzoek weinig bekend[26], omdat mensen met een gegeneraliseerde angststoornis zeer laat hulp inroepen.
- Gemiddeld duurt het maar liefst tien jaar voordat hulp wordt ingeschakeld. Slechts één op de drie mensen zoekt hulp in het eerste jaar na het ontstaan van de stoornis.[27;28]
- Eenmaal vastgesteld heeft de gegeneraliseerde angststoornis een chronisch verloop.[18;29;30] Slechts 15% heeft in een periode van één jaar gedurende twee of meer maanden geen symptomen. Na twee jaar is een kwart volledig hersteld, en na vijf jaar is dat bijna 40%.[30]

Factoren die het beloop bepalen

Factoren als geslacht, het hebben van een partner en sociaaleconomische status voorspellen het beloop van de gegeneraliseerde angststoornis niet.[31;32]

7.4 Komen er bij de gegeneraliseerde angststoornis nog andere aandoeningen voor?

Psychische stoornissen

Mensen met een gegeneraliseerde angststoornis hebben vaak tegelijkertijd een andere psychische stoornis. Het gaat daarbij met name om andere angststoornissen en stemmingsstoornissen.[2]

- Eén op de drie mensen met een gegeneraliseerde angststoornis heeft tegelijkertijd last van een specifieke of een sociale fobie; een op de vier lijdt ook aan een paniekstoornis.[33]
- De helft van de mensen met gegeneraliseerde angststoornis heeft gelijktijdig een depressie en een op de drie lijdt aan dysthymie.[33]

Lichamelijke ziekten

- Uit NEMESIS blijkt dat mensen met een gegeneraliseerde angststoornis vaak lijden aan somatische klachten[34] of een chronische somatische aandoening.[8]
- De gegeneraliseerde angststoornis gaat gepaard met overactivering van het sympathische deel van het autonome zenuwstelsel. Dit kan een hele reeks lichamelijke klachten teweeg brengen, zoals een drukkend gevoel op de borst, hartkloppingen en overmatig transpireren. Chronische overactivatie van het sympathische deel van het autonome zenuwstelsel kan uiteindelijk de kans op hart- en vaatziekten vergroten.[35;36]
- De gegeneraliseerde angststoornis gaat vaak gepaard met spierspanning die op den duur spierpijn in rug en schouders, trillingen en spanningshoofdpijn kunnen veroorzaken.[37]
- Mensen met een gegeneraliseerde angststoornis melden zich meestal niet met klachten van psychische aard bij hun huisarts, maar vooral met onverklaarbare lichamelijke klachten. Het grootste deel (41%) komt met klachten over hartkloppingen en duizeligheid, één op de drie noemt pijnklachten, en één op de tien meldt vermoeidheidsklachten of slaapproblemen.[38;39]

7.5   *Wat zijn de gevolgen van de gegeneraliseerde angststoornis?*

Kwaliteit van leven en levensverwachting

- Het RIVM heeft voor alle angststoornissen samen de ziektelast in Nederland vastgesteld op ruim 225.000 DALY's.[40] Voor de gegeneraliseerde angststoornis werd de wegingsfactor vastgesteld op 0,26.[41]
- Als we uitgaan van ongeveer 0,8% van de volwassenen in Nederland tussen 18 en 65 jaar[42] die de afgelopen maand leden aan een gegeneraliseerde angststoornis, vermenigvuldigd met de wegingsfactor 0,26, betekent dat ongeveer 20.000 DALY's voor alle volwassenen in deze leeftijdscategorie.
- Als ook de veel hogere cijfers uit het LASA-onderzoek onder ouderen worden meegeteld, lijden in Nederland ongeveer 275.000 mensen aan een gegeneraliseerde angststoornis.[43] Het aantal DALY's voor de hele bevolking wordt dan ongeveer 70.000.
- De invloed van de gegeneraliseerde angststoornis op het dagelijks leven is groot. Uit onderzoek blijkt dat mensen met een gegeneraliseerde angststoornis een significant lagere score hebben op vragenlijsten met betrekking tot kwaliteit van leven in verhouding tot mensen zonder gegeneraliseerde angststoornis.[38] De eigen algemene gezondheid en welzijn worden als zeer slecht ervaren.[44]
- Van de mensen met een gegeneraliseerde angststoornis die worden behandeld in de eerste lijn, denkt bijna de helft regelmatig aan suïcide.[45] Van de mensen met een bijkomende depressie is dat zelfs tweederde. Onbekend is hoeveel mensen met een gegeneraliseerde angststoornis daadwerkelijk suïcide pleegt.

Maatschappelijke kosten

Naar schatting wordt 2,3% van de kosten van de Nederlandse gezondheidszorg voor psychische stoornissen besteed aan de behandeling van mensen met angststoornissen. Het is niet exact na te gaan wat de directe zorgkosten zijn van de gegeneraliseerde angststoornis.[46]

- Vóór de diagnose wordt vastgesteld, doorlopen mensen met een generaliseerde angststoornis vaak eerst allerlei onnodige trajecten in de somatische zorg. Voorbeelden zijn fysiotherapie, cardiologisch onderzoek, bloedonderzoek en alternatieve geneeswijzen.[47;48]

- Mensen met een gegeneraliseerde angststoornis bezoeken twee maal zo vaak een huisarts als mensen zonder gegeneraliseerde angststoornis.[49]

De gegeneraliseerde angststoornis leidt tot veel arbeidsverzuim.

- In Amerikaans onderzoek bleek dat mensen met een gegeneraliseerde angststoornis gemiddeld tien dagen per maand verzuimden, terwijl degenen met een bijkomende depressie zestien dagen niet op hun werk konden verschijnen.[45] Van de mensen met een gegeneraliseerde angststoornis verzuimde slechts eenderde helemaal niet in de afgelopen maand. Van de mensen met een bijkomende depressie had slechts 18% niet verzuimd.
- Uit Nederlands eerstelijnsonderzoek bleek dat een kwart van de mensen met een gegeneraliseerde angststoornis beperkt werd in de uitoefening van het werk. De helft van hen ervoer lichamelijke beperkingen. Gemiddeld was het functioneren ruim vier dagen per maand ernstig belemmerd.[50]

7.6 Is de gegeneraliseerde angststoornis behandelbaar?

De informatie in deze paragraaf is afkomstig uit de multidisciplinaire richtlijn Angststoornissen (2003).

Medicatie

In dubbelblind onderzoek is aangetoond dat de volgende medicatie effectief is bij de behandeling van de gegeneraliseerde angststoornis:[51]

- Antidepressiva, te weten de SSRI paroxetine, de TCA's imipramine en trazodon.
- Buspiron.
- Benzodiazepinen.

SSRI's

De SSRI paroxetine is veilig en effectief bij de behandeling van de gegeneraliseerde angststoornis. [51] Ook op lange termijn blijft paroxetine effectief. Paroxetine wordt in het algemeen goed verdragen; door bijwerkingen valt ongeveer 10% van de behandelde patiënten voortijdig uit. Frequente bijwerkingen (tot 30%) zijn misselijkheid, constipatie, hoofdpijn en slaperigheid. Gewichtstoename is eveneens een bekende bijwerking op termijn. Overige ssri's (citalopram, fluoxetine, sertraline) zijn nog niet op placebogecontroleerde wijze onderzocht. Gezien hun effectiviteit bij de andere angststoornissen, mag ook effectiviteit bij de gegeneraliseerde angststoornis verwacht worden.

TCA (tricyclische antidepressiva): imipramine

De TCA imipramine is effectief bij de behandeling van de gegeneraliseerde angststoornis. [51] Overige TCA's zijn nog niet op effectiviteit onderzocht bij de behandeling van de gegeneraliseerde angststoornis. TCA's worden over het algemeen minder goed verdragen dan ssri's. Voorbeelden van bijwerkingen zijn: sufheid, droge mond, transpireren, hartkloppingen, obstipatie, urineretentie en reactietijdvertraging.

Buspiron

Buspiron is effectief bij de behandeling van de gegeneraliseerde angststoornis. Buspiron wordt in het algemeen, na initiële bijwerkingen, goed getolereerd. De meest gerapporteerde bijwerkingen zijn: duizeligheid, licht gevoel in het hoofd, hoofdpijn, misselijkheid en diarree. In Nederland wordt dit middel relatief weinig voorgeschreven bij mensen met een gegeneraliseerde angststoornis.

Benzodiazepinen

De benzodiazepinen alprazolam, diazepam, oxazepam en lorazepam zijn effectief bij de behandeling van de gegeneraliseerde angststoornis. [51] Er is geen duidelijk verschil in effectiviteit tussen deze middelen. Vergeleken met antidepressiva en buspiron, treedt het effect van de benzodiazepine sneller op en is de effectiviteit meer gericht op de somatische angstverschijnselen. Benzodiazepinen zijn relatief veilig. Belangrijke nadelen zijn de bijwerkingen op cognitief functioneren (anterograde amnesie oftewel het niet kunnen onthouden van nieuwe informatie) en het risico op afhankelijkheid.

Conclusie

Op basis van het bovenstaande blijkt er op grond van effectiviteit een voorkeur te bestaan voor antidepressiva of buspiron wanneer het gaat om vermindering van de psychische angstverschijnselen. Wanneer het alleen om vermindering van de lichamelijke verschijnselen van angst gaat hebben benzodiazepinen de voorkeur.[51]

Psychologische behandeling

Cognitieve gedragstherapie

In vergelijking met andere angststoornissen zijn er relatief weinig onderzoeksgegevens beschikbaar over psychologische interventies bij de gegeneraliseerde angststoornis. [51] Uit het wel beschikbare onderzoek blijkt dat cognitieve gedragstherapie effectief is bij de behandeling van de gegeneraliseerde angststoornis. Deze therapievorm kan zowel individueel als in groepsverband worden aangeboden.

Exposure in vivo

Exposure in vivo is effectief bij de behandeling van de gegeneraliseerde angststoornis.[51] In deze behandelingen worden patiënten rechtstreeks langs imaginaire weg blootgesteld aan hun piekerthema's of aan concrete *cues* die het piekeren uitlokken. Uit onderzoek blijkt exposure in vivo iets minder effectief te zijn dan cognitieve gedragstherapie. De therapievorm kan zowel individueel als in groepsverband worden aangeboden.

Applied relaxation

Het is aannemelijk dat *applied relaxation* effectief is bij de behandeling van de gegeneraliseerde angststoornis. Het is een coping- en relaxatietechniek. Stapsgewijs leert de patiënt zich ontspannen en dit uiteindelijk toe te passen in angstige situaties.

Anxiety management

Het is aannemelijk dat *anxiety management* effectief is bij de gegeneraliseerde angststoornis. Onder deze therapievorm wordt een combinatie van verschillende gedragstherapeutische interventies verstaan. Zo wordt onder andere gebruik gemaakt van copingstrategieën, ontspanningsoefeningen, *positive self-talk* en *image switching*. Anxiety management wordt doorgaans in een individueel format binnen een kortdurende behandelopzet van 10 tot 15 sessies gegeven.

Conclusie

Het verdient aanbeveling om cognitieve gedragstherapie vooralsnog de psychologische hoofdinterventie te laten zijn bij de behandeling van de gegeneraliseerde angststoornis. Zo nodig kan de interventie aangevuld worden met exposure in vivo, applied relaxation en/of anxiety management.

Referenties gegeneraliseerde angststoornis

1. American Psychiatric Association (2000). *Diagnostic and statistical manual of mental disorders [DSM-IV-TR].* Washington, DC: American Psychiatric Association.
2. Kessler, R., Wittchen, H. (2002). Patterns and correlates of generalized anxiety disorder in community samples. *Journal of Clinical Psychiatry,* 63 (Supplement 8): 4-10.
3. Brown, T., Chorpita, B., Barlow, D. (1998). Structural relationships among dimensions of the DSM-IV anxiety and mood disorders and dimensions of negative affect, positive affect, and autonomic arousal. *Journal of Abnormal Psychology,* 107(2): 179-192.
4. Bijl, R., Ravelli, A., Zessen, G. van (1998). Prevalence of psychiatric disorder in the general population: results of The Netherlands Mental Health Survey and Incidence Study (NEMESIS). *Social Psychiatry and Psychiatric Epidemiology,* 33(12): 587-595.
5. Kessler, R., McGonagle, K., Zhao, S., Nelson, C., Hughes, M., Eshleman, S., e.a. (1994). Lifetime and 12-month prevalence of DSM-III-R psychiatric disorders in the United States. Results from the National Comorbidity Survey. *Archives of General Psychiatry,* 51(1): 8-19.
6. Bijl, R., Graaf, R. de, Ravelli, A., Smit, F., Vollebergh, W. (2002). Gender and age-specific first incidence of DSM-III-R psychiatric disorders in the general population Re-

sults from the Netherlands Mental Health Survey and Incidence Study (NEMESIS). *Social Psychiatry and Psychiatric Epidemiology,* 37(8): 372-379.
7. Verhulst, F., Ende, J. van der, Ferdinand, R., Kasius, M. (1997). The prevalence of DSM-III-R diagnoses in a national sample of Dutch adolescents. *Archives of General Psychiatry,* 54(4): 329-336.
8. Graaf, R. de, Bijl, R., Smit, F., Vollebergh, W., Spijker, J. (2002). Risk factors for 12-month comorbidity of mood, anxiety, and substance use disorders: findings from the Netherlands Mental Health Survey and Incidence Study. *American Journal of Psychiatry,* 159(4): 620-629.
9. Wittchen, H., Hoyer, J. (2001). Generalized anxiety disorder: nature and course. *Journal of Clinical Psychiatry,* 62(Supplement 11): 15-19.
10. Beekman, A., Bremmer, M., Deeg, D., Balkom, A. van, Smit, J., Beurs, E. de, e.a. (1998). Anxiety disorders in later life: a report from the Longitudinal Aging Study Amsterdam. *International Journal of Geriatric Psychiatry,* 13(10): 717-726.
11. Hettema, J., Prescott, C., Kendler, K. (2001). A population-based twin study of generalized anxiety disorder in men and women. *Journal of Nervous and Mental Disease,* 189(7): 413-420.
12. Boomsma, D., Beem, A., Berg, M. van den, Dolan, C., Koopmans, J., Vink, J., e.a. (2000). Netherlands twin family study of anxious depres-

sion (NETSAD). *Twin Research,* 3(4): 323-334.

13. Kendler, K., Neale, M., Kessler, R., Heath, A., Eaves, L. (1992). Major depression and generalized anxiety disorder. Same genes, (partly) different environments? *Archives of General Psychiatry,* 49(9): 716-722.

14. Kendler, K. (1996). Major depression and generalised anxiety disorder. Same genes, (partly)different environments: revisited. *The British Journal of Psychiatry,* 168(Supplement 30): s68-s75.

15. Roy, M., Neale, M., Pedersen, N., Mathe, A., Kendler, K. (1995). A twin study of generalized anxiety disorder and major depression. *Psychological Medicine,* 25(5): 1037-1049.

16. Connor, K., Davidson, J. (1998). Generalized anxiety disorder: neurobiological and pharmacotherapeutic perspectives. *Biological Psychiatry,* 44(12): 1286-1294.

17. Jetty, P., Charney, D., Goddard, A. (2001). Neurobiology of generalized anxiety disorder. *Psychiatric Clinics of North America,* 24(1): 75-97.

18. Blazer, D., Hughes, D., George, L., Swartz, M., Boyer, R. (1991). Generalized anxiety disorder. In: L.N. Robins, D.A. Regier (red.). *Psychiatric disorders in America: the epidemiological catchment area study,* p. 180-203. New York: The Free Press.

19. Wittchen, H., Zhao, S., Kessler, R., Eaton, W. (1994). DSM-III-R generalized anxiety disorder in the National Comorbidity Survey. *Archives of General Psychiatry,* 51(5): 355-364.

20. Peen, J., Bijl, R., Spijker, J. (2002). Neemt de prevalentie van psychiatrische stoornissen toe met de stedelijkheidsgraad? *Tijdschrift voor Psychiatrie,* 44(4): 225-235.

21. Blazer, D., Hughes, D., George, L. (1987). Stressful life events and the onset of a generalized anxiety syndrome. *American Journal of Psychiatry,* 144(9): 1178-1183.

22. Keller, M. (2002). The long-term clinical course of generalized anxiety disorder. *Journal of Clinical Psychiatry,* 63(Supplement 8): 11-16.

23. Brantley, P., Mehan, D., Jr., Ames, S., Jones, G. (1999). Minor stressors and generalized anxiety disorder among low-income patients attending primary care clinics. *Journal of Nervous and Mental Disease,* 187(7): 435-440.

24. Foley, D., Neale, M., Kendler, K. (1996). A longitudinal study of stressful life events assessed at interview with an epidemiological sample of adult twins: the basis of individual variation in event exposure. *Psychological Medicine,* 26(6): 1239-1252.

25. Kendler, K., Neale, M., Kessler, R., Heath, A., Eaves, L. (1993). A twin study of recent life events and difficulties. *Archives of General Psychiatry,* 50(10): 789-796.

26. Sanderson, W., Barlow, D. (1990). A description of patients diagnosed with DSM-III-R generalized anxiety disorder. *Journal of Nervous and Mental Disease,* 178(9): 588-591.

27. Kessler, R., Olfson, M., Berglund, P. (1998). Patterns and predictors of treatment contact after first onset of psychiatric disorders. *The American Journal of Psychiatry,* 155(1): 62-69.

28. Olfson, M., Kessler, R., Berglund, P., Lin, E. (1998). Psychiatric disorder onset and first treatment contact in the United States and Ontario. *The American Journal of Psychiatry,* 155 (10): 1415-1422.

29. Brilman, E., Brink, W. van den, Giel, R., Ormel, J. (1992). Voorkomen en lange-termijnbeloop van psychische stoornissen in de huisartspraktijk. *Tijdschrift voor Psychiatrie,* 34(6): 385-399.

30. Yonkers, K., Warshaw, M., Massion, A., Keller, M. (1996). Phenomenology and course of generalised anxiety disorder. *The British Journal of Psychiatry,* 168(3): 308-313.

31. Kessler, R. (2000). The epidemiology of pure and comorbid generalized anxiety disorder: a review and evaluation of recent research. *Acta Psychiatrica Scandinavica*, 406(Supplementum) : 7-13.

32. Yonkers, K., Dyck, I., Warshaw, M., Keller, M. (2000). Factors predicting the clinical course of generalised anxiety disorder. *The British Journal of Psychiatry*, 176(6): 544-549.

33. Ravelli, A., Bijl, R., Zessen, G. van (1998). Comorbiditeit van psychiatrische stoornissen in de Nederlandse bevolking; resultaten van de Netherlands Mental Health Survey and Incidence Study (NEMESIS). *Tijdschrift voor Psychiatrie*, 40(9): 531-544.

34. Neeleman, J., Ormel, J., Bijl, R. (2001). The distribution of psychiatric and somatic ill health: associations with personality and socioeconomic status. *Psychosomatic Medicine*, 63(2): 239-247.

35. Gorman, J., Sloan, R. (2000). Heart rate variability in depressive and anxiety disorders. *American Heart Journal*, 140(4 Suppl): 77-83.

36. Rozanski, A., Blumenthal, J., Kaplan, J. (1999). Impact of psychological factors on the pathogenesis of cardiovascular disease and implications for therapy. *Circulation*, 99(16): 2192-2217.

37. Rickels, K., Rynn, M., Khalid-Khan, S. (2002). Diagnosis and evaluation of generalized anxiety disorder patients. In: D. Nutt, K. Rickels, D.J. Stein (red.). *Generalized anxiety disorder: symptomatology, pathogenesis and management*, p. 27-40. London: Martin Dunitz.

38. Wittchen, H., Carter, R., Pfister, H., Montgomery, S., Kessler, R. (2000). Disabilities and quality of life in pure and comorbid generalized anxiety disorder and major depression in a national survey. *International Clinical Psychopharmacology*, 15(6) : 319-328.

39. Wittchen, H., Lieb, R., Wunderlich, U., Schuster, P. (1999). Comorbidity in primary care: presentation and consequences. *Journal of Clinical Psychiatry*, 60(Supplement 7): 29-36.

40. Hoeymans, N., Poos, M. (2003). De ziektelast in DALY's: omvang van het probleem. Sterfte, ziekte en ziektelast voor 49 geselecteerde aandoeningen in Nederland. *Volksgezondheid Toekomst Verkenning, Nationaal Kompas Volksgezondheid*, Bilthoven: RIVM. www.rivm.nl/vtv/data/kompas/gezondheidstoestand/svm/daly/daly_huidig_48ziekten.

41. Stouthard, M., Essink-Bot, M., Bonsel, G. (2000). Disability weights for diseases. A modified protocol and results for a Western European Region. *European Journal of Public Health*, 10(1): 24-30.

42. Bijl, R., Zessen, G. van, Ravelli, A. (1997). Psychiatrische morbiditeit onder volwassenen in Nederland: het NEMESIS-onderzoek. II. Prevalentie van psychiatrische stoornissen. *Nederlands Tijdschrift voor Geneeskunde*, 141(50): 2453-2460.

43. Balkom, A. van, Dyck, R. van, Gijsen, R., Poos, M. (2003). Hoe vaak komen angststoornissen voor? *Volksgezondheid Toekomst Verkenning, Nationaal Kompas Volksgezondheid*, Bilthoven: RIVM. www.rivm.nl/vtv/data/kompas/gezondheidstoestand/ziekte/angststoornis/angststoornis_omvang.

44. Wittchen, H., Beesdo, K., Kessler, R. (2002). The impact of generalized anxiety disorder. In: D. Nutt, K. Rickels, D.J. Stein (red.). *Generalized anxiety disorder: symptomatology, pathogenesis and management*, p. 11-26. London: Martin Dunitz.

45. Wittchen, H., Hoyer, J., Beesdo, K., Krause, P. (2001). GAD-P-studie. Bundesweite Studie Generalisierte Angst und Depression im primaeraerztlichen bereich. *Fortschritte der Medizin.Originalien*, 119(Suppl 1): 42-49.

46. Takken, J., Polder, J., Meerding, W., Kommer, G., Stokx, L. (2002). *Kosten van ziekten in Nederland: hoofdlijnen.* Bilthoven: RIVM.

47. Logue, M., Thomas, A., Barbee, J., Hoehn-Saric, R., Maddock, R., Schwab, J., e.a. (1993). Generalized anxiety disorder patients seek evaluation for cardiological symptoms at the same frequency as patients with panic disorder. *Journal of Psychiatric Research*, 27(1): 55-59.

48. Wittchen, H. (2002). Generalized anxiety disorder: prevalence, burden, and cost to society. *Depression and Anxiety*, 16(4): 162-171.

49. Ormel, J., Koeter, M., Brink, W. van den, Van de Willige, G. (1991). Recognition, management, and course of anxiety and depression in general practice. *Archives of General Psychiatry*, 48(8): 700-706.

50. Ormel, J., Korff, M. von, Ustun, T., Pini, S., Korten, A., Oldehinkel, T. (1994). Common mental disorders and disability across cultures. Results from the WHO Collaborative Study on Psychological Problems in General Health Care. *JAMA*, 272 (22): 1741-1748.

51. Multidisciplinaire richtlijn Angststoornissen (2003). *Richtlijn voor de diagnostiek, behandeling en begeleiding van volwassen cliënten met een angststoornis. Landelijke Stuurgroep Richtlijnontwikkeling in de GGZ.* Utrecht: Trimbos-instituut.

8 Posttraumatische stressstoornis (PTSS)

8.1 Wat is een posttraumatische stressstoornis?

De term posttraumatische stressstoornis wordt meestal afgekort als PTSS. Soms wordt wel de Engelstalige afkorting PTSD (*posttraumatic stress disorder*) gebruikt.

De introductie van PTSS als psychiatrische diagnose hangt samen met de nasleep van de Vietnamoorlog. PTSS wordt daarom door veel mensen direct in verband gebracht met oorlogservaringen.[1] Dat is niet juist. PTSS kan ook het gevolg zijn van andersoortige trauma's zoals: een natuurramp, vliegtuigongeluk, terroristische aanslag, aanranding, verkrachting, beroving met geweld en confrontatie met iemand die ernstig gewond of overleden is.[2;3]

Met de term trauma wordt hier de beleving van een schokkende gebeurtenis bedoeld. De volgende twee kenmerken van dergelijke gebeurtenissen zijn daarbij relevant.[4]

- Extreem *verlies aan controle*. Mensen zijn hun greep op het dagelijks leven kwijt en hebben geen beheersing over de loop der dingen meer. Machteloosheid is een woord dat veelvuldig door slachtoffers wordt gehanteerd.
- Het tweede kenmerk van een trauma is de enorme *ontwrichting* waarmee de gebeurtenissen gepaard gaan. Vanzelfsprekende verwachtingen en vooronderstellingen zijn niet meer geldig. Het vertrouwen in zichzelf en andere mensen, de zekerheid van het dagelijkse bestaan en het besef van de eigen onkwetsbaarheid gaan abrupt verloren.[5]

Een schokkende gebeurtenis kan een ernstige verstoring van het psychobiologische evenwicht veroorzaken.[6;7] Mensen blijven als het ware ingesteld op gevaar (dat niet meer aanwezig is): de angst blijft permanent be-

staan. Deze toestand hindert hen op vele manieren in het dagelijkse bestaan. Chronische stress, overmatige waakzaamheid en allerlei lichamelijke klachten kunnen het gevolg zijn.

Symptomen en diagnose

Volgens de DSM-IV-TR gelden voor PTSS de volgende criteria.[8]

- Blootstelling aan een gebeurtenis (trauma) die een feitelijke of
  dreigende dood of een ernstige verwonding met zich meebrengt,
  of die een bedreiging vormt voor de fysieke integriteit van betrokkene of van anderen. De betrokkene reageert op deze gebeurtenis
  met intense angst, hulpeloosheid of afschuw.
- Voortdurende herbeleving van de traumatische gebeurtenis op
  minstens één van de volgende vijf manieren:
  - terugkerende en zich opdringende onaangename herinnerin-
    gen aan de gebeurtenis;
  - terugkerende akelige dromen over de gebeurtenis;
  - handelen of voelen alsof de traumatische gebeurtenis op-
    nieuw plaatsvindt;
  - intens psychisch lijden bij blootstelling aan interne of exter-
    ne stimuli die een aspect van de traumatische gebeurtenis
    symboliseren of erop lijken;
  - fysiologische reacties bij blootstelling aan interne of externe
    stimuli die een aspect van de traumatische gebeurtenis sym-
    boliseren of erop lijken.
- Aanhoudende vermijding van prikkels die bij het trauma horen,
  of afstomping van de algemene reactiviteit, blijkend uit minstens
  drie van de volgende zeven symptomen:
  - pogingen gedachten, gevoelens of gesprekken horend bij het
    trauma te vermijden;
  - pogingen activiteiten, plaatsen of mensen die herinneringen
    oproepen aan het trauma te vermijden;
  - onvermogen zich een belangrijk aspect van het trauma te
    herinneren;
  - duidelijk verminderde belangstelling voor of deelname aan
    belangrijke activiteiten;
  - gevoelens van onthechting of vervreemding van anderen;
  - beperkt uiten van gevoelens;
  - het gevoel hebben een beperkte toekomst te hebben.

- Aanhoudende symptomen van verhoogde prikkelbaarheid die voorafgaande aan de traumatische gebeurtenis niet aanwezig waren, blijkend uit minstens twee van de volgende vijf symptomen:
  - moeite met inslapen of doorslapen;
  - prikkelbaarheid of woede-uitbarstingen;
  - moeite met concentreren;
  - overmatige waakzaamheid;
  - overdreven schrikreacties.
- De bovengenoemde symptomen duren langer dan één maand.
- De stoornis veroorzaakt in belangrijke mate lijden of beperkingen in sociaal of beroepsmatig functioneren of het functioneren op andere belangrijke terreinen.[8]

Typen posttraumatische stressstoornis

Op grond van de leeftijd van het slachtoffer worden twee soorten trauma's onderscheiden:
- vroegkinderlijke of chronische trauma's;
- acute trauma's op volwassen leeftijd.

Er kan daarnaast een onderscheid gemaakt worden op grond van de tijdspanne tussen het trauma en de eerste klachten. Bij PTSS met een verlaat begin ontstaan de symptomen minstens zes maanden na het trauma.[8] In veruit de meeste gevallen ontstaan de PTSS-symptomen eerder.[9;10]

Onderscheid met andere stoornissen

Ook bij het ontstaan van andere stoornissen kunnen negatieve levensgebeurtenissen een belangrijke rol spelen.[11] Bij PTSS is er echter altijd een direct verband met een trauma. PTSS verschilt van andere angststoornissen doordat men bij PTSS niet het trauma zelf, maar een herinnering aan het trauma probeert te vermijden.[3]

Naast PTSS bevat de DSM-IV-TR een andere stoornis die direct met een trauma verband houdt: de acute stressstoornis.[12]
Kenmerkend voor deze stoornis is dat men tijdens het doormaken of onmiddellijk na het doormaken van de gebeurtenis dissociatieve symptomen heeft, zoals:
- een subjectief gevoel van verdoving;
- afwezigheid van emotionele reacties;

- het zich niet meer kunnen herinneren van belangrijke aspecten van het trauma.[8]

Een belangrijk verschil met PTSS is de tijdsduur. Acute stressstoornis duurt minimaal twee dagen en maximaal vier weken en treedt binnen vier weken na de traumatische gebeurtenis op.[2;8] Bij PTSS is de duur van de symptomen langer dan een maand en kan de stoornis ook veel later nog ontstaan.

Sommige schokkende gebeurtenissen zijn zo extreem dat bepaalde mensen voorgoed veranderen. Hierbij valt te denken aan oorlogservaringen, zoals het verblijf in een concentratiekamp, of aan langdurige mishandeling zoals bij incest.

- Er treden blijvende veranderingen op in de stemming. Er treedt een langdurige depressie op; men voelt zich verlaten. Het is niet meer goed mogelijk echt te genieten en zich te verdiepen in interesses en sociale contacten.
- Ook de relaties met andere personen ondergaan een verandering. Er is geen vertrouwen in anderen meer. Men voelt zich gauw bedreigd en trekt zich snel terug.

Men duidt deze bovengenoemde ernstige gevolgen van langdurig geweld bij elkaar wel aan als complexe posttraumatische stressstoornis,[13] of als posttraumatische karakterstoornis,[14] maar deze begrippen zijn nog niet als diagnoses in de DSM opgenomen.

8.2 *Hoe vaak komt de posttraumatische stressstoornis voor en bij wie?*

Hoe vaak komt de posttraumatische stressstoornis voor?

Van de Nederlandse bevolking is onbekend hoeveel mensen lijden aan PTSS.[15;16] Nederlands onderzoek naar psychische problematiek onder de bevolking heeft deze angststoornis namelijk niet gemeten.

De verschillen tussen de verschillende internationale onderzoeken zijn groot.

- Uit ouder onderzoek in de Verenigde Staten bleek 1 tot 1,5% van de bevolking ooit PTSS te hebben gehad.[10;17] Uit recenter onderzoek onder volwassenen in de VS blijkt echter 8% ooit in het leven PTSS te hebben gehad,[18] waarvan de helft nog in het afgelopen jaar.[19]

- Recent onderzoek onder volwassenen in Australië laat zien dat 1,3% van de volwassenen in het afgelopen jaar leed aan PTSS.[20] In Canada was dat bij 2% van de volwassenen het geval.[1]
- Van de jongvolwassenen in de VS, leed 9% ooit aan PTSS.[9] In Duitsland was dat slechts 1,3%.[21]

Deze verschillen kunnen waarschijnlijk voor een belangrijk deel worden verklaard door het gebruik van verschillende meetinstrumenten en de verruiming van de diagnostische criteria in de opeenvolgende versies van de DSM.

Bij wie komt de posttraumatische stressstoornis voor?

In deze paragraaf staan risicogroepen en -indicatoren beschreven van het vóórkomen van PTSS. In werkelijkheid is de kans op PTSS afhankelijk van twee afzonderlijke factoren: de kans op het meemaken van een trauma en het risico om na een trauma PTSS te ontwikkelen. Beide factoren hebben hun eigen, en soms zeer verschillende, risicogroepen en -indicatoren, die los van elkaar worden beschreven in een apart kader.

Geslacht en leeftijd

- Vrouwen hebben twee maal zo veel kans PTSS te krijgen als mannen.[1;9;18;22;23]
  - Slechts enkele studies zien geen verhoogde kans bij vrouwen.[10;17;24] Enkele andere studies zien juist een veel grotere kans bij vrouwen dan bij mannen.
  - Vooral de jongste leeftijdsgroepen tot 15 jaar laten grote verschillen zien tussen mannen en vrouwen in het voorkomen van PTSS; deze verschillen zijn er veel minder in de oudere leeftijdsgroepen.[23]
  - Vrouwen lopen niet meer kans om een trauma mee te maken, maar als dat gebeurt, lopen ze wel meer kans om PTSS te ontwikkelen naar aanleiding van het trauma (zie kader).[9;18;21;22]
- Van de volwassenen tot 65 jaar hebben de ouderen ongeveer even vaak geleden aan PTSS als jongvolwassenen.[10;18;24;25] Dit betekent waarschijnlijk dat PTSS meestal in de jeugd ontstaat.

Individuele kwetsbaarheid

- Erfelijke factoren zijn mogelijk mede van invloed op het ontstaan van PTSS. In de familie van mensen met PTSS komen meer mensen voor met psychische stoornissen of verslavingsproblemen.[17;25]
- PTSS komt vaker voor bij mensen met een lager opleidingsniveau of een lager inkomen.[9;21;25] In dit verband wordt armoede in het ouderlijk gezin ook genoemd.[17] Waarschijnlijk komt dit doordat mensen in de lagere sociaaleconomische klassen meer kans lopen op het meemaken van trauma's (zie kader).[9;25]
- Een neurotische kwetsbaarheid verhoogt de kans op PTSS.[9;26;27]
- Andere psychische stoornissen die voorafgaand aan het trauma al bestaan,[25] of die ontstaan vlak na het trauma,[28] verhogen de kans op het ontstaan van PTSS. Het gaat vooral om angststoornissen, minder om stemmingsstoornissen, en niet om middelengerelateerde stoornissen.[9;25;29] Vooral sociale fobie en specifieke fobie gaan dan aan PTSS vooraf.[21]
- Gedragsproblemen op jongere leeftijd voorspellen mogelijk het ontstaan van PTSS.[10]

Omgevingsfactoren

- PTSS komt beduidend vaker voor bij personen die beroepsmatig met traumatische gebeurtenissen in aanraking komen, zoals mensen werkzaam bij de brandweer, politie, of de hulpverlening bij rampen.[30]
- PTSS komt ook vaak voor bij vluchtelingen, omdat zij vaak vanwege traumatische gebeurtenissen zijn gevlucht uit hun land van herkomst.[31]
- Gescheiden en verweduwde mensen hebben meer kans op PTSS dan gehuwden of nooit gehuwden.[18;24;29]
- Mensen die minder sociale steun ontvangen lopen meer kans op PTSS.[17]
- In steden komt PTSS vaker voor dan in rurale gebieden.[21]

Levensgebeurtenissen

- Per definitie zijn traumatische gebeurtenissen van belang bij het ontstaan van PTSS.
  - Meer dan de helft van de bevolking (56% in onderzoek in

de Verenigde Staten en 57% in Australië) maakte ooit een trauma mee.[18;24]

- In de meerderheid van de gevallen gaat het om meer dan één traumatische gebeurtenis.[18;21;22;24]
- Niet iedereen die een trauma meemaakt ontwikkelt PTSS. Slechts 8% van de mannen en 20% van de vrouwen die een trauma meemaken ontwikkelen PTSS.[18]
- Het ontwikkelen van PTSS is mede afhankelijk van het type gebeurtenis. Ernstige trauma's[29] – bijvoorbeeld levensbedreigende situaties – geven de grootste kans; ernstige ongelukken en natuurrampen de laagste. Fysiek geweld of toeschouwer zijn van fysiek geweld (of moord) zit er tussenin.[9;18;24;25]
- Ander onderzoek laat zien dat slachtoffers van seksueel misbruik de grootste kans lopen op PTSS.[21] Zo bleek in een studie dat de helft van de slachtoffers van verkrachting PTSS ontwikkelden, terwijl dat gold voor slechts 4% van de slachtoffers van een natuurramp met brand.[18]
- De aard van het trauma verschilt tussen mannen en vrouwen met PTSS. Bij de helft van de vrouwen met PTSS bestond het trauma uit verkrachting of aanranding. Ruim de helft van de mannen met PTSS was slachtoffer of getuige van geweld.[18;24]

- Hoe lager de leeftijd waarop men het trauma meemaakte, hoe groter de kans op PTSS.[21] Een trauma in de kindertijd,[9;17;25;26] zoals vroege scheiding van het kind van de ouders[9;17] of echtscheiding van de ouders, verhoogt de kans op PTSS.[17]
- Hoe meer traumatische gebeurtenissen men in het verleden meemaakte, hoe groter de kans op PTSS na een trauma.[21]
- Een grotere kans op PTSS geldt ook bij stressvolle levensgebeurtenissen die plaatsvinden na het feitelijke trauma.[32]
- Directe emotionele en dissociatieve reacties op het trauma zelf blijken sterk het latere optreden van PTSS te kunnen voorspellen.[33;34]

De kans op een trauma en het risico van PTSS

De kans op PTSS is afhankelijk van twee afzonderlijke factoren: de kans op het meemaken van een trauma en het risico om na een trauma PTSS te ontwikkelen. Beide factoren hebben hun eigen, en soms zeer verschillende, risicogroepen en -indicatoren.

- Mannen lopen in alle studies een groter risico een trauma mee te maken dan vrouwen[1;9;18;21;24], op een enkele studie na waarin geen verschil in sekse wordt gevonden.[23] Jongeren[25;22] lopen ook meer risico, en dit hangt volgens sommige onderzoekers samen met hun levensstijl.[9] Laag opgeleiden[9;21;25], mensen met een neurotische aanleg[9;35], extraverte mensen[9], mensen met gedragsproblemen op jongere leeftijd[9;10], mensen met een voorafgaande geschiedenis van psychische stoornissen[25;36], zowel stemmings-, angst- als middelenstoornissen[21;25] lopen ook meer kans op een trauma.

- Als het trauma eenmaal heeft plaatsgevonden, lopen vrouwen meer risico PTSS te ontwikkelen dan mannen.[9;18;21;22;37] Dit verhoogde risico hangt niet alleen samen met verschillen in de aard van de meegemaakte trauma's.[18;37] Vrouwen ontwikkelen eerder dan mannen PTSS bij op hen gericht fysiek geweld dat niet-seksueel van aard is, maar zij ontwikkelen niet vaker PTSS bij natuurrampen en het meemaken van verwonding van anderen.[37] Mensen met een neurotische aanleg[9] ontwikkelen na een trauma ook eerder PTSS, en dat geldt ook voor mensen met eerdere angststoornissen en in mindere mate met stemmingsstoornissen,[9;21] maar niet met middelenstoornissen[25 9;21] of gedragsstoornissen.[9] Verder blijkt het type trauma van belang: een trauma door seksueel misbruik geeft een grotere kans op PTSS dan een ander trauma.[21] Daarnaast blijkt dat hoe meer traumatische gebeurtenissen men meemaakte, hoe groter de kans is op PTSS.[21]

8.3 *Hoe verloopt de posttraumatische stressstoornis?*

- PTSS ontstaat vaak al op jongere leeftijd, met name bij vrouwen.[18] PTSS komt bij adolescenten en jonge volwassenen in verhouding veel voor.[9;22]

- PTSS heeft vaak een chronisch verloop.
  - Van de mensen die ooit in hun leven aan PTSS leden, deed

ruim de helft (54%) dat ook in het laatste jaar.[21] Van de mensen die in het afgelopen jaar leden aan PTSS, deed 69% dat ook nog in de afgelopen maand.[20]

– Van de mensen die hulp zochten voor PTSS is na drie jaar de helft hersteld, zonder hulp was de helft na meer dan vijf jaar hersteld. Ongeveer een op de drie had na tien jaar de stoornis nog steeds.[18]

– Ander onderzoek laat zien dat PTSS bij 57% van de mensen een duur heeft van meer dan een jaar.[38] Weer ander onderzoek vond een mediaan van 25 maanden; en bij eenderde van de gevallen duurde de PTSS meer dan vijf jaar.[22]

• Onderzoek naar de late gevolgen van de Tweede Wereldoorlog laat zien dat PTSS heel lang na de traumatische gebeurtenissen (nog) aanwezig kan zijn: 15 tot 25% van de mensen leed na 50 jaar nog aan een posttraumatische stressstoornis.[39;40]

Factoren die het beloop bepalen

Enkele onderzoeken hebben de factoren onderzocht die de duur van PTSS bepalen, of die bepalen of de ziekte chronisch wordt.[10;22;38] PTSS duurt langer bij:

• vrouwen[21;22;38];
• de afwezigheid van sociale steun[41];
• de aanwezigheid van andere angst- of stemmingsstoornissen[38;42], of somatische ziekten[38];
• de aanwezigheid van specifieke PTSS-symptomen, zoals hyperreactiviteit op prikkels die het trauma symboliseren, en concentratieproblemen[38];
• een groter aantal PTSS-symptomen[38];
• een ernstiger type trauma[10;22];
• al eerder aanwezige psychosociale beperkingen.[42]

8.4 Komen er bij de posttraumatische stressstoornis nog andere aandoeningen voor?

Psychische stoornissen

Mensen met PTSS hebben vaak andere psychische stoornissen of hebben die in het verleden gehad.[9;10;17;21;36;43;44] Zo blijkt uit onderzoek in de VS dat 79% van de vrouwen en 88% van de mannen die ooit een PTSS hebben meegemaakt ook een andere psychische stoornis in hun leven hebben gehad.[18]

Mensen die nu lijden aan PTSS hebben een vergrote kans om ooit in hun leven te hebben geleden of te gaan lijden aan de volgende stoornissen.

- *Stemmingsstoornissen*, zoals depressie in engere zin. Vrouwen met PTSS lopen een vier keer zo grote kans ooit in het leven een depressie te hebben gehad dan vrouwen zonder PTSS; mannen hebben een zeven keer zo grote kans.[18]
- Alle andere *angststoornissen*, zoals paniekstoornis (een drie keer zo grote kans bij vrouwen; een vier keer zo grote kans bij mannen).[18]
- *Alcoholmisbruik of -afhankelijkheid*; een twee keer zo grote kans bij zowel vrouwen als mannen.[18]
- *Gedragsstoornis*; een drie keer zo grote kans bij zowel vrouwen als mannen.[18;45]

Genoemde kansen zijn beduidend hoger als wordt gekeken naar het samen voorkomen in het afgelopen jaar.[22;24]

De volgorde van optreden verschilt per psychische stoornis. Sommige stoornissen – zoals de depressieve stoornis – kunnen zowel vóór als na de PTSS ontstaan.[18]

- Stemmingsstoornissen en middelengerelateerde stoornissen (en bij vrouwen ook de antisociale persoonlijkheidsstoornis) zijn stoornissen die vooraf kunnen gaan aan PTSS.[18]
- Depressieve stoornis[21;36], agorafobie[21] en middelengerelateerde stoornissen zijn stoornissen die na of tegelijkertijd met het ontstaan van PTSS naar voren kunnen komen.[21;36;46]

Lichamelijke ziekten

Levensbedreigende somatische ziekten of een ingrijpende behandeling daarvan, kunnen een trauma zijn dat de aanleiding vormt voor het ontstaan van PTSS.[47;48] PTSS komt daarom bij mensen met ernstige lichamelijke ziekten vaker voor.

Daarnaast blijkt uit enkele onderzoeken dat PTSS vaker samengaat – zonder dat de ziekte per se de oorzaak van PTSS is – met maagzweer[17], hypertensie[17], (reumatische) artritis[38], bronchitis[38], migraine[38] en gynaecologische klachten bij vrouwen.[38] Nog onduidelijk is hoe dit verband kan worden verklaard.

8.5 Wat zijn de gevolgen van de posttraumatische stressstoornis?

Kwaliteit van leven en levensverwachting

- Mensen met PTSS functioneren op het werk of op school gemiddeld beduidend slechter dan mensen zonder een psychische stoornis.[1;2]
- Interpersoonlijke beperkingen (bijvoorbeeld interpersoonlijk wantrouwen, of een sociaal isolement) komen relatief vaker voor bij mensen met PTSS.[2]
- Het RIVM heeft voor alle angststoornissen samen de ziektelast in Nederland in DALY's vastgesteld op ruim 225.000. Voor PTSS is de wegingsfactor vastgesteld op een minimumwaarde van 0,13 en een maximumwaarde van 0,51. Bij een geschatte waarde van een wegingsfactor van 0,32 en bij een éénmaandsprevalentie van 1,5% bij 10,4 miljoen volwassenen, kan het aantal DALY's worden geschat op ongeveer 50.000 verloren gezonde levensjaren per jaar.
- PTSS lijkt, los van het trauma zelf, geen belangrijke doodsoorzaak te zijn.[49]

Maatschappelijke kosten

- Mensen met PTSS hebben, vergeleken met mensen met andere psychische aandoeningen, een relatief hoog zorggebruik vanwege hun psychische problematiek. In de VS krijgt ruim eenderde van de mensen met PTSS psychische hulp, terwijl dat voor alle angststoornissen samen slechts een kwart is.[19]
- Zij maken relatief vaak gebruik van de somatische gezondheidszorg. Ook het aantal bezoeken aan de GGZ is relatief hoog.[19]
- Naar schatting wordt 2,3% van de kosten van de Nederlandse gezondheidszorg voor psychische stoornissen uitgegeven aan angststoornissen.[50] Het is niet bekend welk gedeelte van dit bedrag wordt uitgegeven aan PTSS.

8.6 Is de posttraumatische stressstoornis behandelbaar?

De gegevens in deze paragraaf zijn afkomstig uit de multidisciplinaire richtlijn Angststoornissen (2003).[51]

Medicatie

In dubbelblind onderzoek is vastgesteld dat de volgende geneesmiddelen effectief zijn bij de behandeling van PTSS:[51]

- SSRI's;
- TCA's;
- MAOI's;
- anticonvulsiva.

SSRI's

De SSRI's fluoxetine, sertraline, paroxetine en fluvoxamine zijn veilig en effectief bij PTSS.[51] De SSRI's sertraline en fluoxetine blijven effectief op lange termijn. Van de andere SSRI's is dit nog niet onderzocht. Het effect is meestal na 8 tot 12 weken te beoordelen, waarbij de symptomen *hyper arousal* en vermijding eerder verbeteren dan de herbelevingen. SSRI's worden over het algemeen goed verdragen. Gemiddeld heeft 40 tot 60% baat bij de behandeling. Mogelijke bijwerkingen: voorbijgaande misselijkheid, hoofdpijn, seksuele functiestoornissen en gewichtstoename.

TCA's

De TCA's amitriptyline en imipramine zijn effectief bij de behandeling van PTSS.[51] De TCA's worden minder goed verdragen dan de SSRI's. Bijwerkingen zijn bijvoorbeeld: sufheid, droge mond, transpireren, hartkloppingen, obstipatie, urineretentie en reactietijdvertraging.

MAOI's

Uit dubbelblindonderzoek blijkt dat de MAOI fenelzine effectief is bij de behandeling van PTSS.[51] Mogelijke bijwerkingen zijn hypotensie, slapeloosheid, droge mond en seksuele functiestoornissen. Een nadeel van het gebruik van fenelzine is dat patiënten zich zeer strikt aan een tyraminevrij dieet moeten houden vanwege levensbedreigende interactie met tyramine in voedsel.

Anticonvulsiva

Het anticonvulsivum lamotrigine is effectief gebleken bij de behandeling van PTSS.[51] Gezien de mogelijke bijwerkingen (duizeligheid, misselijkheid, coördinatiestoornissen en huiduitslag) dient de dosering geleidelijk te worden opgebouwd. Vanwege de bijwerkingen is lamotrigine niet de eerste keuze bij PTSS.

Conclusie

Op grond van tolerantie en veiligheid gaat de voorkeur uit naar SSRI's, gevolgd door TCA's. Geadviseerd wordt om de MAOI's te reserveren voor therapieresistente patiënten.

Psychologische behandeling

Cognitieve gedragstherapie

Cognitieve gedragstherapie is een van de meest in aanmerking komende psychologische interventies bij PTSS.[51] Bij cognitieve gedragstherapie wordt onderscheid gemaakt in imaginaire exposure en stressinoculatie. Verreweg het meeste onderzoek is gedaan naar imaginaire exposure. Imaginaire exposure (IE) is een procedure waarbij de cliënt geholpen wordt om de traumatische herinneringen zodanig te herbeleven dat verwerking kan plaatsvinden. De nadruk ligt op herhaald en langdurig herbeleven waarbij vermijding tot een minimum wordt beperkt. Cognitieve gedragstherapie is een effectieve behandeling bij PTSS.

Eye Movement Desensitization and Reprocessing (EMDR)

EMDR is een effectieve behandeling bij PTSS. EMDR gaat niet diep in op de traumatische ervaringen van de patiënt, hetgeen de methode voor patiënten doorgaans minder emotioneel belastend maakt.[51] Het is een geprotocolleerde procedure voor de behandeling van PTSS. De stappen van het protocol hebben tot doel om de traumatische herinneringen op scherp te zetten waarna een afleidende stimulus/respons (bijvoorbeeld door de therapeut uitgelokte oogbewegingen) wordt geïntroduceerd. EMDR is een kortdurende interventie die doorgaans niet meer dan drie tot zeven zittingen in beslag neemt.

Referenties posttraumatische stressstoornis

1. Stein, M.B., Walker, J.R., Hazen, A.L., Forde, D.R. (1997). Full and partial posttraumatic stress disorder: findings from a community survey. *The American Journal of Psychiatry*, 154(8): 1114-1119.

2. Velde, V. van der (2003). *Multidisciplinaire richtlijn Angststoornissen 2003:*

richtlijn voor de diagnostiek, behande-
ling en begeleiding van volwassen cliën-
ten met een angststoornis. Utrecht:
Trimbos-instituut.

3. Haaijman, W.P. (1995). Diagnostiek
van angststoornissen. In: Boer, J.A.
den, Westenberg, H.G.M. (red.). *Leer-*
boek angststoornissen: een neurobiologi-
sche benadering, p. 38-65. Utrecht: De
Tijdstroom.

4. Kleber, R.J., Brom, D., Defares, P.B.
(1992). *Coping with trauma: theory,*
prevention and treatment. Lisse: Swets
& Zeitlinger.

5. Janoff-Bulman, R. (1992). *Shattered as-*
sumptions: towards a new psychology of
trauma. New York: Free Press.

6. Kleber, R.J. (1997). Psychobiology and
clinical management of posttraumatic stress disorder. In: Boer, J.A. den
(red.). *Clinical management of anxiety:*
theory and practical applications, p.
295-319. New York: Marcel Dekker.

7. Yehuda, R., McFarlane, A.C. (1995).
Conflict between current knowledge
about posttraumatic stress disorder
and its original conceptual basis. *The*
American Journal of Psychiatry, 152
(12): 1705-1713.

8. American Psychiatric Association
(2000). *Diagnostic and statistical man-*
ual of mental disorders [DSM-IV-TR].
Washington, DC: American Psychiatric Association.

9. Breslau, N., Davis, G.C., Andreski, P.,
Peterson, E. (1991). Traumatic events
and posttraumatic stress disorder in
an urban population of young adults.
Archives of General Psychiatry, 48(3):
216-222.

10. Helzer, J.E., Robins, L.N., McEvoy, L.
(1987). Posttraumatic stress disorder
in the general population: Findings
of the Epidemiologic Catchment
Area survey. *New England Journal of*
Medicine, 317(26): 1630-1634.

11. Graaf, R. de, Bijl, R.V., Ravelli, A.,
Smit, F., Vollebergh, W.A. (2002).
Predictors of first incidence of DSM-
III-R psychiatric disorders in the
general population: findings from

the Netherlands Mental Health Survey and Incidence Study. *Acta Psychi-*
atrica Scandinavica, 106(4) : 303-313.

12. Bryant, R.A., Harvey, A.G. (1997).
Acute stress disorder: a critical re-
view of diagnostic issues. *Clinical*
Psychology Review, 17(7): 757-773.

13. Herman, J.L. (1992). *Trauma and re-*
covery: the aftermath of violence: from
domestic abuse to political terror. New
York: Basic Books.

14. Horowitz, M.J. (1997). *Stress response*
syndromes: PTSD, grief, and adjust-
ment disorders. Northvale: Jason
Aronson.

15. Bijl, R.V., Zessen, G. van, Ravelli, A.,
Rijk, C. de, Langendoen, Y. (1998).
The Netherlands Mental Health Survey and Incidence Study (NEMESIS):
objectives and design. *Social Psychi-*
atry and Psychiatric Epidemiology, 33
(12): 581-586.

16. Bijl, R.V., Ravelli, A., Zessen, G. van
(1998). Prevalence of psychiatric disorder in the general population: results of The Netherlands Mental
Health Survey and Incidence Study
(NEMESIS). *Social Psychiatry and*
Psychiatric Epidemiology, 33(12): 587-
595.

17. Davidson, J.R., Hughes, D., Blazer,
D.G., George, L.K. (1991). Posttraumatic stress disorder in the community: an epidemiological study. *Psy-*
chological Medicine, 21(3): 713-721.

18. Kessler, R.C., Sonnega, A., Bromet,
E., Hughes, M. (1995). Posttraumatic
stress disorder in the National Comorbidity Survey. *Archives of General*
Psychiatry, 52(12): 1048-1060.

19. Kessler, R.C., Zhao, S., Katz, S.J.,
Kouzis, A.C., Frank, R.G., Edlund,
M., e.a. (1999). Past-year use of outpatient services for psychiatric problems in the National Comorbidity
Survey. *The American Journal of Psy-*
chiatry, 156(1): 115-123.

20. Andrews, G., Henderson, S., Hall,
W. (2001). Prevalence, comorbidity,
disability and service utilisation.
Overview of the Australian National

Mental Health Survey. *The British Journal of Psychiatry*, 178(2): 145-153.

21. Perkonigg, A., Kessler, R.C., Storz, S., Wittchen, H.U. (2000). Traumatic events and posttraumatic stress disorder in the community: prevalence, risk factors and comorbidity. *Acta Psychiatrica Scandinavica*, 101(1) : 46-59.

22. Breslau, N., Kessler, R.C., Chilcoat, H.D., Schultz, L.R., Davis, G.C., Andreski, P. (1998). Trauma and posttraumatic stress disorder in the community: the 1996 Detroit Area Survey of Trauma. *Archives of General Psychiatry*, 55(7): 626-632.

23. Breslau, N., Davis, G.C., Andreski, P., Peterson, E.L., Schultz, L.R. (1997). Sex differences in posttraumatic stress disorder. *Archives of General Psychiatry*, 54(11): 1044-1048.

24. Creamer, M., Burgess, P., McFarlane, A.C. (2001). Posttraumatic stress disorder: findings from the Australian National Survey of Mental Health and Well-Being. *Psychological Medicine*, 31(7): 1237-1247.

25. Bromet, E., Sonnega, A., Kessler, R. C. (1998). Risk factors for DSM-III-R posttraumatic stress disorder: findings from the National Comorbidity Survey. *American Journal of Epidemiology*, 147(4): 353-361.

26. Zelst, W.H. van, Beurs, E. de, Beekman, A.T., Deeg, D.J., Dyck, R. van (2003). Prevalence and risk factors of posttraumatic stress disorder in older adults. *Psychotherapy and Psychosomatics*, 72(6): 333-342.

27. Engelhard, I.M., Hout, M.A. van den, Kindt, M. (2003). The relationship between neuroticism, pre-traumatic stress, and posttraumatic stress: a prospective study. *Personality and Individual Differences*, 35(2): 381-388.

28. Freedman, S.A., Brandes, D., Peri, T., Shalev, A. (1999). Predictors of chronic posttraumatic stress disorder. A prospective study. *The British Journal of Psychiatry*, 174(April): 353-359.

29. Silver, R.C., Holman, E.A., McIntosh, D.N., Poulin, M., Gil-Rivas, V. (2002). Nationwide longitudinal study of psychological responses to September 11. *JAMA*, 288(10): 1235-1244.

30. Carlier, I.V.E., Lamberts, R.D., Gersons, B.P.R., Uchelen, A.J. van (1995). *Het lange-termijn effect van debriefen: een vervolgonderzoek bij de Amsterdamse politie naar aanleiding van de Bijlmerramp*. Amsterdam: Academisch Medisch Centrum bij de Universiteit van Amsterdan vakgroep Psychiatrie.

31. Silove, D., Sinnerbrink, I., Field, A., Manicavasagar, V., Steel, Z. (1997). Anxiety, depression and PTSD in asylum-seekers: assocations with premigration trauma and postmigration stressors. *The British Journal of Psychiatry*, 170(4): 351-357.

32. Epstein, R.S., Fullerton, C.S., Ursano, R.J. (1998). Posttraumatic stress disorder following an air disaster: a prospective study. *The American Journal of Psychiatry*, 155(7): 934-938.

33. Kleber, R.J., Hart, O. van der (1998). Peritraumatische dissociatie: acute reacties op schokkende gebeurtenissen en hun gevolgen. *Directieve Therapie*, 18(4): 340-355.

34. Ozer, E.J., Best, S.R., Lipsey, T.L., Weiss, D.S. (2003). Predictors of posttraumatic stress disorder and symptoms in adults: a meta-analysis. *Psychological Bulletin*, 129(1): 52-73.

35. Cox, B.J., MacPherson, P.S., Enns, M.W., McWilliams, L.A. (2004). Neuroticism and self-criticism associated with posttraumatic stress disorder in a nationally representative sample. *Behaviour Research and Therapy*, 42(1): 105-114.

36. Breslau, N., Davis, G.C., Peterson, E. L., Schultz, L. (1997). Psychiatric sequelae of posttraumatic stress disorder in women. *Archives of General Psychiatry*, 54(1): 81-87.

37. Stein, M.B., Walker, J.R., Forde, D.R. (2000). Gender differences in susceptibility to posttraumatic stress disorder. *Behaviour Research and Therapy*, 38(6): 619-628.

38. Breslau, N., Davis, G.C. (1992). Posttraumatic stress disorder in an urban population of young adults: risk factors for chronicity. *The American Journal of Psychiatry*, 149(5): 671-675.

39. Bramsen, I., Ploeg, H.M. van der (1999). Fifty years later: the long-term psychological adjustment of ageing World War II survivors. *Acta Psychiatrica Scandinavica*, 100(5) : 350-358.

40. Mooren, T.T.M., Kleber, R.J. (1996). Late gevolgen van de Tweede Wereldoorlog onder Indische jeugdige oorlogsgetroffenen: gezondheid en verwerking van de oorlogsjaren. *Gedrag & Gezondheid*, 24(4): 224-232.

41. Koenen, K.C., Stellman, J.M., Stellman, S.D., Sommer, J.F., Jr. (2003). Risk factors for course of posttraumatic stress disorder among Vietnam veterans: a 14-year follow-up of American Legionnaires. *Journal of Consulting and Clinical Psychology*, 71 (6): 980-986.

42. Zlotnick, C., Rodriguez, B.F., Weisberg, R.B., Bruce, S.E., Spencer, M.A., Culpepper, L., e.a. (2004). Chronicity in posttraumatic stress disorder and predictors of the course of posttraumatic stress disorder among primary care patients. *Journal of Nervous and Mental Disease*, 192 (2): 153-159.

43. Kessler, R.C. (1995). Epidemiology of psychiatric comorbidity. In: M.T. Tsuang, M. Tohen, G.E.P. Zahner (red.). *Textbook in psychiatric epidemiology*, p. 179-197. New York, NY: Wiley-Liss.

44. Andrews, G., Slade, T., Issakidis, C. (2002). Deconstructing current co-morbidity: data from the Australian National Survey of Mental Health and Well-Being. *The British Journal of Psychiatry*, 181(4): 306-314.

45. Hoeymans, N., Poos, M.J.J.C. (2003). De ziektelast in DALY's: omvang van het probleem. Sterfte, ziekte en ziektelast voor 49 geselecteerde aandoeningen in Nederland. *Volksgezondheid Toekomst Verkenning, Nationaal Kompas Volksgezondheid*. Bilthoven, RIVM. *www.rivm.nl/vtv/data/kompas/ gezondheidstoestand/svm/daly/daly_-huidig_48ziekten.htm*.

46. Breslau, N., Davis, G.C., Schultz, L.R. (2003). Posttraumatic stress disorder and the incidence of nicotine, alcohol, and other drug disorders in persons who have experienced trauma. *Archives of General Psychiatry*, 60 (3): 289-294.

47. Smith, M.Y., Redd, W.H., Peyser, C., Vogl, D. (1999). Posttraumatic stress disorder in cancer: a review. *Psycho-Oncology*, 8(6): 521-537.

48. Güzelcan, Y., Scholte, W.F., Olff, M., Gersons, B.P.R. (2004). Posttraumatische stressstoornis ten gevolge van somatische ziekten of de behandeling daarvan. *Tijdschrift voor Psychiatrie*, 46(9): 601-607.

49. World Health Organization (2001). *The World Health Report 2001. Mental health: new understandings, new hope*. Genève: WHO.

50. Takken, J., Polder, J.J., Meerding, W.J., Kommer, G.J., Stokx, L.J. (2002). *Kosten van ziekten in Nederland: hoofdlijnen*. Bilthoven: RIVM.

51. Multidisciplinaire richtlijn Angststoornissen (2003). *Richtlijn voor de diagnostiek, behandeling en begeleiding van volwassen cliënten met een angststoornis. Landelijke Stuurgroep Richtlijnontwikkeling in de GGZ*. Utrecht: Trimbos-instituut.

9 Specifieke fobie

9.1 Wat is een specifieke fobie?

Symptomen en diagnose

Volgens de DSM-IV-TR gelden voor de specifieke fobie, vroeger ook wel enkelvoudige fobie genoemd, de volgende criteria.[1]

- Een duidelijke en aanhoudende angst die overdreven of onredelijk is, uitgelokt door de aanwezigheid van of het anticiperen op een specifiek voorwerp of een situatie (bijvoorbeeld vliegen in een vliegtuig, hoogten, dieren, een injectie krijgen of bloed zien).
- Blootstelling aan de angstwekkende prikkel veroorzaakt bijna zonder uitzondering een onmiddellijke angstreactie, die de vorm kan krijgen van een situatiegebonden angst of een paniekaanval.
- De betrokkene is zich ervan bewust dat de angst overdreven of onredelijk is.
- De angstwekkende situatie wordt vermeden of doorstaan met intense angst of lijden.
- De vermijding, de angstige verwachting of het lijden in de gevreesde situatie belemmeren in sterke mate de normale routine, het functioneren in het werk of de studie, de sociale activiteiten of relaties met anderen, of er is een duidelijk lijden door het hebben van de fobie.

Bij het vaststellen van een specifieke fobie bij mensen jonger dan 18 jaar geldt als extra criterium dat de stoornis ten minste zes maanden moet bestaan.

Typen specifieke fobie

Op grond van de aard van de angstwekkende voorwerpen of situaties onderscheidt de DSM-IV-TR vijf subtypen specifieke fobie[1]:

- dierfobie: indien de angst wordt uitgelokt door dieren of insecten;

- fobie voor de natuurlijke omgeving: indien de angst wordt uitge-lokt door een object in de natuur, zoals storm, hoogten of water;
- bloed-, injectie- en letselfobie: indien de angst wordt uitgelokt door het zien van bloed of een wond of door het ontvangen van een injectie of het ondergaan van andere invasieve medische tech-nieken;
- situationele fobie: indien de angst wordt uitgelokt door een speci-fieke situatie zoals openbaar vervoer, tunnels en bruggen, liften, vliegen, autorijden of afgesloten ruimten;
- andersoortige fobie: indien de angst wordt uitgelokt door andere prikkels. Tot deze prikkels kunnen de angst of vermijding van si-tuaties horen die zouden kunnen leiden tot benauwdheid, overge-ven of een ziekte oplopen;
- ruimtefobie: indien iemand bang is om neer te vallen indien men niet meer in de buurt is van muren of andere fysiek steunge-vende middelen.

Mensen met een specifieke fobie voldoen meestal aan meer subtypen te-gelijk. Ruim de helft van de mensen met een specifieke fobie heeft meer dan één onredelijke angst.[2] Een op de zeven heeft zelfs vier of vijf angsten.[3] De laatste groep is er het slechtste aan toe.[2]

Onder volwassenen met een specifiek fobie zijn de verschillende typen onredelijke angst als volgt verdeeld[3]:
- eenderde heeft een onredelijke angst voor dieren;
- tweederde heeft een onredelijke angst voor natuurverschijnselen;
- eenderde heeft een onredelijke angst voor bloed;
- ongeveer 40% heeft een onredelijke angst voor situaties;
- ongeveer 40% heeft een andere angst.

Een onredelijke angst is maar één van de criteria voor de diagnose speci-fieke fobie. De helft van alle volwassenen heeft ooit last gehad van een van bovenstaande onredelijke angsten. Van hen voldeed slechts een kwart aan alle diagnostische criteria voor de specifieke fobie.[2] De kans op specifieke fobie is sterk afhankelijk van het type angst, zoals blijkt uit de volgende twee voorbeelden.[3]
- Een kwart van alle volwassenen heeft een onredelijke angst voor natuurverschijnselen. Van hen lijdt slechts een kwart aan een spe-cifieke fobie.
- Een op de tien volwassenen heeft een onredelijke angst voor bloed. Van hen lijdt eenderde aan een specifieke fobie.

Onderscheid met andere stoornissen

Veel mensen hebben ooit wel eens een sterke onredelijke angst gehad voor bepaalde dieren, onweer, de tandarts of afgesloten ruimten. Bij kinderen en adolescenten komen veelvuldig milde tot matige ontwikkelingsangsten voor.[4] Deze angsten noemen we pas een specifieke fobie als de angst langer aanhoudt, blootstelling aan de situatie of het voorwerp gepaard gaat met een heftige angstreactie, en er ernstige beperkingen in het dagelijkse leven zijn als gevolg van de angst.

De specifieke fobie kan als volgt worden onderscheiden van de andere angststoornissen.

- De specifieke fobie heeft betrekking op slechts één bepaald object of één bepaalde situatie. Bij de twee andere fobische angststoornissen – agorafobie en sociale fobie[5] – is de angst breder gericht.
- Als de angst ongericht is, spreekt men van een paniekaanval of gegeneraliseerde angst.
- De obsessieve-compulsieve stoornis onderscheidt zich van fobische angsten doordat naast de angst die tot actief vermijdings- en/of vluchtgedrag leidt, er ook dwanggedachten of dwanghandelingen zijn.
- Ook mensen met een posttraumatische stressstoornis vermijden bepaalde situaties. Deze situaties doen hen denken aan een traumatische gebeurtenis. Aan de specifieke fobie hoeft geen traumatische gebeurtenis vooraf te zijn gegaan.

9.2 Hoe vaak komt de specifieke fobie voor en bij wie?

Hoe vaak komt de specifieke fobie voor?

- Van de Nederlandse volwassenen tot 65 jaar voldeed 10% ooit in het leven en 7% het afgelopen jaar aan de criteria van een specifieke fobie.[6] Deze cijfers komen overeen met vergelijkbaar onderzoek in de Verenigde Staten.[7;8]
- Ook onder Nederlandse jongeren komt specifieke fobie voor: van de 13 tot 18-jarigen heeft bijna 5% volgens eigen zeggen en ruim 9% volgens hun ouders in het afgelopen half jaar een specifieke fobie gehad.[9] Dit cijfer lijkt in grote lijnen overeen te komen met dat voor volwassenen. Een Duits onderzoek wijst uit dat 3,5% van de jeugdigen van 12 tot 17 jaar ooit een specifieke fobie had.[10]

- Over het voorkomen van specifieke fobie bij Nederlandse ouderen, zijn geen gegevens uit bevolkingsonderzoek bekend.[11] Op
grond van buitenlands onderzoek wordt geschat dat 4% van de
65-plussers in de afgelopen zes maanden leed aan specifieke fobie.[12] Dit percentage is iets lager dan dat voor de overige volwassenen.[13]
- Ongeveer 2,3% van de volwassenen in Nederland voldoet jaarlijks
voor het eerst aan de criteria van een specifieke fobie. Zij hebben
niet eerder in hun leven een specifieke fobie ervaren, maar kunnen wel een andere angststoornis hebben gehad.[14]

Bij wie komt de specifieke fobie voor?

Geslacht en leeftijd

- Vrouwen hebben een ruim twee keer zo grote kans om een specifieke fobie te krijgen dan mannen.[6;15-17]
- Er is bij volwassenen tussen 18 en 65 jaar geen consistente relatie
tussen specifieke fobie en leeftijd.[3;18] De specifieke fobie komt in
alle leeftijdsgroepen ongeveer even vaak voor.

Individuele kwetsbaarheid

Voor de invloed van genetische factoren op het ontstaan van angststoornissen bestaat enige evidentie.[19-21] De invloed ervan op het ontstaan van
fobieën, en vooral de specifieke fobie, lijkt echter beperkt.

Omgevingsfactoren

Een specifieke fobie houdt verband met de volgende factoren.
- Een laag opleidingsniveau.[17] Van de mensen die alleen lager onderwijs genoten, leed 13% het afgelopen jaar aan een specifieke
fobie. Van de mensen met een afgeronde universitaire opleiding
was dat 3,5%.[3] Dit verband met opleiding geldt overigens voor alle
angststoornissen.[6]
- Een laag inkomen.[17] Van de mensen met een lager dan gemiddeld inkomen (behorend tot de laagste 25%) leed bijna 10% het
afgelopen jaar aan een specifieke fobie. Van de mensen met een
bovengemiddeld inkomen (behorend tot de hoogste 25%) was dat
slechts de helft (4,5%).[3] Dit verband geldt voor alle angststoornissen.[6]

- Ontbreken van betaald werk.[17] Van de mensen zonder betaalde baan – huisvrouwen/huismannen, werklozen en/of arbeidsongeschikten – leed 11% het afgelopen jaar aan een specifieke fobie. Van de mensen met een betaalde baan was dat slechts 6%.[3] Dit verband geldt voor alle angststoornissen.[6]
- Alleen wonen met kinderen (eenouderschap). Van de mensen die alleen kinderen opvoeden, leed ruim 13% het afgelopen jaar aan een specifieke fobie. Van de samenwonenden – met of zonder kinderen – was dat slechts 7%. Ook dit verband geldt voor alle angststoornissen.[6]

Van de bovenstaande risicofactoren komen een laag opleidingsniveau, een laag inkomen en het ontbreken van betaald werk vaak samen voor.

Voor andere factoren is geen verband bekend met het ontstaan van de specifieke fobie.

- Er is geen verband tussen het optreden van een specifieke fobie en wonen in verstedelijkte gebieden.[3;17]
- Er is geen verband tussen het optreden van een specifieke fobie en alleen wonen.[3] Voor alle angststoornissen samen is dit verband wel gevonden.[6]
- Voor de invloed van gezinsfactoren op het ontstaan van de specifieke fobie bestaat nauwelijks evidentie.[19-21]

Levensgebeurtenissen

- Een bepaald type beangstigende ervaringen gedurende de kinderjaren en adolescentie – bijvoorbeeld opgesloten zitten in een donkere kast, gebeten worden door een slang of bijna uit een raam vallen – lijken een belangrijke rol te spelen bij het ontstaan van de specifieke fobie.[15;19;20]
- Volwassenen die als kind leden onder ongunstige opvoedingsomstandigheden lopen meer kans op de specifieke fobie. Van de volwassenen die een ouder hebben met een psychiatrische stoornis, of die als kind slachtoffer waren van verwaarlozing of mishandeling, lijdt ongeveer 11% aan een specifieke fobie. Van de volwassenen zonder een dergelijk verleden is dat slechts 6%.
- Volwassenen die voor het eerst lijden aan een specifieke fobie hebben vaker een stressvolle gebeurtenis in het afgelopen jaar ervaren dan volwassenen die geen nieuwe specifieke fobie hebben ontwikkeld.[14]

9.3 *Hoe verloopt de specifieke fobie?*

- De specifieke fobie openbaart zich doorgaans op jonge leeftijd. In Nederland gemiddeld op de leeftijd van 17 jaar bij mannen en 16 jaar bij vrouwen.[22] Deze cijfers komen overeen met vergelijkbaar onderzoek uit de Verenigde Staten.[8;17]
- Over het beloop van de specifieke fobie is weinig bekend. Doordat deze fobie vaak op jonge leeftijd begint, kent de stoornis een langduriger beloop dan de andere angststoornissen.[18] Uit Duits onderzoek blijkt dat slechts één op de zes mensen met een specifieke fobie na zeven jaar volledig was hersteld.[23]

Factoren die het beloop bepalen

Het is nog onbekend welke factoren het beloop van de specifieke fobie bepalen.

9.4 *Komen er bij de specifieke fobie nog andere aandoeningen voor?*

Psychische stoornissen

Mensen met een specifieke fobie hebben daarnaast vaak andere psychische stoornissen. Uit Amerikaans onderzoek blijkt dat 83% van de volwassenen met een specifieke fobie ooit in het leven aan een andere psychische stoornis leed. Daarbij ging de specifieke fobie meestal aan de andere psychische stoornis vooraf.[8;17]

Specifieke fobieën komen vooral samen voor met stemmingsstoornissen en angststoornissen.

- Van alle mensen met een specifieke fobie in het afgelopen jaar, had 22% ook een depressie in engere zin en 14% ook een dysthymie.[24]
  - Van de mensen die ooit in hun leven zowel een specifieke fobie als een depressie in engere zin hadden, ging bij ruim 70% de fobie vooraf aan de derpessie.[22]
  - Buitenlands onderzoek laat zien dat volwassenen met een specifieke fobie ooit in het leven een verhoogde kans (ruim anderhalf keer) hebben op een depressie in engere zin. Deze verhoogde kans kan niet worden toegeschreven aan de

invloed van andere psychische stoornissen of aan sociaaldemografische kenmerken.[25]

- Andere angststoornissen, zoals sociale fobie (25%) en een paniekstoornis (12%) komen ook vaak voor bij mensen met een specifieke fobie.[24]
- Mensen met een specifieke fobie lopen minder kans op middelenmisbruik dan mensen zonder specifieke fobie.[24]

Lichamelijke ziekten

Volwassenen met een specifieke fobie hebben een bijna twee keer zo
grote kans op een chronische lichamelijke aandoening. Ze staan daarvoor ook vaker onder behandeling van een arts. Hierin lijken zij niet af
te wijken van volwassenen met andere angststoornissen.[3;26]

- Uitgaande van een lijst met 31 aandoeningen – variërend van astma[27], hoge bloeddruk en galstenen tot suikerziekte, artrose en migraine – hebben de volwassenen met een specifieke fobie een grotere kans op een of meerdere van deze aandoeningen, dan volwassenen zonder specifieke fobie.

9.5 Wat zijn de gevolgen van de specifieke fobie?

Kwaliteit van leven en levensverwachting

De meeste mensen met een specifieke fobie proberen de angstwekkende
situaties te vermijden. Indien zij hierin slagen, hoeft de fobie de kwaliteit van hun leven geheel niet aan te tasten, zoals bij hoogtevrees of
angst voor spinnen. Mensen met een angststoornis die wel in een voor
hen bedreigende situatie komen, kunnen hier serieus onder lijden. Voor
hen zal de stoornis een zeer negatief effect hebben op hun kwaliteit van
leven.

- Volwassenen met een specifieke fobie functioneren gemiddeld
slechter dan volwassenen zonder psychische stoornis.[28] Op vijf aspecten functioneren mensen met een specifieke fobie slechter: algemene gezondheidsbeleving, lichamelijk functioneren, rolbeper-
kingen als gevolg van lichamelijke problemen, pijn en sociaal
functioneren. Mensen met een specifieke fobie rapporteren echter
niet meer ziektedagen dan mensen zonder een psychische stoornis.[28] Omdat de specifieke fobie vaak gepaard gaat met stem-
mings- of andere angststoornissen, kan de verminderde kwaliteit

van leven van mensen met een specifieke fobie niet uitsluitend aan de fobie zelf worden toegeschreven.

- Van de volwassenen die in het afgelopen jaar een specifieke fobie hebben gehad, gaf ruim eenderde aan zich ernstig belemmerd te voelen in het dagelijkse leven als gevolg van hun angsten of het moeten vermijden van situaties.[3;17] Ruim een op de vijf volwassenen met een specifieke fobie ging ooit niet naar feestje, sociale gebeurtenis of een vergadering als gevolg van hun angst. Bij een op de vijf mensen met een specifieke fobie hadden de angsten hen ooit weerhouden een taak op het werk uit te voeren, nieuwe verantwoordelijkheden op het werk op zich te nemen of een nieuwe baan aan te nemen.[3]
- De gevolgen van een specifieke fobie, uitgedrukt in het aantal DALY's is ongeveer 100.000: ongeveer 30.000 voor mannen en 70.000 voor vrouwen.
  - Bij de berekening van de DALY's voor de specifieke fobie is men uitgegaan van een gemiddelde wegingsfactor van 0,135.[29;30] Dit getal is vervolgens vermenigvuldigd met het aantal volwassenen met een specifieke fobie (ongeveer 220.000 mannen en ongeveer 520.000 vrouwen).
  - Bij deze berekening is niet uitgegaan van verloren levensjaren, omdat het hebben van een specifieke fobie niet gepaard gaat met een verhoogde kans op sterfte of suïcide.[31]

Maatschappelijke kosten

Over de kosten van specifieke fobie in Nederland zijn geen betrouwbare gegevens bekend. De kosten van alle angststoornissen samen bedroegen in 1999 naar schatting 180 miljoen euro.[32]

9.6 Is de specifieke fobie behandelbaar?

De informatie in deze paragraaf is afkomstig uit de multidisciplinaire richtlijn Angststoornissen (2003).[33]

Medicatie

Medicatie wordt over het algemeen niet gezien als standaardbehandeling voor de specifieke fobie.[33] Dat komt omdat veel patiënten weinig last ervaren van de fobie bij hun dagelijkse functioneren. Wanneer een patiënt geen baat heeft bij een gedragstherapeutische behandeling en dagelijks lijdt onder de angsten, kunnen antidepressiva overwogen worden. Er is één kleine, gecontroleerde studie verricht naar het antidepressivum paroxetine. Dit medicijn is veilig en effectief bij de behandeling van de specifieke fobie. Aangenomen kan worden dat alle ssri's en mogelijk ook tca's effectief zijn bij de specifieke fobie, hoewel geen onderzoeksresultaten voorhanden zijn.

Psychologische behandeling

Exposure in vivo

Exposure in vivo is effectief bij de behandeling van specifieke fobieën in het algemeen.[33] Voorafgaand aan de blootstelling aan de situatie wordt geruststellende informatie verstrekt over de objectieve gevaren die aan het fobisch object zijn verbonden. Deze therapievorm wordt dikwijls in combinatie toegepast met andere interventies. Vaak gaat het om coping die de patiënt leert toepassen in de fobische situatie. Exposure in vivo werkt over het algemeen het beste als zij wordt toegepast in een individueel format of in een kleine groep. De behandeling kan gespreid en langer zijn (één keer per week gedurende vier tot acht sessies) en kort (eenmalige behandeling gedurende twee tot drie uur). Aanbevolen wordt om de patiënt thuis exposuretaken te laten uitvoeren. De effecten blijven minimaal één jaar bestaan. De patiënt wordt gestimuleerd geregeld in contact te blijven met de fobische situatie.

Cognitieve therapie

Cognitieve therapie kan op zichzelf een effectieve behandeling zijn voor de specifieke fobie. Exposure in vivo heeft echter de voorkeur.[33] Er zijn geen onderzoeksgegevens bekend over de langetermijneffecten van cognitieve gedragstherapie bij specifieke fobieën.

Referenties specifieke fobie

1. American Psychiatric Association (2000). *Diagnostic and statistical manual of mental disorders [DSM-IV-TR]*. Washington, DC: American Psychiatric Association.
2. Curtis, G.C., Magee, W.J., Eaton, W.W., Wittchen, H.U., Kessler, R.C. (1998). Specific fears and phobias: Epidemiology and classification. *The British Journal of Psychiatry*, 173: 212-217.
3. Depla, M.F., Have, M.L. ten, Balkom A.J. van, Graaf, R. de (2008). Specific fears and phobia in the general population: results of the Netherlands Mental Health Survey and Incidence Study (NEMESIS). *Social Psychiatry and Psychiatric Epidemiology*, 43(3): 200-208.
4. Merckelbach, H., Jong, P.J. de, Muris, P., Hout, M.A. van den (1996). The etiology of specific phobias: a review. *Clinical Psychology Review*, 16(4): 337-361.
5. Schoemaker, C.G., Rigter, H.G.M., Graaf, R. de, Cuijpers, P., Ketelaars, A.P.M., Peterse, J.G.B. (2002). *Nationale monitor geestelijke gezondheid: jaarbericht 2002*. Utrecht: Trimbos-instituut.
6. Bijl, R.V., Zessen, G. van, Ravelli, A. (1997). Psychiatrische morbiditeit onder volwassenen in Nederland: het NEMESIS-onderzoek. II Prevalentie van psychische stoornissen. *Nederlands Tijdschrift voor Geneeskunde*, 141 (50): 2453-2460.
7. Kessler, R.C., McGonagle, K.A., Zhao, S., Nelson, C.B., Hughes, M., Eshleman, S., e.a. (1994). Lifetime and 12-month prevalence of DSM-III-R psychiatric disorders in the United States. Results from the National Comorbidity Survey. *Archives of General Psychiatry*, 51(1): 8-19.
8. Regier, D.A., Rae, D.S., Narrow, W.E., Kaelber, C.T., Schatzberg, A.F. (1998). Prevalence of anxiety disorders and their comorbidity with mood and addictive disorders. *The British Journal of Psychiatry*, 173(Supplement 34): 24-28.
9. Verhulst, F.C. (1999). Kinder- en jeugdpsychiatrie. In: Jong, A. de, Brink, W. van den, Ormel, J., Wiersma, D. (red.). *Handboek psychiatrische epidemiologie*, p. 379-398. Maarssen: Elsevier/De Tijdstroom.
10. Essau, C.A., Conradt, J., Petermann, F. (2000). Frequency, comorbidity, and psychosocial impairment of specific phobia in adolescents. *Journal of Clinical Child Psychology*, 29(2): 221-231.
11. Bremmer, M.A., Beekman, A.T.F., Deeg, D.J.H., Balkom, A.J.L.M. van, Dyck, R. van, Tilburg, W. van (1997). Angststoornissen bij ouderen: prevalentie en risicofactoren. *Tijdschrift voor Psychiatrie*, 39(8): 634-648.
12. Krasucki, C., Howard, R., Mann, A. (1998). The relationship between anxiety disorders and age. *International Journal of Geriatric Psychiatry*, 13(2): 79-99.
13. Flint, A.J. (1994). Epidemiology and comorbidity of anxiety disorders in the elderly. *The American Journal of Psychiatry*, 151(5): 640-649.
14. Graaf, R. de, Bijl, R.V., Ravelli, A., Smit, F., Vollebergh, W.A. (2002). Predictors of first incidence of DSM-III-R psychiatric disorders in the general population: findings from the Netherlands Mental Health Survey and Incidence Study. *Acta Psychiatrica Scandinavica*, 106(4): 303-313.
15. Ormel, J., Sytema, S., Oldehinkel, A.J. (1995). Epidemiologische aspecten van angst. In: Boer, J.A. den, Westenberg, H.G.M. (red.). *Leerboek angststoornissen: een neurobiologische benadering*, p. 82-125. Utrecht: De Tijdstroom.
16. Bland, R.C., Orn, H., Newman, S.C. (1988). Lifetime prevalence of psychiatric disorders in Edmonton. *Acta Psychiatrica Scandinavica*, 77(Supplementum 338): 24-32.

17. Magee, W.J., Eaton, W.W., Wittchen, H.U., McGonagle, K.A., Kessler, R.C. (1996). Agoraphobia, simple phobia, and social phobia in the National Comorbidity Survey. *Archives of General Psychiatry*, 53(2): 159-168.
18. Sytema, S., Ormel, J., Oldehinkel, A. J. (1999). Angststoornissen. In: Jong, A. de, Brink, W. van den, Ormel, J., Wiersma, D. (red.). *Handboek psychiatrische epidemiologie*, p. 329-346. Maarssen: Elsevier/De Tijdstroom.
19. Kendler, K.S., Neale, M.C., Kessler, R.C., Heath, A.C., Eaves, L.J. (1992). The genetic epidemiology of phobias in women. The interrelationship of agoraphobia, social phobia, situational phobia, and simple phobia. *Archives of General Psychiatry*, 49(4): 273-281.
20. Kendler, K.S., Karkowski, L.M., Prescott, C.A. (1999). Fears and phobias: reliability and heritability. *Psychological Medicine*, 29(3): 539-553.
21. Kendler, K.S., Myers, J., Prescott, C. A., Neale, M.C. (2001). The genetic epidemiology of irrational fears and phobias in men. *Archives of General Psychiatry*, 58(3): 257-265.
22. Graaf, R. de, Bijl, R.V., Spijker, J., Beekman, A.T., Vollebergh, W.A. (2003). Temporal sequencing of lifetime mood disorders in relation to comorbid anxiety and substance use disorders–findings from the Netherlands Mental Health Survey and Incidence Study. *Social Psychiatry and Psychiatric Epidemiology*, 38(1): 1-11.
23. Wittchen, H.U. (1988). Natural course and spontaneous remissions of untreated anxiety disorders: results of the Munich Follow-up Study (MFS). In: I. Hand, H.U. Wittchen (red.). *Panic and phobias 2: treatment and variables affecting course and outcome*, p. 3-17. Berlin: Springer.
24. Ravelli, A., Bijl, R.V., Zessen, G. van (1998). Comorbiditeit van psychiatrische stoornissen in de Nederlandse bevolking: resultaten van de Netherlands Mental Health Survey and Incidence Study (NEMESIS). *Tijdschrift voor Psychiatrie*, 40(9): 531-544.
25. Goodwin, R.D. (2002). Anxiety disorders and the onset of depression among adults in the community. *Psychological Medicine*, 32(6): 1121-1124.
26. Neeleman, J., Ormel, J., Bijl, R.V. (2001). The distribution of psychiatric and somatic ill health: associations with personality and socioeconomic status. *Psychosomatic Medicine*, 63(2): 239-247.
27. Goodwin, R.D., Jacobi, F., Thefeld, W. (2003). Mental disorders and asthma in the community. *Archives of General Psychiatry*, 60(11): 1125-1130.
28. Bijl, R.V., Ravelli, A. (2000). Current and residual functional disability associated with psychopathology: findings from the Netherlands Mental Health Survey and Incidence Study (NEMESIS). *Psychological Medicine*, 30(3): 657-668.
29. Stouthard, M.E.A., Essink-Bot, M.L., Bonsel, G.J., Barendregt, J., Kramers, P.G.N., Water, H.P.A. van de, Gunning-Schepers, L.J., Maas, P.J. van de (1997). *Wegingsfactoren voor ziekten in Nederland*. Amsterdam: Instituut voor Sociale Geneeskunde, AMC.
30. Melse J.M., Kramers P.G.N. (1998). *Berekeningen van de ziektelast in Nederland. Achtergronddocument bij VTV-1997 deel III, hoofdstuk 7*. Bilthoven: RIVM.
31. Chioqueta, A.P., Stiles, T.C. (2003). Suicide risk in outpatients with specific mood and anxiety disorders. *Crisis*, 24(3): 105-112.
32. Polder, J.J., Takken, J., Meerding, W. J., Kommer, G.J., Stokx, L.J. (2002). *Kosten van ziekten in Nederland: de zorgeuro ontrafeld*. Bilthoven: RIVM.
33. Multidisciplinaire richtlijn Angststoornissen (2003). *Richtlijn voor de diagnostiek, behandeling en begeleiding van volwassen cliënten met een angststoornis. Landelijke Stuurgroep Richtlijnontwikkeling in de GGZ*. Utrecht: Trimbos-instituut.

Deel 3

Eetstoornissen

10 Anorexia nervosa

10.1 *Wat is anorexia nervosa?*

Anorexia nervosa betekent letterlijk gebrek aan eetlust door psychische oorzaak. Deze naam is ongelukkig gekozen en leidt vaak tot verwarring. Mensen met anorexia nervosa hebben wel degelijk honger, al proberen ze dat gevoel te onderdrukken. Ze geven er alleen niet aan toe. Over de oorzaken van anorexia nervosa is nog weinig bekend.[1;2]

De termen anorexia nervosa en anorexia worden vaak door elkaar gebruikt. Dit is strikt genomen onjuist. Anorexia betekent letterlijk gebrek aan eetlust. Het kan als symptoom optreden bij andere psychische stoornissen en lichamelijke ziekten. In dit hoofdstuk zullen we daarom de volledige term anorexia nervosa hanteren.

Symptomen en diagnose

Volgens de DSM-IV3 gelden de volgende factoren als diagnostische criteria.
- Weigering het lichaamsgewicht te handhaven op of boven de grens van 85% van het te verwachten gewicht voor mensen van dezelfde leeftijd en lengte. Voor volwassenen wordt hiervoor in de praktijk meestal een Body Mass Index (BMI: het gewicht in kilo's gedeeld door het kwadraat van de lengte in meters) van maximaal 17,5 als maat gehanteerd. Voor kinderen en adolescenten gelden lagere bovengrenzen, afhankelijk van geslacht en leeftijd.[4;5]
- Intense angst om aan te komen terwijl er in werkelijkheid sprake is van ondergewicht.
- Stoornis in de lichaamsbeleving. Dit uit zich in ontkenning van de ernst van het huidige lage lichaamsgewicht, een vertekend beeld van het eigen lichaam, of in een onevenredig groot belang van het gewicht of de lichaamsvorm voor het gehele zelfbeeld.

- Bij vrouwen en meisjes na de eerste menstruatie: het wegblijven van de menstruatie gedurende drie opeenvolgende cycli. Wanneer de menstruatie alleen kunstmatig kan worden opgewekt door toediening van hormonen, zoals de anticonceptiepil, voldoet iemand óók aan dit criterium.

Misverstanden

Anorexia nervosa heeft in de loop van de eeuwen de gemoederen beziggehouden.[6] Daaruit zijn enkele misverstanden ontstaan die hier ontzenuwd worden.

- Anorexia nervosa is niet zomaar een doorgeschoten lijnpoging. Het is een zeer ingrijpende, hardnekkige psychiatrische stoornis met vaak langdurige gevolgen.
- Het schoonheidsideaal speelt slechts een beperkte rol in het ontstaan en instandhouden van anorexia nervosa. Mensen met anorexia nervosa gaan immers door met afvallen, ook als ze daar volgens de culturele normen niet mooier van worden.
- Het aantal mensen met anorexia nervosa is de laatste vijftig jaar niet of nauwelijks gestegen. De verhalen over anorexia-epidemieën onder Amerikaanse studentes, Engelse en Argentijnse scholieren, fotomodellen en Hollywood-actrices zijn niet gebaseerd op feiten.[7]
- Het idee dat anorexia nervosa een typisch westerse ziekte is, is nergens op gebaseerd. De stoornis komt over de hele wereld ongeveer even veel voor.[8]
- Er wordt vaak beweerd dat anorexia nervosa vaker voorkomt bij mensen in hogere sociaaleconomische klassen. Hiervoor bestaat onvoldoende bewijs.[9]

Typen anorexia nervosa

De DSM onderscheidt twee vormen van anorexia nervosa.

- De patiënt met anorexia nervosa van het *eetbuien/purgerende type* heeft geregeld last van eetbuien, of doet pogingen het eenmaal ingeslikte voedsel op onnatuurlijke wijze snel kwijt te raken door bijvoorbeeld een vinger in de keel te steken, laxeermiddelen of plasmiddelen te slikken, of door een klysma te plaatsen (purgeren).
- De patiënt met anorexia nervosa van het *beperkende type* doet alleen aan vasten. Deze persoon heeft dus niet geregeld last van

eetbuien en probeert niet het voedsel op onnatuurlijke wijze kwijt te raken.

Onderscheid met andere stoornissen

- Het meest in het oog springende kenmerk van anorexia nervosa – het uitgemergelde lichaam – is onvoldoende om de diagnose anorexia nervosa te stellen. Gewichtsverlies kan ook het gevolg zijn van een lichamelijke ziekte, chemotherapie, of depressie. Het verschil met anorexia nervosa is steeds dat bij deze aandoening het gewichtsverlies opzettelijk is en gepaard gaat met andere symptomen, zoals de angst om aan te komen en een verstoord beeld van het eigen lichaam.
- De eetbuien/purgerende vorm van anorexia nervosa vertoont sterke overeenkomsten met boulimia nervosa. Het belangrijkste verschil is in geval van anorexia nervosa het lage gewicht.
- Als een vrouw voldoet aan de criteria van anorexia nervosa maar toch menstrueert, voldoet zij aan de diagnose Eetstoornis niet anders omschreven (ES-NAO), die in het Engels Eating disorder not otherwise specified (ED-NOS) luidt. Onder deze categorie atypische eetstoornissen vallen ook mensen die voldoen aan de criteria voor anorexia nervosa, maar die ondanks een flink gewichtsverlies, en zonder braken of laxeren, uitkomen op een normaal gewicht.

Anorexia nervosa maakt deel uit van een heel spectrum van eetstoornissen. Binnen dat spectrum veranderen mensen nog wel eens van type of diagnose.[10]

- Mensen met anorexia nervosa van het beperkende type krijgen na verloop van tijd vaak last van eetbuien, waardoor het type anorexia nervosa verandert.[11]
- Bij ongeveer de helft van alle mensen die langdurig lijden aan anorexia nervosa verandert deze diagnose uiteindelijk in boulimia nervosa.[1]
- Wanneer een behandeling van mensen met anorexia nervosa maar gedeeltelijk slaagt, voldoen ze meestal nog aan de diagnose ES-NAO.

10.2 *Hoe vaak komt anorexia nervosa voor en bij wie?*

Hoe vaak komt anorexia nervosa voor?

Anorexia nervosa is vrij zeldzaam.[12;13-15]

- Ongeveer 5600 mensen in Nederland leden het afgelopen jaar aan anorexia nervosa.
- Jaarlijks komen er ongeveer 1300 mensen met anorexia nervosa bij.
- Ongeveer evenveel patiënten genezen jaarlijks, al is het vaak gedeeltelijk of tijdelijk.[7]
- Er zijn onvoldoende aanwijzingen voor een toename van het aantal patiënten.[16]
- De Nederlandse cijfers wijken niet af van cijfers uit andere landen.[8]

Bij wie komt anorexia nervosa voor?

Anorexia nervosa komt vooral voor bij meisjes en jonge vrouwen.[13]

Geslacht en leeftijd

- Van alle mensen met anorexia nervosa is 90 tot 95% vrouw.
- De verschillen tussen mannen en vrouwen met anorexia nervosa zijn klein: aard en ernst van de symptomen, aanwezigheid van bijkomende klachten en beloop zijn vergelijkbaar.[17]
- Anorexia nervosa komt vooral voor bij jonge vrouwen: van elke duizend vrouwen tussen 15 en 30 jaar lijden er drie aan anorexia nervosa.[13]
- Buiten deze leeftijdsgroep is anorexia nervosa zeldzamer. Er zijn gevallen bekend van kleine kinderen van 7 jaar met anorexia nervosa, en ook van oudere vrouwen die na hun 60ste anorexia nervosa ontwikkelen.

Individuele kwetsbaarheid

- Dat anorexia nervosa een erfelijke basis heeft, is inmiddels onomstreden. Welke rol erfelijkheid speelt is nog onduidelijk.[1;2] De uitkomsten van tweelingstudies lopen nogal uiteen.[18] Het onderzoek richt zich momenteel vooral op twee soorten genen. Het ene type is betrokken bij de signalering van verzadiging in de maag[19] en het andere hangt samen met het ontstaan van angst- en stemmingsstoornissen.[20]

- Kinderen van ouders met anorexia nervosa hebben elf maal zo veel kans om zelf anorexia nervosa te krijgen als andere kinderen.[21] Voor ouders met ES-NAO is die kans zeven maal zo hoog.[22]
- Kinderen van ouders met een angst- of stemmingsstoornis hebben ongeveer drie maal zo veel kans op anorexia nervosa.[22;23]
- Kinderen van ouders met een dwangmatige persoonlijkheidsstoornis hebben drie tot vier maal zo veel kans op anorexia nervosa.[22]
- Er zijn persoonlijkheidskenmerken die de kans op anorexia nervosa mogelijk vergroten. Veel genoemd worden: perfectionisme[24] en een negatief zelfbeeld.[25] Het bewijs voor een oorzakelijk verband is nog niet erg sterk.[2]
- Vegetarisme komt bij mensen met anorexia nervosa ruim vijf maal vaker voor. Ongeveer de helft van de opgenomen anorexia nervosa-patiënten eet geen rood vlees. Vegetarisme is waarschijnlijk niet de oorzaak van de ziekte. De afwijzing van vlees is voor mensen met anorexia nervosa vooral een manier om gewicht te verliezen.[26]
- Kinderen die te vroeg worden geboren lopen drie maal zo veel kans op anorexia nervosa als andere kinderen. Hebben ze bij geboorte ook nog eens een te laag gewicht, dan loopt dit op tot een ruim vijf maal grotere kans.[27]
- Lichamelijke aandoeningen vergroten de kans op anorexia nervosa niet.
- Lichamelijke gevolgen van ondervoeding, zoals vertraging van de stofwisseling en de spijsvertering, houden de ziekte in stand.[28]

Omgevingsfactoren

- Er zijn geen typische gezinskenmerken die het ontstaan van anorexia nervosa voorspellen.[29] Aangenomen wordt dat eventuele conflicten in deze gezinnen vooral een gevolg zijn van de eetstoornis. Dergelijke conflicten kunnen overigens wel bijdragen aan de instandhouding of verergering van de stoornis.
- Anorexia nervosa treedt in verstedelijkte gebieden even vaak op als daar buiten.[30]
- Onder balletdanseressen komt anorexia nervosa meer dan gemiddeld voor. Het is de vraag of dit alleen te wijten is aan de druk binnen de balletwereld om dun te zijn. Mogelijk trekt het ballet voor deze aandoening gevoelige meisjes aan.[31;32]

Levensgebeurtenissen

- Negatieve jeugdervaringen – zoals mishandeling, verwaarlozing en seksueel misbruik – vergroten de kans op anorexia nervosa nauwelijks.[33] Ook hebben ze vrijwel geen invloed op de ernst van de eetstoornis.
- Negatieve jeugdervaringen komen vaker voor bij het eetbui/purgeer-type dan bij het beperkende type van anorexia nervosa. Ook verhogen ze het risico van bijkomende psychische stoornissen.[34]

10.3 *Hoe verloopt anorexia nervosa?*

Over het beloop van anorexia nervosa onder de algemene bevolking is weinig bekend. Vrijwel alle informatie over het beloop is afkomstig van onderzoek naar het beloop onder opgenomen patiënten.

In een recent Australisch onderzoek[35] werden 95 patiënten vijf jaar gevolgd vanaf aanmelding voor behandeling bij vrijwel alle gespecialiseerde behandelaars in de stad Adelaide. Een deel van de patiënten ontving uiteindelijk – op eigen verzoek – geen behandeling. Hun beloop verschilde niet van dat van behandelde patiënten, ook wanneer rekening werd gehouden met de ernst van de symptomen bij aanmelding.

Mensen met anorexia nervosa die zijn opgenomen in een ziekenhuis hebben over het algemeen ernstiger symptomen, grotere beperkingen in functioneren en meer kans op bijkomende ziekten dan andere personen met deze ziekte. Daarom zijn de vooruitzichten voor hen slechter, ook bij intensieve behandeling.

- Meestal gaat aan anorexia nervosa al een periode van intensief lijnen vooraf.
- De eerste episode begint doorgaans tussen 15 en 25 jaar.
- Anorexia nervosa duurt gemiddeld vier jaar. Dat loopt uiteen van enkele maanden, tot tientallen jaren.[13]
- De kans op terugval is groot. Bij ongeveer één op de vier mensen wordt de stoornis chronisch.
- Ongeveer 45% van de opgenomen cliënten verbetert in de loop van de jaren, 30% houdt klachten en een kwart blijft lang ziek, van wie een deel overlijdt.[36]

- Het sterftecijfer voor anorexia nervosa is 5,5% per tien jaar. Dit betekent dat van elke 18 opgenomen cliënten er na tien jaar één is overleden.[36-38]

Factoren die het beloop bepalen

Er is veel onderzoek gedaan naar factoren die het beloop van anorexia nervosa bij opgenomen patiënten beïnvloeden. De bevindingen zijn moeilijk te interpreteren.[36] Zo bestaat er geen sluitend bewijs voor de bewering dat de ziekteduur vóór behandeling de uitkomst van de behandeling bij anorexia nervosa bepaalt.[39]

Slechts van enkele factoren staat vast dat zij invloed hebben op de prognose:[36]
- bij eetbuien en purgeren zijn de vooruitzichten slechter dan in andere gevallen;
- bij een goede relatie met de ouders zijn de vooruitzichten beter.

10.4 *Komen er bij anorexia nervosa nog andere aandoeningen voor?*

Psychische stoornissen

Mensen met anorexia nervosa hebben een meer dan normale kans om ook andere psychische stoornissen te hebben:
- meer dan de helft van de mensen met anorexia nervosa lijdt ooit aan een depressie;
- ongeveer de helft lijdt ooit aan een of meer angststoornissen[40], met name aan dwangstoornissen[23];
- de meeste mensen met anorexia nervosa hebben een persoonlijkheidsstoornis. Het gaat vooral om de dwangmatige en vermijdende persoonlijkheidsstoornis.[41-43]

Bijkomende depressie en angststoornissen zijn in veel gevallen het gevolg van anorexia nervosa. Deze stoornissen verdwijnen vaak als het gewicht wordt hersteld.[44]

Lichamelijke ziekten

Er zijn geen lichamelijke ziekten die naar verhouding meer dan gemiddeld voorkomen bij anorexia nervosa. Sommige lichamelijke ziekten kunnen de behandeling compliceren, zoals diabetes. Meten van de suikerspiegel en spuiten van insuline maken de behandeling van anorexia nervosa ingewikkeld.[28]

10.5 Wat zijn de gevolgen van anorexia nervosa?

Kwaliteit van leven en levensverwachting

Anorexia nervosa heeft grote gevolgen voor het welbevinden van de betrokkene. Het leidt tot beperkingen in het sociaal, emotioneel en lichamelijk functioneren.

De sociale en emotionele gevolgen hangen samen met de aard van de ziekte:
- als gevolg van sterke gewichtsafname vervlakken de emoties;
- naarmate hun gewicht afneemt, trekken mensen met anorexia nervosa zich terug, en uiteindelijk raken ze in een sociaal isolement;
- de weigering voldoende te eten leidt vrijwel altijd tot conflicten met ouders of partner;
- als gevolg van anorexia nervosa neemt de zin in seks af;
- langdurige ziekte en opnames tijdens de jeugd belemmeren een succesvolle schoolloopbaan;
- anorexia nervosa kan leiden tot blijvende arbeidsongeschiktheid.
  - In 2002 ontvingen in Nederland naar schatting 600 tot 1000 mensen met anorexia nervosa een arbeidsongeschiktheidsuitkering (WAO of WAJONG). Dat is ongeveer een op iedere zes mensen met deze ziekte.
  - Het grootste deel van hen was volledig arbeidsongeschikt.

De ondervoeding leidt vaak tot lichamelijke klachten.[28;45;46] De lijst met mogelijke klachten is lang. De belangrijkste zijn:
- algehele uitputting;
- lage lichaamstemperatuur;
- problemen met hart en bloedvaten, zoals verlaagde bloeddruk, vertraagde hartslag en hartritmestoornissen;
- botontkalking (osteoporose);
- maag- en darmklachten;
- hormoonafwijkingen (onder andere wegblijven menstruatie);
- verminderde schildklierwerking;

- verminderde stofwisseling;
- erosie van het gebit (als gevolg van braken).

Sommige lichamelijke klachten – zoals een ernstige verstoring van het hartritme – kunnen leiden tot de dood. Andere klachten verdwijnen weer als de cliënt herstelt. Een belangrijk deel van de klachten is echter blijvend.[47]

- Bij kinderen die anorexia nervosa hebben gehad, kunnen lichaamsgroei en seksuele lichamelijke ontwikkeling achterblijven.
- Vrouwen die anorexia nervosa hebben gehad, lopen een grotere kans op complicaties bij een bevalling.

Het RIVM [48] en de WHO[49] hebben voor anorexia nervosa de ziektelast niet vastgesteld in DALY's. Wel stelde het RIVM een wegingsfactor vast voor anorexia en boulimia nervosa samen: 0,28. De wegingsfactor voor anorexia nervosa is waarschijnlijk iets hoger. Het aantal DALY's als gevolg van anorexia nervosa in Nederland is nu als volgt te schatten.

- Uitgaande van ongeveer 4000 patiënten in de afgelopen maand en een wegingsfactor van ongeveer 0,4, leidt anorexia nervosa tot ongeveer 1600 ziektejaarequivalenten. Opgeteld bij de enkele honderden verloren levensjaren levert dit voor anorexia nervosa in Nederland naar schatting 2000 DALY's op.

Leven met iemand met anorexia nervosa is zwaar en belastend.[50]
- Ouders en partners voelen zich schuldig.
- Ze hebben het gevoel niet door te dringen tot de persoon met anorexia nervosa.
- De maaltijden worden een strijdtoneel.
- Anorexia nervosa kent vaak een chronisch beloop, met een relatief hoge kans op terugval.

Van alle behandelde mensen met anorexia nervosa sterft per jaar 0,55%.[38] De kans op overlijden is voor mensen met anorexia nervosa vijf maal zo groot als voor gezonde leeftijdgenoten zonder anorexia nervosa. Daarmee is het een van de psychische stoornissen met de hoogste kans op vroegtijdige sterfte.[37]
- Deze cijfers zijn afkomstig uit onderzoek naar mensen die behandeld zijn. In de algemene bevolking is de kans vroegtijdig te sterven voor mensen met anorexia nervosa waarschijnlijk lager.[51]
- In dit sterftecijfer is anorexia nervosa zelf niet altijd de doodsoorzaak. Ook andere oorzaken zoals zelfdoding en hartstilstand wor-

den meegeteld. Meestal is anorexia nervosa dan wel de indirecte oorzaak.

Maatschappelijke kosten

Over de kosten van anorexia nervosa in Nederland zijn geen betrouwbare gegevens bekend.

In het buitenland zijn diverse onderzoeken gedaan naar de kosten, met zeer wisselende uitkomsten.[52]

- In de Verenigde Staten zijn de gemiddelde jaarlijkse behandelkosten voor een vrouw met anorexia nervosa ongeveer 6000 euro. De kosten bij opname zijn 17.000, en voor poliklinische behandeling ruim 2000 euro per jaar.
- In Duitsland waren de totale kosten voor de opnames van mensen met anorexia nervosa ongeveer 95 miljoen euro per jaar. Per patiënt is dat 13.000 euro.

De verschillen in behandelkosten worden vooral veroorzaakt door het aantal en de duur van de klinische opnames. Dit verschilt sterk per land.

- In de Verenigde Staten en Engeland is poliklinische behandeling van anorexia nervosa de norm; alleen in uitzonderlijke gevallen worden patiënten enkele weken opgenomen.
- In Nederland, Duitsland en Zwitserland is de drempel voor opname bij anorexia nervosa wat lager en duurt de gemiddelde opname langer. Van de mensen met anorexia nervosa die zich in 1996 aanmeldden bij een gespecialiseerde eetstoorniskliniek in Nederland kreeg bijna de helft opname als behandelindicatie.[53]

Beperking van het aantal opnames en de duur van de klinische behandeling lijkt op het eerste gezicht een kostenbesparende maatregel. Of het de kosteneffectiviteit van de anorexia nervosa-behandeling inderdaad verhoogt, is zeer de vraag.

- Er is nog geen grootschalig vergelijkend onderzoek gedaan naar de kosteneffectiviteit van opname en poliklinische behandeling van anorexia nervosa. Een klein Brits onderzoek vond geen verschil in effectiviteit, maar het is methodologisch te zwak om vergaande conclusies te trekken.[54]
- Amerikaanse verzekeraars vergoeden tegenwoordig maar een beperkt aantal opnamedagen voor anorexia nervosa; ongeveer 20 tot 25. Dat heeft ertoe geleid dat de gemiddelde opnameduur in de

vs de laatste twintig jaar zeer sterk is gedaald. In een New Yorkse kliniek daalde het van 150 dagen in 1984 tot 24 in 1998. De aard van de opnamen veranderde daarmee van een langdurige behandeling tot een vorm van crisisopvang. De gemiddelde BMI bij ontslag daalde ook; van 19,3 in 1984 tot 17,7 in 1998. Omdat een laag gewicht bij ontslag een van de belangrijkste voorspellers is van terugval, is het maar zeer de vraag of deze kostenbesparing op de lange termijn ook kosteneffectief is.[55]

Overigens zal opname als behandeloptie, ook in de vs, nooit helemaal kunnen verdwijnen, omdat ernstig ondervoede patiënten met lichamelijke klachten of bijkomende psychische stoornissen anders zouden overlijden.[56]

10.6 Is anorexia nervosa behandelbaar?

De behandeling van anorexia nervosa heeft de laatste decennia een grote ontwikkeling doorgemaakt. Dertig jaar geleden was het bereiken van een normaal gewicht het belangrijkste doel in iedere anorexia nervosa-therapie. Sindsdien is er veel veranderd. Volgens de richtlijn van de American Psychiatric Association[82] uit 2000 heeft de behandeling van anorexia nervosa tegenwoordig acht doelen.

- Gewichtsherstel tot een gezond gewicht.
- Behandeling van medische complicaties.
- Verhoging motivatie om gezond te eten en deel te nemen aan behandeling.
- Voorlichting over gezond voedsel en gezond eetgedrag.
- Corrigeren van onjuiste gedachten, attituden en gevoelens over de eetstoornis.
- Behandeling van bijkomende psychische stoornissen.
- Betrekken van de familie bij de behandeling, en zorgen voor gezinstherapie indien noodzakelijk.
- Voorkomen van terugval.

Deze verscheidenheid aan doelen heeft enkele belangrijke implicaties voor de behandeling.[82]

- Gewichtsherstel is een belangrijk doel van iedere behandeling van anorexia nervosa, maar met het bereiken van een gezond gewicht is de behandeling nog niet geslaagd te noemen. Eigenlijk begint de behandeling dan pas echt.

- De meeste mensen met anorexia nervosa ontkennen ziek te zijn, of bagatelliseren hun ziekte. Daarom is het vaak moeilijk hen te motiveren in behandeling te gaan. Het gebruik van motivatietechnieken maakt daarom deel uit van iedere behandeling.[83]
- Er bestaat op dit moment geen enkelvoudige behandeling voor anorexia nervosa die voor alle doelen tegelijk geschikt is. Mensen met anorexia nervosa krijgen meestal een behandeling die bestaat uit verschillende behandelonderdelen.[70]
- Op grond van klinische ervaring wordt wel aangenomen dat de behandeling van anorexia nervosa vraagt om een multidisciplinaire aanpak. Gezien de doelen zou dat in ieder geval de inzet vragen van de volgende disciplines: somatisch arts (bijvoorbeeld internist), diëtist, psychiater, psycholoog/psychotherapeut en verpleegkundige. Daarnaast kunnen ook andere disciplines worden ingeschakeld, zoals een psychomotorisch therapeut, een systeemtherapeut of een gynaecoloog.

De behandeling van anorexia nervosa wordt meestal onderverdeeld in twee globale fasen.[52;84]

- Behandeling van acute anorexia nervosa (met name gericht op gewichtstoename). Dit is niet louter een medische fase. Om mensen met anorexia nervosa te laten beseffen dat ze een probleem hebben en ze te motiveren tot gewichtstoename, zijn psychologische behandelmethoden noodzakelijk.
- Behandeling van anorexia nervosa na het bereiken van gezond gewicht, inclusief terugvalpreventie.

De twee fasen lopen in de praktijk meestal geleidelijk in elkaar over. Uiteindelijk doel van de gehele behandeling is zelfstandig leven zonder eetstoornis.[82]

Door het gebrek aan goede grootschalige gecontroleerde studies, is over het effect van de behandeling van mensen met anorexia nervosa vrijwel niets met zekerheid te zeggen.[52;84;90;91]

- Behandeling als geheel heeft een beperkt effect op de korte termijn.
- Over het kortetermijneffect van de afzonderlijke onderdelen van de behandelingen is vrijwel niets bekend.
- In hoeverre behandeling ook het verloop van anorexia nervosa op de lange termijn beïnvloedt is nog onduidelijk.[35]

Behandeling met medicijnen is nooit de enige behandeling tegen anorexia nervosa. De toepassing van een groot aantal medicijnen is onderzocht, als toevoeging aan een veel bredere psychologische behandeling, maar tot op heden vrijwel zonder resultaat.[52;84;90-92]

- Alleen gezonde voeding in gecontroleerde doses bleek in de acute fase een goed medicijn.
- SSRI's (fluoxetine), voorgeschreven als het gewicht eenmaal is hersteld, verminderen mogelijk de kans op terugval.[93]

Psychologische behandelingen zijn altijd onderdeel van de behandeling van anorexia nervosa. Op grond van onderzoek kunnen vrijwel geen uitspraken worden gedaan over verschillen in effectiviteit tussen de diverse psychologische behandelmogelijkheden.[52;84;91] Alleen voor jonge niet al te chronische patiënten is bekend dat het zin heeft om het gezin bij de behandeling te betrekken.[84;91]

TABEL 10.1 OVERZICHT WERKZAAMHEID VAN BEHANDELINGEN BIJ ANOREXIA NERVOSA

Behandeling	*Bewijskracht*
Dieet van gezonde voeding	*
Medicatie	
Antidepressiva	
– Klassieke antidepressiva (TCA's; clomipramine, amitryptiline)	-
– SSRI's in acute fase (fluoxetine, citalopram)	-
– SSRI's in anorexia nervosa van het beperkende type na gewichtsherstel (fluoxetine)	*/?
Antipsychotica	
– Eerste generatie antipsychotica (chlorpromazini, sulpiride en pimozide)	-
– Tweede generatie atypische antipsychotica (risperidon en olanzapine)	?
Middelen die de maag en darmen sneller legen	
Metoclopramide en cisapride	-
Eetlustopwekkers	-
Overige geneesmiddelen	
Anxiolytica, groeihormoon, lithium, zink, opiaatantagonisten	-
Middelen om de gevolgen van anorexia nervosa tegen te gaan	
Groeihormoon (herstel hartritme)	*
Oestrogeen (botontkalking)	-
Psychologische behandelingen gericht op gewichtsherstel	
Streng gedragstherapeutisch regime	*
Minder streng gedragstherapeutisch regime	*
Psychologische behandelingen met meerdere doelen	*/?
Betrekken van ouders in behandeling van jonge niet-chronische patiënten	*

*** = bewezen werkzaam;
** = redelijke aanwijzingen voor werkzaamheid;
* = enig bewijs voor werkzaamheid, maar het bewijs of het effect is niet al te sterk;
? = bewijs ontbreekt;
- = bewezen onwerkzaam.

De globale oordelen over de werkzaamheid van alle beschreven behandelingen zijn in tabel 10.1 samengebracht. Het oordeel is gebaseerd op onderzoek naar groepseffecten op de korte termijn:

- Het oordeel bewezen werkzaam is geen garantie dat deze behandeling bij elke individuele patiënt effect zal hebben. Ook een
  werkzame behandeling werkt vaak slechts bij een deel van de patiënten.
- Het oordeel zegt vrijwel niets over de kans op terugval na afloop
  van de behandeling, of de kans op terugkeer van anorexia nervosa
  op de lange termijn.
- Bij de keuze van een bepaalde behandeling in de praktijk zijn –
  naast de bewezen werkzaamheid – ook de aard en ernst van de
  klachten, de aard van de behandelsetting, voorkeur van de cliënt,
  rol van de ouders, leerkrachten en hulpverleners en het nut van
  eerdere behandelingen bij de cliënt van belang.

Referenties anorexia nervosa

De met een * aangemerkte referenties
worden aanbevolen voor meer informatie.

1. Bulik, C., Sullivan, P., Wade, T., Kendler, K. (2000). Twin studies of eating
   disorders: a review. *International
   Journal of Eating Disorders*, 27(1): 1-
   20.
2. Polivy, J., Herman, C. (2002). Causes
   of eating disorders. *Annual Review of
   Psychology*, 53(187-213.
3. American Psychiatric Association
   (2000). *Diagnostic and statistical manual of mental disorders [DSM-IV-TR]*.
   Washington, DC: American Psychiatric Association.
4. Frederiks, A., Buuren, S. van, Hira-
   sing, R., Wit, J., Verloove-van Ho-
   rick, S. (2001). De Quetelet-index
   (body mass index) bij jongeren in
   1997 vergeleken met 1980: nieuwe
   groeidiagrammen voor de signalering van ondergewicht, overgewicht
   en obesitas. *Nederlands Tijdschrift
   voor Geneeskunde*, 145(27): 1296-1303.
5. Pietrobelli, A., Faith, M., Allison, D.,
   Gallagher, D., Chiumello, G.,
   Heymsfield, S. (1998). Body mass
   index as a measure of adiposity

   among children and adolescents: a
   validation study. *Journal of Pediatrics*,
   132(2): 204-210.
*6. Deth, R. van, Vandereycken, W.
   (1988). *Van vastenwonder tot mager-
   zucht: anorexia nervosa in historisch
   perspectief*. Meppel: Amsterdam:
   Boom.
*7. Schoemaker, C. (2002). *Anorexia be-
   staat niet: het beeld van anorexia nervosa in de media*. Amsterdam: Archi-
   pel.
8. Keel, P., Klump, K. (2003). Are eating
   disorders culture-bound syndromes?
   Implications for conceptualizing
   their etiology. *Psychological Bulletin*,
   129(5): 747-769.
9. Gard, M., Freeman, C. (1996). The
   dismantling of a myth: a review of
   eating disorders and socioeconomic
   status. *International Journal of Eating
   Disorders*, 20(1): 1-12.
*10. Fairburn, C., Harrison, P. (2003).
   Eating disorders. *Lancet*, 361(9355):
   407-416.
11. Eddy, K., Keel, P., Dorer, D., Delins-
   ky, S., Franko, D., Herzog, D.
   (2002). Longitudinal comparison of
   anorexia nervosa subtypes. *Internatio-*

nal Journal of Eating Disorders, 31(2):
191-201.

12. Hoek, H. (1993). Review of the epidemiological studies of eating disorders. *International Review of Psychiatry*, 5(1): 61-74.

13. Hoeken, D. van, Lucas, A., Hoek, H.
(1998). Epidemiology. In: H.W.
Hoek, J.L. Treasure, M.A. Katzman
(red.). *Neurobiology in the treatment of
eating disorders*, p. 97-126. New York:
Wiley.

*14. Hoeken, D. van, Hoek, H. (1999).
Epidemiologie. In: J.A. Bloks, E.F.
van Furth, H.W. Hoek (red.). *Behandelingsstrategieën bij anorexia nervosa*,
p. 1-6. Houten /Diegem: Bohn Stafleu Van Loghum.

*15. Hoek, H., Hoeken, D. van (2002).
Epidemiologie. In: W. Vandereycken,
G. Noordenbos (red.). *Handboek eet-
stoornissen*, p. 31-38. Utrecht: De
Tijdstroom.

16. Lucas, A., Crowson, C., O'Fallon, W.,
Melton, L., III (1999). The ups and
downs of anorexia nervosa. *International Journal of Eating Disorders*, 26
(4): 397-405.

17. Andersen, A. (2002). Eating disorders in males. In: C.G. Fairburn, K.
D. Brownell (red.). *Eating disorders
and obesity: A comprehensive handbook*, p. 188-192. New York: Guilford.

18. Fairburn, C., Cowen, P., Harrison, P.
(1999). Twin studies and the etiology
of eating disorders. *International
Journal of Eating Disorders*, 26(4):
349-358.

19. Vink, T., Hinney, A., Elburg, A. van,
Goozen, S. van, Sandkuijl, L., Sinke,
R., e.a. (2001). Association between
an agouti-related protein gene poly-
morphism and anorexia nervosa.
Molecular Psychiatry, 6(3): 325-328.

20. Urwin, R., Bennetts, B., Wilcken, B.,
Lampropoulos, B., Beumont, P.,
Clarke, S., e.a. (2002). Anorexia nervosa (restrictive subtype) is associated with a polymorphism in the nov-
el norepinephrine transporter gene

promoter polymorphic region. *Molecular Psychiatry*, 7(6): 652-657.

21. Strober, M., Freeman, R., Lampert,
C., Diamond, J., Kaye, W. (2000).
Controlled family study of anorexia
nervosa and bulimia nervosa: evidence of shared liability and transmission of partial syndromes. *The American Journal of Psychiatry*, 157(3):
393-401.

22. Lilenfeld, L., Kaye, W., Greeno, C.,
Merikangas, K., Plotnicov, K., Pollice,
C., e.a. (1998). A controlled family
study of anorexia nervosa and bulimia nervosa: psychiatric disorders in
first-degree relatives and effects of
proband comorbidity. *Archives of
General Psychiatry*, 55(7): 603-610.

23. Bellodi, L., Cavallini, M., Bertelli, S.,
Chiapparino, D., Riboldi, C., Smeraldi, E. (2001). Morbidity risk for obsessive-compulsive spectrum disorders in first-degree relatives of patients with eating disorders. *The
American Journal of Psychiatry*, 158(4):
563-569.

24. Halmi, K., Sunday, S., Strober, M.,
Kaplan, A., Woodside, D., Fichter,
M., e.a. (2000). Perfectionism in
anorexia nervosa: variation by clinical
subtype, obsessionality, and patholo-
gical eating behavior. *The American
Journal of Psychiatry*, 157(11): 1799-
1805.

25. Fairburn, C., Cooper, Z., Doll, H.,
Welch, S. (1999). Risk factors for
anorexia nervosa: three integrated
case-control comparisons. *Archives of
General Psychiatry*, 56(5): 468-476.

26. Sullivan, V., Damani, S. (2000). Ve-
getarianism and eating disorders:
partners in crime? *European Eating
Disorders Review*, 8(4): 263-266.

27. Cnattingius, S., Hultman, C., Dahl,
M., Sparen, P. (1999). Very preterm
birth, birth trauma, and the risk of
anorexia nervosa among girls. *Archives of General Psychiatry*, 56(7):
634-638.

28. Tenwolde, A. (2002). Lichamelijke
aspecten. In: W. Vandereycken, G.

Noordenbos (red.). *Handboek eetstoornissen*, p. 147-169. Utrecht: De Tijdstroom.

29. Stice, E., Shaw, H. (2002). Role of body dissatisfaction in the onset and maintenance of eating pathology: a synthesis of research findings. *Journal of Psychosomatic Research*, 53(5): 985-993.

30. Hoek, H., Bartelds, A., Bosveld, J., Graaf, Y. van der, Limpens, V., Maiwald, M., e.a. (1995). Impact of urbanization on detection rates of eating disorders. *The American Journal of Psychiatry*, 152(9): 1272-1278.

31. Joseph, A., Wood, I., Goldberg, S. (1982). Determining populations at risk for developing anorexia nervosa based on selection of college major. *Psychiatry Research*, 7(1): 53-58.

32. Szmukler, G., Eisler, I., Gillies, C., Hayward, M. (1985). The implications of anorexia nervosa in a ballet school. *Journal of Psychiatric Research*, 19(2-3): 177-181.

33. Schmidt, U., Tiller, J., Blanchard, M., Andrews, B., Treasure, J. (1997). Is there a specific trauma precipitating anorexia nervosa? *Psychological Medicine*, 27(3): 523-530.

34. Wonderlich, S., Brewerton, T., Jocic, Z., Dansky, B., Abbott, D. (1997). Relationship of childhood sexual abuse and eating disorders. *Journal of the American Academy of Child and Adolescent Psychiatry*, 36(8): 1107-1115.

35. Ben Tovim, D., Walker, K., Gilchrist, P., Freeman, R., Kalucy, R., e.e. (2001). Outcome in patients with eating disorders: a 5-year study. *Lancet*, 357(9264): 1254-1257.

36. Steinhausen, H. (2002). The outcome of anorexia nervosa in the 20th century. *The American Journal of Psychiatry*, 159(8): 1284-1293.

37. Sullivan, P. (1995). Mortality in anorexia nervosa. *The American Journal of Psychiatry*, 152(7): 1073-1074.

38. Steinhausen, H. (1999). Eating disorders. In: H.C. Steinhausen, F.C. Verhulst (red.). *Risks and outcomes in developmental psychopathology*. Oxford: Oxford University Press.

39. Schoemaker, C. (1997). Does early intervention improve the prognosis in anorexia nervosa? A systematic review of the treatment-outcome literature. *International Journal of Eating Disorders*, 21(1): 1-15.

40. Godart, N., Flament, M., Perdereau, F., Jeammet, P. (2002). Comorbidity between eating disorders and anxiety disorders: a review. *International Journal of Eating Disorders*, 32(3): 253-270.

41. Grilo, C. (2002). Recent research of relationships among eating disorders and personality disorders. *Current Psychiatry Reports*, 4(1): 18-24.

42. Serpell, L., Livingstone, A., Neiderman, M., Lask, B. (2002). Anorexia nervosa: obsessive-compulsive disorder, obsessive-compulsive personality disorder, or neither? *Clinical Psychology Review*, 22(5): 647-669.

43. Rosenvinge, J., Martinussen, M., Ostensen, E. (2000). The comorbidity of eating disorders and personality disorders: a meta-analytic review of studies published between 1983 and 1998. *Eating and Weight Disorders*, 5 (2): 52-61.

44. O'Brien, K., Vincent, N. (2003). Psychiatric comorbidity in anorexia and bulimia nervosa: nature, prevalence, and causal relationships. *Clinical Psychology Review*, 23(1): 57-74.

45. Rijn, C. van (1998). Anorexia nervosa en boulimia nervosa. II. Somatische gevolgen van ondervoeding. *Nederlands Tijdschrift voor Geneeskunde*, 142(33): 1863-1866.

46. Sharp, C., Freeman, C. (1993). The medical complications of anorexia nervosa. *The British Journal of Psychiatry*, 162(4): 452-462.

47. Johnson, J., Cohen, P., Kasen, S., Brook, J. (2002). Eating disorders during adolescence and the risk for physical and mental disorders during early adulthood. *Archives of General Psychiatry*, 59(6): 545-552.

48. Hoeymans, N., Poos, M. (2002). *De ziektelast in DALY's: omvang van het probleem. Sterfte, ziekte en ziektelast voor 49 geselecteerde aandoeningen in Nederland. Volksgezondheid Toekomst Verkenning, Nationaal Kompas Volksgezondheid.* Bilthoven: RIVM.

49. World Health Organization (2001). *The World Health Report 2001.Mental Health: New Understandings, New Hope.* Genève: WHO.

50. Treasure, J., Murphy, T., Szmukler, G., Todd, G., Gavan, K., Joyce, J. (2001). The experience of caregiving for severe mental illness: a comparison between anorexia nervosa and psychosis. *Social Psychiatry and Psychiatric Epidemiology,* 36(7): 343-347.

51. Korndorfer, S., Lucas, A., Suman, V., Crowson, C., Krahn, L., Melton, L. III (2003). Long-term survival of patients with anorexia nervosa: a population-based study in Rochester. *Minnesota Mayo Clinic Proceedings,* 78(3): 278-284.

52. National Collaborating Centre for Mental Health (2003). *Eating disorders: core interventions in the treatment and management of anorexia nervosa, bulimia nervosa, and related eating disorders.* Oxford: National Collaborating Centre for Mental Health.

53. Hoeken, D. van, Furth, E. van, Hoek, H. (1997). *Aanbevelingen voor de organisatie van de gespecialiseerde zorg voor patiënten met een eetstoornis.* Den Haag: SEN, VWS-project eetstoornissen.

54. Meads, C., Burls, A., Gold, L., Jobanputra, P. (1999). *In-patient versus outpatient care for eating disorders.* Birmingham: University of Birmingham Department of Public Health and Epidemiology, West Midlands Development and Evaluation Service.

55. Wiseman, C., Sunday, S., Klapper, F., Harris, W., Halmi, K. (2001). Changing patterns of hospitalization in eating disorder patients. *International Journal of Eating Disorders,* 30(1): 69-74.

56. Meads, C., Gold, L., Burls, A. (2001). How effective is outpatient care compared to inpatient care for the treatment of anorexia nervosa? A systematic review. *European Eating Disorders Review,* 9(4): 229-241.

57. Pratt, B.M, Woolfenden, S.R. (2002). Interventions for preventing eating disorders in children and adolescents. Cochrane Library of Systematic Reviews, Issue 2, CD002891.

58. Stewart, A. (1998). Experience with a school-based eating disorders prevention programme. In: W. Vandereycken, G. Noordenbos (red.). *The prevention of eating disorders,* p. 99-136. London/New York: Athlone Press & New York University Press.

59. Carter, J., Stewart, D., Dunn, V., Fairburn, C. (1997). Primary prevention of eating disorders: might it do more harm than good? *International Journal of Eating Disorders,* 22(2): 167-172.

60. O'Dea, J. (2002). Can body image education programs be harmful to adolescent females? *Eating Disorders,* 10(1): 1-13.

61. Mann, T., Nolen-Hoeksema, S., Huang, K., Burgard, D., Wright, A., Hanson, K. (1997). Are two interventions worse than none? Joint primary and secondary prevention of eating disorders in college females. *Health Psychology,* 16(3): 215-225.

62. Lagro-Janssen, T. (2002). Aanpak in de eerste lijn. In: W. Vandereycken, G. Noordenbos (red.). *Handboek eetstoornissen,* p. 367-375. Utrecht: De Tijdstroom.

63. Hoek, H., Hoeken, D. van, Katzman, M. (2003). Epidemiology and cultural aspects of eating disorders: a review. In: M. Maj, K. Halmi, J.J. López-Ibor (red.). *Eating disorders,* p. 75-138. Chichester: John Wiley & Sons.

64. Bryant-Waugh, R., Lask, B. (1995). Eating disorders in children. *Journal of Child Psychology and Psychiatry,* 36 (2): 191-202.

65. Ogg, E., Millar, H., Pusztai, E., Thom, A. (1997). General practice consultation patterns preceding diagnosis of eating disorders. *International Journal of Eating Disorders*, 22(1): 89-93.

66. Schoemaker, C. (1998). The principles of screening for eating disorders. In: W. Vandereycken, G. Noordenbos (red.). *The prevention of eating disorders*, p. 187-213. London/New York: Athlone Press & New York University Press.

67. Bloks, H., Spaans, J. (2002). Herkenning en diagnostiek. In: W. Vandereycken, G. Noordenbos (red.). *Handboek eetstoornissen*, p. 85-113. Utrecht: De Tijdstroom.

68. Fairburn, C.G, Cooper, Z. (1993). The Eating Disorder Examination (12th edition). In: C.G. Fairburn, G. T. Wilson (red.). *Binge eating: nature, assessment, and treatment*, p. 317-360. New York: Guilford Press.

69. Anderson, D., Williamson, D. (2002). Outcome measures in eating disorders. In: W.W. IsHak, T. Burt, L.I. Sederer (red.). *Outcome measurement in psychiatry: a critical review*, p. 289-301. Washington: American Psychiatric Publishing.

70. Jansen, A. (2001). Towards effective treatment of eating disorders: nothing is as practical as a good theory. *Behaviour Research and Therapy*, 39 (9): 1007-1022.

71. Garner, D., Garfinkel, P. (1979). The Eating Attitudes Test: An index of the symptoms of anorexia nervosa. *Psychological Medicine*, 9(2): 273-279.

72. Garner, D., Olmsted, M., Polivy, J. (1983). Development and validation of a multidimensional eating disorder inventory for anorexia nervosa and bulimia. *International Journal of Eating Disorders*, 2(1): 15-34.

73. Schoemaker, C., Verbraak, M., Breteler, R., Staak, C. van der (1997). The discriminant validity of the Eating Disorder Inventory-2. *British Journal of Clinical Psychology*, 36(4): 627-629.

74. Garner, D., Strien, T. van (2002). *Eating disorder inventory II. Handleiding. Nederlandse versie.* Lisse: Swets & Zeitlinger.

75. Beglin, S., Fairburn, C. (1992). Evaluation of a new instrument for the detection of eating disorders in community samples. *Psychiatry Research*, 44(3): 191-201.

76. Furth, E. van (2000). *Nederlandse vertaling van de EDE-Q.* Leidschendam: Robert Fleury Stichting.

77. Morgan, J., Reid, F., Lacey, J. (1999). The SCOFF questionnaire: assessment of a new screening tool for eating disorders. *British Medical Journal*, 319(7223): 1467-1468.

78. Luck, A., Morgan, J., Reid, F., O'Brien, A., Brunton, J., Price, C., e.a. (2002). The SCOFF questionnaire and clinical interview for eating disorders in general practice: comparative study. *British Medical Journal*, 325(7367): 755-756.

79. National Collaborating Centre for Mental Health (2003). *Eating disorders: core interventions in the treatment and management of anorexia nervosa, bulimia nervosa, and related eating disorders.* Oxford: National Collaborating Centre for Mental Health.

80. Morgan, H., Hayward, A. (1988). Clinical assessment of anorexia nervosa. The Morgan-Russell outcome assessment schedule. *The British Journal of Psychiatry*, 152(3): 367-371.

81. Jansen, A. (2000). *Eating Disorder Examination (EDE 12.0): interview ter vaststelling van de specifieke psychopathologie van eetstoornissen.* Lisse: Swets & Zeitlinger.

82. American Psychiatric Association (2000). *Practice guideline for the treatment of patients with eating disorders.* Washington D.C.: American Psychiatric Association.

83. Vitousek, K., Watson, S., Wilson, G. (1998). Enhancing motivation for change in treatment-resistant eating disorders. *Clinical Psychology Review*, 18(4): 391-420.

84. Beumont, P., Hay, P., Beumont, R. (2003). Summary Australian and New Zealand clinical practice guideline for the management of anorexia nervosa (2003). *Australasian Psychiatry*, 11(2): 129-133.

85. Wilson, G., Vitousek, K., Loeb, K. (2000). Stepped care treatment for eating disorders. *Journal of Consulting and Clinical Psychology*, 68(4): 564-572.

86. Dalle, Grave, Ricca, V., Todesco, T. (2001). The stepped-care approach in anorexia nervosa and bulimia nervosa: progress and problems. *Eating and Weight Disorders*, 6(2): 81-89.

87. Spanjers, E., Wagter, J. (2002). Zelfhulp. In: W. Vandereycken, G. Noordenbos (red.). *Handboek eetstoornissen*, p. 339-365. Utrecht: De Tijdstroom.

88. Zipfel, S., Reas, D., Thornton, C., Olmsted, M., Williamson, D., Gerlinghoff, M., e.a. (2002). Day hospitalization programs for eating disorders: a systematic review of the literature. *International Journal of Eating Disorders*, 31(2): 105-117.

89. Gowers, S., Weetman, J., Shore, A., Hossain, F., Elvins, R. (2000). Impact of hospitalisation on the outcome of adolescent anorexia nervosa. *The British Journal of Psychiatry*, 176 (2): 138-141.

90. Wilson, G., Fairburn, C. (2002). Treatments for eating disorders. In: P.E. Nathan, J.M. Gorman (red.). *A guide to treatments that work* (2nd edition), p. 559-592. New York: Oxford University Press.

91. Treasure, J., Schmidt, U. (2003). Anorexia nervosa. In: G. Jones (red.). *Clinical Evidence: the international source of the best available evidence for mental health care*, p. 1-11. London: BMJ Publishing Group.

92. Zhu, A., Walsh, B. (2002). Pharmacologic treatment of eating disorders. *The Canadian Journal of Psychiatry*, 47(3): 227-234.

93. Kaye, W., Nagata, T., Weltzin, T., Hsu, L., Sokol, M., McConaha, C., e.a. (2001). Double-blind placebo-controlled administration of fluoxetine in restricting- and restricting-purging-type anorexia nervosa. *Biological Psychiatry*, 49(7): 644-652.

94. Vandereycken, W. (2002). Therapierelatie en beroepsethiek. In: W. Vandereycken, G. Noordenbos (red.). *Handboek eetstoornissen*, p. 305-321. Utrecht: De Tijdstroom.

95. Allison, D., Mentore, J., Heo, M., Chandler, L., Cappelleri, J., Infante, M., e.a. (1999). Antipsychotic-induced weight gain: a comprehensive research synthesis. *The American Journal of Psychiatry*, 156(11): 1686-1696.

96. Dally, P., Sargant, W. (1966). Treatment and outcome of anorexia nervosa. *British Medical Journal*, 2(517): 793-795.

97. Vandereycken, W., Pierloot, R. (1982). Pimozide combined with behavior therapy in the short-term treatment of anorexia nervosa. A double-blind placebo-controlled cross-over study. *Acta Psychiatrica Scandinavica*, 66(6): 445-450.

98. Vandereycken, W. (1984). Neuroleptics in the short-term treatment of anorexia nervosa. A double-blind placebo-controlled study with sulpiride. *The British Journal of Psychiatry*, 144 (3): 288-292.

99. Davis, J., Chen, N., Glick, I. (2003). A meta-analysis of the efficacy of second-generation antipsychotics. *Archives of General Psychiatry*, 60(6): 553-564.

100. Roerig, J., Mitchell, J., Myers, T., Glass, J. (2002). Pharmacotherapy and medical complications of eating disorders in children and adolescents. *Child and Adolescent Psychiatric Clinics of North America*, 11(2): 365-385, xi.

101. Strober, M., Pataki, C., Freeman, R., DeAntonio, M. (1999). No effect of adjunctive fluoxetine on eating beha-

vior or weight phobia during the inpatient treatment of anorexia nervosa: an historical case-control study. *Journal of Child and Adolescent Psychopharmacology*, 9(3): 195-201.

102. Halmi, K., Eckert, E., LaDu, T., Cohen, J. (1986). Anorexia nervosa. Treatment efficacy of cyproheptadine and amitriptyline. *Archives of General Psychiatry*, 43(2): 177-181.

103. Attia, E., Mayer, L., Killory, E. (2001). Medication response in the treatment of patients with anorexia nervosa. *Journal of Psychiatric Practice*, 7(3): 157-162.

104. Thiel, A. (1997). Sind Psychopharmaka fur die Behandlung der Anorexia und Bulimia nervosa notwendig? *Psychotherapie, Psychosomatik, Medizinische Psychologie*, 47(9-10): 332-345.

105. Casper, R. (2002). How useful are pharmacological treatments in eating disorders? *Psychopharmacology Bulletin*, 36(2): 88-104.

106. Audenaert, K., Laere, K. van, Dumont, F., Vervaet, M., Goethals, I., Slegers, G., e.a. (2003). Decreased 5-HT2a receptor binding in patients with anorexia nervosa. *Journal of Nuclear Medicine*, 44(2): 163-169.

107. Mitchell, J., Zwaan, M. de, Roerig, J. (2003). Drug therapy for patients with eating disorders. Current Drug Targets. *CNS and Neurological Disorders*, 2(1): 17-29.

108. Kruger, S., Kennedy, S. (2000). Psychopharmacotherapy of anorexia nervosa, bulimia nervosa and binge-eating disorder. *Journal of Psychiatry and Neuroscience*, 25(5): 497-508.

109. Touyz, S., Beaumont, P., Dunn, S. (1987). Behaviour therapy in the management of patients with anorexia nervosa. A lenient, flexible approach. *Psychotherapy and Psychosomatics*, 48(1-4): 151-156.

110. Schmidt, U. (1997). Verhaltenstherapeutische, kognitiv-verhaltensthera-peutische und kognitiv-analytische Methoden der Anorexiebehandlung. *Psychotherapie, Psychosomatik, Medizinische Psychologie*, 47(9-10): 316-321.

111. Touyz, S., Beumont, P., Glaun, D., Phillips, T., Cowie, I. (1984). A comparison of lenient and strict operant conditioning programmes in refeeding patients with anorexia nervosa. *The British Journal of Psychiatry*, 144 (5): 517-520.

112. Jacobi, C., Dahme, B., Rustenbach, S. (1997). Vergleich kontrollierter psycho- und pharmakotherapiestudien bei bulimia und anorexia nervosa. *Psychotherapie, Psychosomatik, Medizinische Psychologie*, 47(9-10): 346-364.

113. Furth, E. van, Dijkstra, J. (2002). Klinische behandeling. In: W. Vandereycken, G. Noordenbos (red.). *Handboek eetstoornissen*, p. 377-393. Utrecht: De Tijdstroom.

114. Vandereycken, W. (1996). Eetstoornissen: over anorexia nervosa en boulimia nervosa. Wormer: Immerc.

115. Hoek, H. (1994). *Omgaan met eetproblemen: hapje voor hapje beter worden. Een leidraad voor patiënten en hun omgeving.* Utrecht: Kosmos-Z&K.

116. NFGV (2003). *Eetstoornissen: als eten een obsessie is [brochure].* Utrecht: Nationaal Fonds Geestelijke Volksgezondheid.

117. Hoek, H., Smith-van Rietschoten, W., Beek, J. van der, Laport, R., Meer, C. van, Nolen, W., e.a. (1997). *Eetstoornissen [brochure].* Utrecht: Nederlandse Vereniging voor Psychiatrie.

118. Hay, P., Bacaltchuk, J., Claudino, A. M., Ben-Tovim, D., Yong, P.Y. (2003). Individual psychotherapy in the outpatient treatment of adults with anorexia nervosa. *Cochrane Database of Systematic Reviews*, Issue 4: CD003909.

11 Boulimia nervosa

11.1 Wat is boulimia nervosa?

Boulimia nervosa betekent letterlijk honger als een rund door psychische oorzaak. Afgezien van de weinig flatteuze vergelijking, klopt deze naam niet omdat mensen met boulimia tijdens hun eetbuien doorgaan met eten, ook als ze geen honger meer hebben. Over de oorzaken van boulimia nervosa is nog weinig bekend.[1;2]

De internationale benaming van de ziekte is *bulimia nervosa*. In het Nederlands worden – naast boulimia – meestal de termen *boulimia nervosa* en *BN* gebruikt.

Symptomen en diagnose

Volgens DSM-IV [3] gelden de volgende diagnostische criteria.

- Terugkerende eetbuien. Er is sprake van een eetbui als iemand in een beperkte tijd (bijvoorbeeld twee uur) een grote hoeveelheid voedsel naar binnen werkt en het gevoel heeft geen controle meer te hebben over het eten.
- Terugkerende pogingen het eenmaal ingeslikte voedsel op onnatuurlijke wijze snel weer kwijt te raken, om zo gewichtstoename te voorkomen. Voorbeelden zijn: vinger in de keel steken, vasten, laxeer- of plasmiddelen slikken, klysma's toepassen en overmatige lichaamsbeweging.
- Beide gedragingen – eetbuien en pogingen tot kwijtraken – komen twee maal per week of vaker voor, zeker drie maanden lang.
- Het oordeel dat de persoon over zichzelf heeft, wordt zeer sterk bepaald door preoccupaties over lichaamsvorm en gewicht.
- Als de stoornis optreedt samen met anorexia nervosa geldt de laatstgenoemde diagnose.

Typen boulimia nervosa

De DSM onderscheidt twee vormen van boulimia nervosa.

- De boulimia nervosa-patiënt van het purgerende type probeert re-gelmatig het voedsel snel kwijt te raken door een vinger in de keel te steken, laxeermiddelen of plasmiddelen te slikken, of met klysma's.
- De boulimia nervosa-patiënt van het niet-purgerende type heeft daarvoor andere methoden, zoals vasten of overmatige lichaams-beweging.

Onderscheid met andere stoornissen

- Boulimia nervosa komt sterk overeen met de *binge/purge*-vorm van anorexia nervosa. Het belangrijkste verschil is dat mensen met boulimia nervosa niet extreem mager zijn. Wel schommelt hun gewicht vaak sterk.
- Iemand die net niet voldoet aan alle criteria van boulimia nervosa omdat de frequentie van de genoemde gedragingen lager is dan twee maal per week of de duur korter dan drie maanden, voldoet aan de diagnose Eetstoornis niet anders omschreven (ES-NAO).
- In deze restcategorie ES-NAO vallen ook mensen die wel eetbuien hebben, maar geen pogingen doen de gewichtstoename teniet te doen, waardoor ze sterk in gewicht toenemen. Dit wordt ook wel eetbuistoornis genoemd (*Binge Eating Disorder*, BED).[4;5]
- Ook onder ES-NAO horen mensen zonder eetbuien die geregeld de vinger in de keel steken na een kleine hoeveelheid eten.

11.2 *Hoe vaak komt boulimia nervosa voor en bij wie?*

Hoe vaak komt boulimia nervosa voor?

Boulimia nervosa komt veel meer voor dan anorexia nervosa.[6-8]
- Ongeveer 22.000 mensen in Nederland leden onlangs nog aan boulimia nervosa.
- Jaarlijks komen er ongeveer 2200 mensen bij. Er zijn geen aan-wijzingen voor een toename.
- De Nederlandse cijfers wijken niet af van die in andere geïndus-trialiseerde westerse landen.

Bij wie komt boulimia nervosa voor?

Geslacht en leeftijd

- Van alle mensen met boulimia nervosa is 90 tot 95% vrouw.
- Boulimia nervosa komt vooral voor bij jonge vrouwen[8]: van elke duizend vrouwen tussen 15 en 30 jaar lijden er jaarlijks vijftien aan deze stoornis.

Individuele kwetsbaarheid

- Boulimia heeft een erfelijke component.[1;2;9] Dit staat vast, al lopen de uitkomsten van tweelingstudies nogal uiteen.[10] Welke genen hierbij betrokken zijn[11], is nog onduidelijk.
- Kinderen van ouders met boulimia nervosa hebben vier maal zo veel kans om boulimia nervosa te krijgen als andere kinderen.[12] Zowel erfelijkheid als omgevingsfactoren spelen daarbij een rol.[13]
- Er zijn persoonlijkheidskenmerken die de kans op het krijgen van boulimia nervosa mogelijk vergroten. Veel genoemd wordt een negatief zelfbeeld.[14] Het bewijs voor een oorzakelijk verband is nog niet erg sterk.[2]
- De meeste risicofactoren voor boulimia nervosa zijn niet specifiek voor deze stoornis; ze kunnen ook bijdragen aan andere psychische problemen.
- Het volgen van een dieet met het doel om af te vallen is wel een specifieke risicofactor[14], maar het grootste deel van de lijners krijgt geen eetstoornis.[15]
- Er zijn geen medische aandoeningen bekend die de kans op boulimia nervosa verhogen.

Omgevingsfactoren

- Er wordt wel beweerd dat boulimia nervosa vaker optreedt bij mensen in hogere sociaaleconomische klassen. Hiervoor bestaat onvoldoende bewijs.[16]
- Gezinsfactoren als hoge verwachtingen en problemen van de ouders, verhogen de kans op boulimia nervosa bij de kinderen.[14] Men neemt overigens aan dat conflicten in deze gezinnen niet oorzaak maar vooral een gevolg zijn van de eetstoornis.
- Boulimia nervosa komt in verstedelijkte gebieden meer dan vijf keer zo vaak voor.[17]

Levensgebeurtenissen

Negatieve jeugdervaringen – zoals mishandeling, verwaarlozing en sek-sueel misbruik – vergroten de kans op boulimia nervosa nauwelijks. Ook hebben ze vrijwel geen invloed op de ernst van de eetstoornis. Wel versterken ze het risico van bijkomende psychische stoornissen.[18-20]

11.3 Hoe verloopt boulimia nervosa?

Uit Brits onderzoek onder jonge vrouwen met boulimia nervosa uit de algemene bevolking blijkt het volgende.[21]

- Na ruim een jaar heeft 30% nog steeds boulimia nervosa, 35% heeft een andere eetstoornis (vrijwel allemaal ES-NAO) en de overige 35% heeft geen eetstoornis meer.
- Na vijf jaar heeft 15% nog steeds boulimia nervosa, en 35% heeft een andere eetstoornis (vrijwel allemaal ES-NAO). De helft van de personen met boulimia nervosa heeft na vijf jaar geen eetstoornis meer.
- Vrijwel niemand met boulimia nervosa krijgt daarna anorexia.

Gedurende deze vijf jaar ontving slechts 28% een vorm van behandeling voor boulimia nervosa.

De meeste mensen met boulimia nervosa worden niet behandeld. Bo-venstaande cijfers gelden daarom niet voor mensen met boulimia ner-vosa die worden behandeld in een gespecialiseerde kliniek.

- Patiënten in een kliniek hebben over het algemeen ernstiger symptomen, grotere beperkingen in functioneren en meer kans op bijkomende ziekten dan andere mensen met boulimia nervosa. Dit verklaart waarom de vooruitzichten voor hen slechter zijn, ook bij intensive behandeling.[22]
- Ongeveer de helft van de in speciale klinieken behandelde patiën-ten herstelt volledig, een kwart verbetert maar houdt klachten, en een kwart blijft ziek of overlijdt.

Factoren die het beloop bepalen

Het beloop van boulimia nervosa onder behandelde patiënten wordt on-gunstig beïnvloed door[22]:

- bijkomende psychische stoornissen waaronder persoonlijkheids-stoornissen[23];

- bijkomend drankmisbruik[23];
- suïcidepogingen;
- lage zelfwaardering.

Vaak wordt beweerd dat de ziekteduur vóór behandeling de uitkomst van de behandeling bij boulimia nervosa bepaalt. Daarvoor ontbreekt echter afdoende bewijs.[24]

11.4 Komen er bij boulimia nervosa nog andere aandoeningen voor?

Psychische stoornissen

Boulimia nervosa treedt vaak samen op met andere psychische stoornissen.
- Angststoornissen doen zich onder mensen met boulimia nervosa vaker voor dan onder andere personen.[9] Dat geldt met name voor de dwangstoornis, waaraan ongeveer een op de vijf boulimia nervosa-patiënten lijdt.[25;26]
- Ook stemmingsstoornissen komen vaker voor. Waarschijnlijk is dit vooral een gevolg van boulimia nervosa.
- Mensen met boulimia nervosa hebben meer kans op persoonlijkheidsstoornissen dan anderen.[27] Onduidelijk is nog hoe groot die kans exact is.[28]
- Een op de vijf mensen met boulimia nervosa is alcoholist[29], vaak ook nog eens in combinatie met een angst- of stemmingsstoornis. Mogelijke verklaring is dat zowel overmatig drinken als eetbuien tijdelijk verlichting bieden aan onlustgevoelens. Dit wordt wel de hypothese van zelfmedicatie genoemd.[20]

Lichamelijke ziekten

Er zijn geen lichamelijke ziekten berkend die meer dan gemiddeld zouden voorkomen bij mensen met boulimia nervosa.

11.5 *Wat zijn de gevolgen van boulimia nervosa?*

Kwaliteit van leven en levensverwachting

Mensen met boulimia nervosa hebben vaak lichamelijke klachten.[30-32] De meeste zijn een gevolg van de stoornis.

- Vooral het purgerende gedrag kan ernstige gevolgen hebben:
    - hartklachten (vooral hartritmestoornissen);
    - verslechtering van het gebit (vooral door het braken);
    - maag-darmklachten (vooral als gevolg van het gebruik van laxeermiddelen).
- Ook het lijngedrag van iemand met boulimia nervosa kan leiden tot lichamelijke problemen.[30;32;33] De lijst is lang. De belangrijkste problemen zijn:
    - algehele uitputting;
    - ondertemperatuur;
    - problemen met hart en bloedvaten, zoals verlaagde bloeddruk, vertraagde hartslag en hartritmestoornissen;
    - osteoporose en botontkalking;
    - maag- en darmklachten;
    - hormonale afwijkingen (onder meer wegblijven menstruatie en verminderde werking van de schildklier);
    - zwakkere stofwisseling.

Een belangrijk deel van deze klachten is blijvend.[31] Sommige – zoals ernstige stoornissen van het hartritme – kunnen leiden tot de dood. Andere problemen verdwijnen als de cliënt herstelt.

Boulimia nervosa kan door lichamelijke klachten de persoon ernstig beperken in zijn functioneren.

Mensen met boulimia nervosa lopen een grotere kans om te overlijden dan hun leeftijdgenoten.[34] Waarschijnlijk is de kans op overlijden kleiner dan voor mensen met anorexia nervosa. Hoe groot die kans precies is, is nog onduidelijk. Om dat te bepalen zijn veel meer langdurige studies nodig.[35]

Overigens is boulimia nervosa hierbij niet altijd de directe doodsoorzaak. Ook zelfdoding, verkeersongelukken en hartstilstand bekorten de levensverwachting.[35]

Maatschappelijke kosten

Over de kosten van boulimia nervosa in Nederland zijn geen betrouwbare gegevens bekend.

11.6 *Is boulimia nervosa behandelbaar?*

De gegevens in deze paragraaf zijn afkomstig uit de multidisciplinaire richtlijn Eetstoornissen (2006).[36]

Medicatie

De combinatie van cognitieve gedragstherapie met antidepressiva heeft een krachtiger effect dan antidepressiva alleen op de afname van de frequentie van eetbuiten (hiervoor is sterk bewijs blijkend uit onderzoeksgegevens) en purgeergedrag (beperkt bewijs) aan het eind van de behandelperiode.[36] Antidepressiva kunnen van waarde zijn bij de behandeling van boulimia nervosa als cognitieve gedragstherapie niet (op korte termijn) beschikbaar is of als cognitieve gedragstherapie onvoldoende resultaat biedt.[36] Hierbij zijn ssri's, in het bijzonder fluoxetine, eerste keus. Aangeraden wordt om bij het voorschrijven van antidepressiva daarnaast cognitieve gedragstherapie te adviseren, gezien de kans op terugval.

Psychologische behandeling

Cognitieve gedragstherapie

Onderzoek heeft aangetoond dat cognitieve gedragstherapie de meest effectieve interventie is om het gestoorde eetgedrag en de disfunctionele cognities en attitudes van patiënten met boulimia nervosa te normaliseren. Cognitieve gedragstherapie, gebaseerd op het behandelprotocol van Fairburn bestaat uit procedures gericht op verandering van gedrag en cognities.[36] Het primaire doel is een regelmatig en normaal eetpatroon te ontwikkelen en een afname van disfunctionele cognities over eetgedrag, lichaamsvormen en lichaamsgewicht te bewerkstelligen. De behandeling is beperkt in tijd (19 individuele sessies van ongeveer 50 minuten in 20 weken met huiswerkopdrachten), probleemgeoriënteerd en gericht op heden en toekomt.[36] Aanbevolen wordt om patiënten ambulant en individueel te behandelen met cognitieve gedragstherapie. Cognitieve gedragstherapie in groepen is op lange termijn even effectief als individuele cognitieve gedragstherapie.[36]

Interpersoonlijke gedragstherapie

Interpersoonlijke gedragstherapie is een kortdurende therapie voor depressies, waarbij patiënten interpersoonlijke problemen leren ontdekken en veranderen.[36] Er wordt geen aandacht geschonken aan de eetproblemen zoals eetbuien, lijngedrag, purgeren of het piekeren over lichaamsvormen en -gewicht. De centrale gedachte is dat de eetproblemen voortvloeien uit de interpersoonlijke omstandigheden van de patiënt. Cognitieve gedragstherapie en interpersoonlijke therapie zijn op de lange termijn even effectief. Omdat de resultaten met cognitieve gedragstherapie sneller worden bereikt, blijft cognitieve gedragstherapie de voorkeursbehandeling.[36] Gedragstherapie zonder cognitieve herstructurering is minder effectief dan cognitieve therapie en cognitieve gedragstherapie.[36]

Referenties boulimia nervosa

1. Bulik, C.M., Sullivan, P.F., Wade, T.D., Kendler, K. S. (2000). Twin studies of eating disorders: a review. *The International Journal of Eating Disorders*, 27: 1-20.
2. Polivy, J., Herman, C.P. (2002). Causes of eating disorders. *Annual Review of Psychology*, 53 : 187-213.
3. American Psychiatric Association (2000). *Diagnostic and statistical manual of mental disorders [DSM-IV-TR]*. Washington, DC: American Psychiatric Association.
4. Dingemans, A.E., Bruna, M.J., Furth, E.F. van (2002). Binge eating disorder: a review. *International Journal of Obesity and Related Metabolic Disorders*, 26: 299-307.
5. Fairburn, C.G., Doll, H.A., Welch, S.L., Hay, P.J., Davies, B.A., O'Connor, M.E. (1998). Risk factors for binge eating disorder: a community-based, case-control study. *Archives of General Psychiatry*, 55: 425-432.
6. Hoek, H.W. (1993). Review of the epidemiological studies of eating disorders. *International Review of Psychiatry*, 5: 61-74.
7. Hoeken, D. van, Lucas, A.R., Hoek, H.W. (1998). Epidemiology. In: H.W. Hoek, J.L. Treasure, M.A. Katzman, (red.). *Neurobiology in the treatment of eating disorders*, p. 97-126. New York: Wiley.
8. Hoek, H.W., Hoeken, D. van (2002). Epidemiologie. In: Vandereycken, W., Noordenbos, G. (red.). *Handboek eetstoornissen*, p. 31-38. Utrecht: De Tijdstroom.
9. Kendler, K.S., Walters, E.E., Neale, M.C., Kessler, R.C., Heath, A.C., Eaves, L.J. (1995). The structure of the genetic and environmental risk factors for six major psychiatric disorders in women. Phobia, generalized anxiety disorder, panic disorder, bulimia, major depression, and alcoholism. *Archives of General Psychiatry*, 52:374-383.
10. Fairburn, C.G., Cowen, P.J., Harrison, P.J. (1999). Twin studies and the etiology of eating disorders. *The*

International journal of Eating Disorders, 26: 349-358.

11. Costa, J.L., Brennen, M.B., Hochgeschwender, U. (2002). The human genetics of eating disorders lessons from the leptin/melanocortin system. *Child and Adolescent Psychiatric Clinics of North America*, 11: 387-397.

12. Strober, M., Freeman, R., Lampert, C., Diamond, J., Kaye, W. (2000). Controlled family study of anorexia nervosa and bulimia nervosa: evidence of shared liability and transmission of partial syndromes. *The American Journal of Psychiatry*, 157:393-401.

13. Klump, K.L., Wonderlich, S., Lehoux, P., Lilenfeld, L.R., Bulik, C.M. (2002). Does environment matter? A review of nonshared environment and eating disorders. *The International Journal of Eating Disorders*, 31: 118-135.

14. Fairburn, C.G., Welch, S.L., Doll, H.A., Davies, B.A., O'Connor, M.E. (1997). Risk factors for bulimia nervosa. A community-based case-control study. *Archives of General Psychiatry*, 54: 509-517.

15. Hsu, L.K. (1997). Can dieting cause an eating disorder? *Psychological Medicine*, 27: 509-513.

16. Gard, M.C. Freeman, C.P. (1996). The dismantling of a myth: a review of eating disorders and socioeconomic status. *The International Journal of Eating Disorders*, 20: 1-12.

17. Hoek, H.W., Bartelds, A.I., Bosveld, J.J., Graaf, Y. van der, Limpens, V.E., Maiwald, M., e.a. (1995). Impact of urbanization on detection rates of eating disorders. *The American Journal of Psychiatry*, 152: 1272-1278.

18. Wonderlich, S.A., Brewerton, T.D., Jocic, Z., Dansky, B.S., Abbott, D.W. (1997). Relationship of childhood sexual abuse and eating disorders. *Journal of the American Academy of Child and Adolescent Psychiatry*, 36: 1107-1115.

19. Rorty, M., Yager, J., Rossotto, E. (1994). Childhood sexual, physical, and psychological abuse and their relationship to comorbid psychopathology in bulimia nervosa. *The International Journal of Eating Disorders*, 16: 317-334.

20. Schoemaker, C., Smit, F., Bijl, R.V., Vollebergh, W.A. (2002). Bulimia nervosa following psychological and multiple child abuse: Support for the self-medication hypothesis in a population-based cohort study. *The International Journal of Eating Disorders*, 32: 381-388.

21. Fairburn, C.G., Cooper, Z., Doll, H.A., Norman, P., O'Connor, M. (2000). The natural course of bulimia nervosa and binge eating disorder in young women. *Archives of General Psychiatry*, 57: 659-665.

22. Steinhausen, H.C. (1999). Eating disorders. In: H.C. Steinhausen, F.C. Verhulst (red.). *Risks and outcomes in developmental psychopathology*. Oxford: Oxford University Press.

23. Herzog, D.B., Nussbaum, K.M., Marmor, A.K. (1996). Comorbidity and outcome in eating disorders. *The Psychiatric clinics of North America*, 19: 843-859.

24. Reas, D.L., Schoemaker, C., Zipfel, S., Williamson, D.A. (2001). Prognostic value of duration of illness and early intervention in bulimia nervosa: a systematic review of the outcome literature. *The International Journal of Eating Disorders*, 30: 1-10.

25. Milos, G., Spindler, A., Ruggiero, G., Klaghofer, R., Schnyder, U. (2002). Comorbidity of obsessive-compulsive disorders and duration of eating disorders. *The International Journal of Eating Disorders*, 31: 284-289.

26. Bellodi, L., Cavallini, M.C., Bertelli, S., Chiapparino, D., Riboldi, C., Smeraldi, E. (2001). Morbidity risk for obsessive-compulsive spectrum disorders in first-degree relatives of patients with eating disorders. *The*

American Journal of Psychiatry, 158: 563-569.

27. Rosenvinge, J.H., Martinussen, M., Ostensen, E. (2000). The comorbidity of eating disorders and personality disorders: a meta-analytic review of studies published between 1983 and 1998. *Eating and Weight Disorders. Studies on Anorexia, Bulimia and Obesity*, 5: 52-61.

28. Grilo, C.M. (2002). Recent research of relationships among eating disorders and personality disorders. *Current Psychiatry Reports*, 4: 18-24.

29. Holderness, C.C., Brooks-Gunn, J., Warren, M.P. (1994). Co-morbidity of eating disorders and substance abuse review of the literature. *The International Journal of Eating Disorders*, 16: 1-34.

30. Rijn, C.A. van (1998). Anorexia nervosa en boulimia nervosa. II. Somatische gevolgen van ondervoeding. *Nederlands Tijdschrift voor Geneeskunde*, 142: 1863-1866.

31. Johnson, J.G., Cohen, P., Kasen, S., Brook, J.S. (2002). Eating disorders during adolescence and the risk for physical and mental disorders during early adulthood. *Archives of General Psychiatry*, 59: 545-552.

32. Tenwolde, A. (2002). Lichamelijke aspecten. In: W. Vandereycken, G. Noordenbos (red.). *Handboek eetstoornissen*, p. 147-169. Utrecht: De Tijdstroom.

33. Sharp, C.W., Freeman, C.P. (1993). The medical complications of anorexia nervosa. *The British Journal of Psychiatry*, 162: 452-462.

34. Harris, E.C., Barraclough, B. (1998). Excess mortality of mental disorder. *The British Journal of Psychiatry*, 173: 11-53.

35. Keel, P.K., Mitchell, J.E. (1997). Outcome in bulimia nervosa. *The American Journal of Psychiatry*, 154: 313-321.

36 Multidisciplinaire richtlijn Eetstoornissen (2006). *Richtlijn voor de diagnostiek en behandeling van eetstoornissen*. Utrecht: Trimbos-instituut.

Deel 4

Persoonlijkheidsstoornissen

12 Antisociale persoonlijkheidsstoornis

12.1 *Wat is een antisociale persoonlijkheidsstoornis?*

De antisociale persoonlijkheidsstoornis (ASP) behoort samen met de borderline persoonlijkheidsstoornis, de narcistische persoonlijkheidsstoornis en de theatrale persoonlijkheidsstoornis tot de persoonlijkheidsstoornissen uit het B-cluster. Centraal kenmerk van deze stoornissen is de instabiliteit van denken, voelen en gedrag.[1] Dit kan leiden tot sterk wisselende stemmingen, instabiele relaties met anderen, impulsiviteit en het nastreven van kortetermijnbehoeftebevrediging. De cluster-B-persoonlijkheidsstoornissen hebben vaak een verstorend effect op de sociale omgeving (zogenaamde *externaliserende* problematiek).

Symptomen en diagnose

ASP wordt volgens DSM-IV-TR2 gekenmerkt door de volgende factoren.
- Een diepgaand patroon van gebrek aan achting voor en schending van de rechten van anderen sinds het 15ᵉ jaar, blijkend uit ten minste drie van de volgende zeven kenmerken.
  - Niet in staat zijn zich te conformeren aan de maatschappelijke norm dat men zich aan de wet moet houden, blijkend uit het herhaaldelijk plegen van handelingen die een reden voor arrestatie kunnen zijn.
  - Oneerlijkheid, zoals blijkt uit herhaaldelijk liegen, het gebruik van valse namen of anderen bezwendelen ten behoeve van eigen voordeel of plezier.
  - Impulsiviteit of onvermogen vooruit te plannen.
  - Prikkelbaarheid en agressiviteit, blijkend uit bij herhaling komen tot vechtpartijen of geweldpleging.
  - Roekeloze onverschilligheid ten aanzien van eigen of andermans veiligheid.
  - Constante onverantwoordelijkheid zoals blijkt uit het her-

haaldelijk niet in staat zijn geregeld werk te behouden of financiële verplichtingen na te komen.

– Geen spijtgevoelens hebben, zoals blijkt uit de ongevoeligheid voor of het rationaliseren van het feit anderen gekwetst, mishandeld of bestolen te hebben.

- Huidige leeftijd minstens 18 jaar.
- Er zijn aanwijzingen voor een gedragsstoornis beginnend voor het 15^e jaar zoals blijkt uit minstens drie van de volgende 15 kenmerken.

  – Pest, bedreigt of intimideert vaak anderen.

  – Neemt vaak het initiatief tot vechtpartijen.

  – Heeft een wapen (ook fles, knuppel, etc.) gebruikt dat anderen ernstig letsel kan toebrengen.

  – Heeft mensen mishandeld.

  – Heeft dieren mishandeld.

  – Heeft in direct contact een slachtoffer bestolen.

  – Heeft iemand tot seks gedwongen.

  – Was betrokken bij opzettelijke brandstichting.

  – Vernielde met opzet eigendommen van anderen.

  – Heeft ingebroken in iemands huis, gebouw of auto.

  – Liegt veel.

  – Heeft zonder direct contact met het slachtoffer gestolen.

  – Blijft vaak, ondanks verbod van ouders, 's nachts van huis weg.

  – Is minstens twee maal van huis weggelopen en 's nachts weggebleven.

  – Spijbelt vaak.

- Het antisociale gedrag komt niet uitsluitend voor tijdens episodes van schizofrenie of manie.

Typen antisociale persoonlijkheidsstoornis

Uit de literatuur komen geen duidelijk verschillende typen ASP naar voren. Soms wordt een onderscheid gemaakt in ASP met en zonder fysieke agressie tegen mensen of dieren.[3]

Onderscheid met andere stoornissen

- Antisociale persoonlijkheidsstoornis is volgens DSM-IV een stoornis bij (jong-) volwassenen van 18 jaar en ouder. Bij jongeren spreken we van een gedragsstoornis (*conduct disorder*) en niet van een persoonlijkheidsstoornis, omdat het bij jongeren mogelijk nog om tijdelijk gedrag gaat. Om die reden valt de gedragsstoornis onder de as-I-stoornissen.

- ASP vertoont overeenkomsten met de klinische diagnose psychopathie, zoals vastgesteld met behulp van Robert Hare's *Psychopathie Checklist-Revised (PCL-R).*[4] Psychopathie heeft twee dimensies: agressief narcisme en antisociale levensstijl. De laatste vertoont grote overeenkomst met ASP.[5] Agressief narcisme uit zich in een gebrek aan empathie, afwezigheid van schuldgevoel, manipulatie van anderen voor eigen gewin en een sterk opgeblazen gevoel van eigenwaarde. Van personen met de diagnose psychopathie voldoet 80 tot 90% aan de diagnose ASP. Omgekeerd voldoet een minderheid (30 tot 40%) van de personen met ASP aan de diagnose psychopathie.[6;7] De diagnose psychopathie is de afgelopen tien jaar sterk in de belangstelling komen te staan omdat PCL-R-psychopathie een sterke voorspeller is van gewelddadig gedrag. Dit geldt niet voor de diagnose ASP.[8]
- ASP komt vaak voor in combinatie met (symptomen van) andere cluster-B-persoonlijkheidsstoornissen, vooral de borderline en de narcistische persoonlijkheidsstoornis, waardoor het soms lastig is een onderscheid te maken.

12.2 *Hoe vaak komt de antisociale persoonlijkheidsstoornis voor en bij wie?*

Hoe vaak komt de antisociale persoonlijkheidsstoornis voor?

- In Nederland is geen onderzoek gedaan naar het vóórkomen van ASP onder de algemene bevolking. Op basis van verschillende studies in het buitenland[9-14] wordt geschat dat 2 tot 3% van de bevolking in westerse maatschappijen ASP heeft.[15]
- Er zijn grote internationale verschillen. In moderne samenlevingen zonder duidelijke sociale voorzieningen en met een lage sociale cohesiegraad komt ASP vaker voor dan in traditionele samenlevingen met duidelijke sociale voorzieningen en met een hoge cohesiegraad.[15]
- In de klinische setting komt ASP in verhouding vaker voor. Dat geldt vooral in verslavingsklinieken en forensische settings, zoals een gevangenis of forensisch psychiatrisch ziekenhuis.[16] Zo bleek uit twee Nederlandse onderzoeken dat de prevalentie onder gede-

tineerden 61% was en onder terbeschikkinggestelden in een forensisch psychiatrisch ziekenhuis 50%.[6;18;19] Internationaal onderzoek onder gedetineerden levert vergelijkbare percentages op:
47% van de mannen en 21% van de vrouwen had ASP.[17]

- De genoemde cijfers in de algemene bevolking en in klinische
  settings zijn mogelijk te laag. Onderrapportage van ASP wordt veroorzaakt doordat personen met ASP vaak weinig inzicht in hun
  problemen hebben, maar ook doordat zij de neiging hebben tot
  sociaal wenselijke antwoorden en misleiding.[1;20] In een onderzoek
  onder terbeschikkinggestelden bleek dat zij zelf ASP-symptomen
  verzwegen die wel uit dossierinformatie naar voren kwamen.[21]

Bij wie komt de antisociale persoonlijkheidsstoornis voor?

Geslacht en leeftijd

- ASP komt bij mannen vier tot vijf keer vaker voor dan bij vrouwen.[15;16;22;23]
- ASP komt vooral voor in de leeftijdsgroep van 25 tot 44
  jaar.[1;13;15;16;24]

Individuele kwetsbaarheid

- ASP wordt deels bepaald door genetische invloeden. Tweelingstudies laten zien dat 28 tot 43% van de individuele verschillen in
  ASP-symptomen tussen mensen samenhangen met genetische factoren.[25;26]
- Er zijn aanwijzingen dat ASP samengaat met structurele en functionele afwijkingen in het centrale zenuwstelsel. Zo is het percentage grijze stof in de prefrontaalkwab bij personen met ASP kleiner[27] en zijn er sterke aanwijzingen voor disfunctioneren van de
  orbitofrontale cortex (OFC) en de amygdala, zoals gemeten met
  functionele MRI-scans.[28] De OFC is betrokken bij de regulatie van
  reactieve, impulsieve agressie, de amygdala bij instrumentele, ge-
  plande agressie.
- Jonge kinderen met een opvliegend en impulsief temperament
  blijken een grotere kans te hebben later ASP te ontwikkelen[16;29];
  jonge kinderen met een temperament dat gekenmerkt wordt door
  vermijding van regelovertredend gedrag hebben juist een kleinere
  kans.[3]

- Kinderen die hyperactief zijn hebben een vier maal zo grote kans op het ontwikkelen van ASP in de volwassenheid als niet-hyperactieve kinderen. Voor gedragsstoornis in de kindertijd is het risico 14 maal groter.[15;30]
- Kinderen met een lagere intelligentie en met minder ontwikkelde cognitieve vermogens, vooral verbale vaardigheden, hebben een grotere kans op het ontwikkelen van ASP.[3;30]

Omgevingsfactoren

- Kinderen met ouders die niet over adequate opvoedingsvaardigheden beschikken, zoals een gebrek aan warmte, weinig ouderlijk toezicht en harde disciplinering, hebben een grotere kans op het ontwikkelen van ASP. Dat geldt ook voor kinderen die deel uitmaken van een groep antisociale leeftijdgenoten.[3;31;32]
- Omgevingsstressoren zoals armoede, slechte behuizing en wonen in een criminele buurt vergroten het risico op ASP.[15]

Levensgebeurtenissen

Kinderen met externaliserende gedragsproblemen hebben een grote kans om afgewezen te worden door leeftijdgenoten.[33] Door deze sociale uitsluiting wordt de deviante ontwikkeling versterkt.

12.3 *Hoe verloopt de antisociale persoonlijkheidsstoornis?*

Volgens de definitie begint ASP op vroege leeftijd; er moet al sprake zijn van een gedragsstoornis voor het 15[e] jaar. De eerste symptomen beginnen gemiddeld al op 8 tot 9-jarige leeftijd[34], maar er zijn aanwijzingen dat een moeilijk temperament en een problematische ouder-kind-interactie geconstateerd op 3-jarige leeftijd[35;36] al een krachtige voorspeller is van ASP en crimineel gedrag in de volwassenheid. Uit Amerikaans onderzoek blijkt dat 95% van de volwassen mannen met vier of meer ASP-symptomen minstens één symptoom had in de kindertijd.[11]

Andersom is het niet zo dat antisociaal gedrag in de jeugd vanzelfsprekend overgaat in ASP in de volwassenheid.[11;14] Er wordt tegenwoordig een onderscheid gemaakt tussen twee typen antisociaal gedrag in de jeugd, met ieder een eigen beloop[29;37]:

- Het eerste type wordt *life-course-persistent* antisociaal gedrag genoemd: deze kinderen vertonen al gedragsproblemen in de eerste vier levensjaren, bij hen is sprake van ernstige hyperactiviteit, opvoedingsproblemen en psychopathische karaktertrekken.[16] Dit type heeft een ongunstig beloop. Het risico op ASP is groot: slechts 15% van een groep van 87 jongetjes met een vroeg begin van de gedragsproblemen had géén ASP of andere ernstige aanpassingsproblemen ontwikkeld op 26-jarige leeftijd.[35]
- Het tweede type, het zogenaamde *adolescent-onset* antisociaal gedrag, ontstaat pas tijdens de adolescentie en hangt samen met weinig ouderlijk toezicht en het deel uitmaken van een groep antisociale leeftijdgenoten, waarbij het antisociale gedrag van anderen wordt geïmiteerd. Dit type heeft een relatief gunstig beloop, met minder kans op ASP in de volwassenheid, hoewel deze groep op 26-jarige leeftijd toch meer aanpassingsproblemen heeft dan een groep die in het verleden nooit antisociaal gedrag heeft laten zien.[35]

Het beloop van ASP is chronisch en valt niet in episoden uiteen, zoals bij veel as-I-stoornissen voorkomt.[38] Chroniciteit is een kenmerk van alle persoonlijkheidsstoornissen.

Er zijn aanwijzingen dat ASP bij ouderen minder voorkomt dan bij jongeren.[1] De symptomen van ASP nemen meestal af rond de middelbare leeftijd. Deze zogenaamde burn-out bij ASP geldt niet voor personen met de diagnose psychopathie.[24;39]

Factoren die het beloop bepalen

- Een ongunstig beloop hangt samen met een veelheid aan neurobiologische, gezins-, en schoolproblemen en een negatieve invloed van leeftijdgenoten.[35]
- Het onderzoek naar beschermende factoren tegen een antisociale ontwikkeling staat nog in de kinderschoenen. De aanwezigheid van extra verzorgers buiten de ouders en duidelijke structuur en regels in het gezin lijken het effect van risicofactoren te kunnen verminderen.[15]

12.4 Komen er bij de antisociale persoonlijkheidsstoornis nog andere aandoeningen voor?

Psychische stoornissen

ASP gaat weinig samen met stemmingsstoornissen en angststoornissen, maar wel met:

- alcohol- en drugsmisbruik/afhankelijkheid[11;34;40.] De comorbiditeit tussen ASP en het gebruik van alcohol en drugs (met name stimulantia) kan worden verklaard als een vorm van prikkelhonger.[41] Er wordt ook een verband gevonden tussen ASP en cannabisgebruik: een studie onder de algemene bevolking in de VS laat zien dat naast alcoholafhankelijkheid, ASP ook een sterke voorspeller is van cannabisafhankelijkheid.[42] Ook onder jongeren blijkt dat voorafgaand antisociaal gedrag samenhangt met het latere ontstaan van cannabisafhankelijkheid[43].
- ADHD (aandachtstekortstoornis met hyperactiviteit) en/of oppositioneel-opstandige gedragsstoornis en/of *conduct disorder* in de jeugd[15;37;44];
- andere as-II-stoornissen, vooral die uit cluster B.[16]

Lichamelijke ziekten

Personen met ASP hebben vaker lichamelijke aandoeningen ten gevolge van hun levensstijl. Zij hebben vaker lichamelijke verwondingen als gevolg van gewelddadig gedrag en door risicovol gedrag vaker seksueel overdraagbare aandoeningen. Ongelukken in het verkeer komen bij hen vaker voor. Ook de hoge prevalentie van middelenmisbruik brengt gezondheidsschade met zich mee.[45;46] Dit wordt het DATES-syndroom genoemd: *Drug Abuse, injury sustained in Assaults and Accidental Trauma, and Elective Surgery.*[46;47]

12.5 Wat zijn de gevolgen van de antisociale persoonlijkheidsstoornis?

Kwaliteit van leven en levensverwachting

ASP heeft een negatieve invloed op een groot aantal aspecten dat de kwaliteit van leven bepaalt[15]: opleidingsniveau (meer schooluitval, lager niveau), inkomensniveau, werkeloosheid, arbeidsgerelateerde problemen, relatieproblemen, problemen in de relatie met de eigen kinderen, problemen met gebruik van psychoactieve middelen en problemen met justitie.[35]

Uit recent Nederlands onderzoek blijkt dat de ziektelast van patiënten met ASP vergelijkbaar is met de ziektelast van somatische ziekten zoals de ziekte van Parkinson en type-2-diabetes.[48]
De mortaliteitscijfers zijn beduidend hoger dan bij de doorsnee populatie.[49] De grotere kans op een eerdere dood wordt vooral in de vroege volwassenheid gezien.[15] Dit hangt samen met de hogere mate van problematisch middelengebruik, suïcide en betrokkenheid bij fatale misdrijven.[16;50;51]

Maatschappelijke kosten

Zorggebruik voor somatische problematiek is hoger bij mensen met ASP.[16] Verwacht mag worden dat het gebruik van zorg voor psychische problemen bij personen met ASP beduidend lager is dan bij mensen met psychische as-I-stoornissen, omdat zij hun as-II-stoornis niet als probleem ervaren en geen positieve houding zullen hebben ten opzichte van het zoeken van hulp. Het (gedwongen) gebruik van forensische zorg is wel aanzienlijk hoger bij mensen met ASP. Door de grote comorbiditeit van afhankelijkheid van middelen, komt gebruik van verslavingszorg ook vaak voor.[52]

Door hun afwijkend normbesef en gedrag vallen mensen met ASP vaker uit van school of werk, en raken zij vaker op het criminele pad.[1;15] Tot de meest ernstige gevallen van ASP behoren beroepscriminelen, personen met psychopathie en personen met meerdere as-II-stoornissen en middelenmisbruik. Deze groep brengt een groot deel van zijn/haar leven door in beveiligde settings zoals gevangenissen en forensisch psychiatrische ziekenhuizen.[15]

Het antisociale gedrag van mensen met deze stoornis heeft vaak serieuze consequenties voor anderen, bijvoorbeeld in de naaste omgeving.[38] Personen met ASP gebruiken vaak geweld tegen de partner en de kinderen.[16;35] Ook plegen zij vaak gewelddaden tegen vreemden. Personen met ASP brengen hoge maatschappelijke kosten met zich mee, onder andere kosten van het justitiële apparaat, kosten voor slachtoffers, en kosten door werkeloosheid en illegale inkomsten.

12.6 Is de antisociale persoonlijkheidsstoornis behandelbaar?

Het onderzoek naar de effectiviteit van behandeling bij ASP wordt in methodologisch opzicht gekenmerkt door een grote mate van heterogeniteit en gebrekkige kwaliteit.[75;76]

- De heterogeniteit blijkt onder andere uit de veelheid aan diagnostische instrumenten en uitkomstmaten die wordt gehanteerd.
- De gebrekkige kwaliteit blijkt uit het ontbreken van een controlegroep, kleine steekproeven, gebrekkige informatieverstrekking over de achtergrondkenmerken van de steekproef, beperking tot kortdurende interventies, gebrekkige beschrijving van de onderzochte behandeling en een follow-upperiode van beperkte duur.

In de geneeskunde wordt een ziekte of stoornis in de regel behandelbaar genoemd als deze kan worden genezen of als de ziektelast aanzienlijk kan worden gereduceerd. Deze opvatting is voor het in kaart brengen van de stand van de wetenschap op het gebied van de behandeling van ASP te beperkt. Er zijn op dit moment geen aanwijzingen dat de antisociale persoonlijkheidsstoornis voor genezing vatbaar is. We zullen daarom ook aandacht besteden aan interventies die enkele symptomen van de stoornis bestrijden. Een ander criterium dat we zullen hanteren is de mate waarin een interventie de nadelige gevolgen die de stoornis voor derden heeft, kan verminderen. Reductie van criminele recidive is zo'n criterium.

TABEL 12.1 OVERZICHT WERKZAAMHEID VAN BEHANDELINGEN BIJ ASP

Behandeling	Bewijskracht
Medicatie	
Atypische antipsychotica (lage dosering)	?
Antidepressiva	
– Selectieve serotonineheropnameremmers (SSRI's)	?
Stemmingsstabilisatoren	
– Lithium	?
– Carbamazepine	?
Dieet	?
Psychotherapie	
Cognitieve gedragstherapie gericht op woedebeheersing	*
(o.a. stressinoculatietraining, *aggression replacement training*)	
Psychodynamische therapie	?

*** = bewezen werkzaam;
** = redelijke aanwijzingen voor werkzaamheid;
* = enig bewijs voor werkzaamheid, maar het bewijs of het effect is niet sterk;
? = bewijs ontbreekt;
- = bewezen onwerkzaam.

Medicatie

De impulsiviteit en agressie die kenmerkend zijn voor mensen met ASP hangen samen met stoornissen in het functioneren van serotonerge en noradrenerge neurotransmittersystemen.[77] Een verminderde serotonine-functie is geassocieerd met impulsieve agressie. Het noradrenerge neu-rotransmittersysteem is juist overgeactiveerd bij mensen met verhoogde impulsiviteit/agressie. Het bewijs voor de effectiviteit van farmacothera-pie bij ASP is zwak, voornamelijk omdat er geen goed gecontroleerd on-derzoek is, met voldoende grote steekproeven. Uit ongecontroleerd on-derzoek en uit *single case*-studies blijkt dat enkele middelen op de korte termijn mogelijk werkzaam zijn.

- SSRI's hebben mogelijk een gunstige invloed op agressief gedrag en impulsiviteit bij ASP.[78;79] Het bijwerkingenprofiel van de SSRI's, vooral de seksuele bijwerkingen als libidoverlies, heeft echter een negatief effect op de therapietrouw bij mensen met ASP.
- Lithium en andere stemmingsstabilisatoren verminderen agressief en impulsief gedrag bij antisociale gedetineerden.[80;81]
- Er is enig bewijs dat atypische antipsychotica een gunstig effect hebben op impulsief en agressief gedrag. Het antipsychoticum quetiapine vermindert agressie en impulsiviteit, en de medicatie-trouw is boven verwachting vanwege het uitblijven van negatieve bijwerkingen.[82] Ook risperidon leidde tot een afname van agres-sieve en impulsieve gedragingen.[83]
- Wanneer ASP gepaard gaat met ADHD, lijkt behandeling met psy-chostimulantia als methylfenidaat en dextroamfetaminesulfaat aangewezen.[84]
- Recent werd in een onderzoek gevonden dat het toedienen van dieetsupplementen aan gedetineerden leidt tot een afname van incidenten in de gevangenis.[85]

Over de effecten van farmacotherapie op de lange termijn is niets bekend. Vele auteurs pleiten voor het uitvoeren van RCT's bij personen met ASP in beveiligde settings, omdat dit de enige betrouwbare manier is om de werkzaamheid van medicamenteuze behandelingen vast te stellen.

Psychologische behandeling

Behandeling van ASP moet concreet, gestructureerd en directief zijn. Van de psychologische behandelmethoden voor symptomen van ASP is cogni-

tieve gedragstherapie het meest veelbelovend.[86] Psychodynamische behandeling is niet bewezen effectief.

- Vormen van cognitieve gedragstherapie die het meest worden toegepast bij symptomen van impulsiviteit en agressie zijn behandelmethoden gericht op agressieregulatie. In een meta-analyse[87] werden 50 studies naar cognitief-gedragtherapeutische interventies
  voor woedebeheersing bij volwassenen en kinderen opgenomen.
  De gemiddelde effectgrootte (op woedebeheersing) was .76, wat
  een vrij groot effect genoemd mag worden. Anderen[88] vonden
  een vergelijkbare effectgrootte van .71 in een meta-analyse naar
  het effect van cognitieve gedragstherapie op agressie bij volwassen
  cliënten.
- Novaco ontwikkelde een stressinoculatietraining met een mix van
  cognitieve technieken zoals het veranderen van vijandige interpre-
  taties van gedrag van anderen en van verwachtingen ten aanzien
  van externe gebeurtenissen, zoals beledigingen en onrechtvaardig-
  heid, en zuiver gedragstherapeutische technieken zoals ontspan-
  ningstraining en systematische desensitisatie.[89] Stressinoculatietraining leidt tot een afname in zelfrapportage van agressie en ge-
  registreerde recidive.[90]
- De *aggression replacement training* (ART) is een uitgewerkt behandelprogramma voor de behandeling van agressief gedrag bij kinderen
  en adolescenten, dat voor Nederland bewerkt en geschikt gemaakt
  werd voor volwassen delinquenten.[91;92] De ART omvat drie onderdelen: *anger control*-training, socialevaardigheidstraining en moreel
  redeneren-training. ART leidt bij adolescente delinquenten tot vermindering van de ernst en frequentie van incidenten, het aantal
  arrestaties en een verbetering van het sociaal functioneren.
- Langduriger, intensievere vormen van behandeling (> 1 jaar) zijn
  effectiever dan minder langdurige behandeling.[86]
- Voor personen met de diagnose psychopathie is nog geen bewezen effectieve interventie voorhanden. Uit één onderzoek bleek
  dat psychopaten die waren behandeld in een therapeutische ge-
  meenschap waarin gebruik werd gemaakt van experimentele behandelmethoden, meer gewelddadige recidive pleegden dan psychopaten die alleen in de gevangenis hadden verbleven.[93]

Referenties antisociale persoonlijkheidsstoornis

1. Verheul, R., Brink, W. van den, Velden, K. van der (2000). Persoonlijkheidsstoornissen. In: W. Vandereycken, C.A.L. Hoogduin, P.M.G. Emmelkamp (red.). *Handboek Psychopathologie. Deel 1: basisbegrippen*, p. 407-449. Houten: Bohn Stafleu Van Loghum.

2. American Psychiatric Association (2000). *Diagnostic and statistical manual of mental disorders [DSM-IV-TR]*. Washington, DC: American Psychiatric Association.

3. Lahey, B.B., Waldman, I.D., McBurnett, K. (1999). Annotation: the development of antisocial behavior: an integrative causal model. *Journal of Child Psychology and Psychiatry*, 40(5): 669-682.

4. Vertommen, H., Verheul, R., Ruiter, C. de, Hildebrand, M. (2002). *Hare's Psychopathie Checklist-Revised: handleiding*. Lisse: Swets Test Publishers.

5. Hildebrand, M., Ruiter, C. de (1998). Ontwikkelingen in het onderzoek naar psychopathie. Psychodiagnostisch gereedschap. *De Psycholoog*, 33 (7/8): 314-320.

6. Hildebrand, M., Ruiter, C. de (2004). PCL-R psychopathy and its relation to DSM-IV Axis I and II disorders in a sample of male forensic psychiatric patients in The Netherlands. *International Journal of Law and Psychiatry*, 27(3): 233-248.

7. Stalenheim, E.G., Knorring, L. von (1996). Psychopathy and Axis I and Axis II psychiatric disorders in a forensic psychiatric population in Sweden. *Acta Psychiatrica Scandinavica*, 94(4): 217-223.

8. Hemphill, J., Hare, R.D., Wong, S. (1998). Psychopathy and recidivism: a review. *Legal and Criminological Psychology*, 3 (part I): 139-170.

9. Maier, W., Lichtermann, D., Klingler, T. (1992). Prevalences of personality disorders (DSM-III-R) in the community. *Journal of Personality Disorders*, 6(3): 187-196.

10. Klein, D.N., Riso, L.P., Donaldson, S. K., Schwartz, J.E., Anderson, R.L., Ouimette, P.C., e.a. (1995). Family study of early-onset dysthymia. Mood and personality disorders in relatives of outpatients with dysthymia and episodic major depression and normal controls. *Archives of General Psychiatry*, 52(6): 487-496.

11. Zimmerman, M., Coryell, W.H. (1990). Diagnosing personality disorders in the community: a comparison of self-report and interview measures. *Archives of General Psychiatry*, 47(6): 527-531.

12. Nestadt, G., Samuels, J.F., Romanoski, A.J., Folstein, S., McHugh, P.R. (1993). *DSM-III personality disorders in the population*. Washington DC: American Psychiatric Association.

13. Kessler, R.C., McGonagle, K.A., Zhao, S., Nelson, C.B., Hughes, M., Eshleman, S., e.a. (1994). Lifetime and 12-month prevalence of DSM-III-R psychiatric disorders in the United States. Results from the National Comorbidity Survey. *Archives of General Psychiatry*, 51(1): 8-19.

14. Kessler, R.C., Walters, E. (2002). The National Comorbidity Survey. In: M. T.Tsuang, M.Tohen (red.). *Textbook in psychiatric epidemiology*, p. 343-362. New York Wiley-Liss.

15. Coid, J. (2003). Epidemiology, public health and the problem of personality disorder. *The British Journal of Psychiatry*, 182(Supplement 44): S3-S10.

16. Moran, P. (1999). The epidemiology of antisocial personality disorder. *Social Psychiatry and Psychiatric Epidemiology*, 34(5): 231-242.

17. Fazel, S., Danesh, J. (2002). Serious mental disorder in 23000 prisoners: a systematic review of 62 surveys. *Lancet*, 359(9306): 545-550.

18. Schoemaker, C., Zessen, G. van (1997). *Psychische stoornissen bij gede-*

tineerden: een verkennend onderzoek in Penitentiair Complex Scheveningen. Utrecht: Trimbos-instituut.

19. Bulten, B.H. (1998). *Gevangen tussen straf en zorg: psychische stoornissen bij jeugdige, kortgestrafte gedetineerden.* Deventer: Kluwer.

20. Lyons, M.J., Jerskey, B.A. (2002). Personality disorders: epidemiological findings, methods and concepts. In: M.T. Tsuang, M. Tohen (red.). *Textbook in psychiatric epidemiology,* p. 563-599. New York, NY: Wiley-Liss.

21. Ruiter, C. de, Greeven, P.G.J. (2000). Personality disorders in a Dutch forensic psychiatric sample: convergence of interview and self-report measures. *Journal of Personality Disorders,* 14(2): 162-170.

22. Paris, J. (1997). Antisocial and borderline personality disorders: two separate diagnoses or two aspects of the same psychopathology? *Comprehensive Psychiatry,* 38(4): 237-242.

23. Torgersen, S., Kringlen, E., Cramer, V. (2001). The prevalence of personality disorders in a -community sample. *Archives of General Psychiatry,* 58 (6): 590-596.

24. Cohen, B.J., Nestadt, G., Samuels, J. F., Romanoski, A.J., McHugh, P.R., Rabins, P.V. (1994). Personality disorder in later life: a community study. *The British Journal of Psychiatry,* 165(4): 493-499.

25. Lyons, M.J., True, W.R., Eisen, S.A., Goldberg, J., Meyer, J.M., Faraone, S. V., e.a. (1995). Differential heritability of adult and juvenile antisocial traits. *Archives of General Psychiatry,* 52(11): 906-915.

26. Taylor, J., Loney, B.R., Bobadilla, L., Iacono, W.G., McGue, M. (2003). Genetic and environmental influences on psychopathy trait dimensions in a community sample of male twins. *Journal of Abnormal Child Psychology,* 31(6): 633-645.

27. Raine, A., Lencz, T., Bihrle, S., Lacasse, L., Colletti, P. (2000). Reduced prefrontal gray matter volume and reduced autonomic activity in antisocial personality disorder. *Archives of General Psychiatry,* 57(2): 119-127.

28. Blair, R.J., Morris, J.S., Frith, C.D., Perrett, D.I., Dolan, R.J. (1999). Dissociable neural responses to facial expressions of sadness and anger. *Brain,* 122(Pt 5): 883-893.

29. Moffitt, T.E. (1993). Adolescence-limited and life-course-persistent antisocial behavior: a developmental taxonomy. *Psychological Review,* 100 (4): 674-701.

30. Simonoff, E., Elander, J., Holmshaw, J., Pickles, A., Murray, R., Rutter, M. (2004). Predictors of antisocial personality: continuities from childhood to adult life. *The British Journal of Psychiatry,* 184: 118-127.

31. Reid, J.B., Patterson, G.R., Snyder, J. (2003). *Antisocial behavior in children and adolescents: a developmental analysis and model for intervention.* Washington DC: American Psychological Association.

32. Nix, R.L., Pinderhughes, E.E., Dodge, K.A., Bates, J.E., Pettit, G.S., Mc-Fadyen-Ketchum, S.A. (1999). The relation between mothers' hostile attribution tendencies and children's externalizing behavior problems: the mediating role of mothers' harsh discipline practices. *Child Development,* 70(4): 896-909.

33. Schwartz, D., McFadyen-Ketchum, S., Dodge, K.A., Pettit, G.S., Bates, J.E. (1999). Early behavior problems as a predictor of later peer group victimization: moderators and mediators in the pathways of social risk. *Journal of Abnormal Child Psychology,* 27(3): 191-201.

34. Robins, L.N., Tipp, J., Przybeck, T. (1991). Antisocial personality. In: L. N. Robins, D.A. Regier (red.). *Psychiatric disorders in America: the Epidemiological Catchment Area Study,* p. 258-290. New York: The Free Press.

35. Moffitt, T.E., Caspi, A., Harrington, H., Milne, B.J. (2002). Males on the

life-course-persistent and adolescence-limited antisocial pathways: follow-up at age 26 years. *Development and Psychopathology*, 14(1): 179-207.

36. Raine, A., Venables, P.H., Williams, M. (1995). High autonomic arousal and electrodermal orienting at age 15 years as protective factors against criminal behavior at age 29 years. *The American Journal of Psychiatry*, 152(11): 1595-1600.

37. Cannon, M., Huttunen, M., Murray, R. (2002). The developmental epidemiology of psychiatric disorders. In: M.T. Tsuang, M. Tohen (red.). *Textbook in psychiatric epidemiology*, p. 239-255. New York, NY: Wiley-Liss.

38. Verheul, R., Brink, W. van den (1999). Persoonlijkheidsstoornissen. In: A. de Jong, W. van den Brink, J. Ormel (red.). *Handboek psychiatrische epidemiologie*, p. 347-378. Maarssen: Elsevier/De Tijdstroom.

39. Alphen, S.P.J. van, Engelen.G.J.J.A., Kuin, Y., Derksen, J.J.L. (2004). Persoonlijkheidsstoornissen bij ouderen: een overzicht. *Tijdschrift voor Psychiatrie*, 46(3): 145-156.

40. Zimmerman, M., Coryell, W. (1989). DSM-III personality disorder diagnoses in a nonpatient sample: demographic correlates and comorbidity. *Archives of General Psychiatry*, 46(8): 682-689.

41. Sher, K.J., Trull, T.J. (1994). Personality and disinhibitory psychopathology: alcoholism and antisocial personality disorder. *Journal of Abnormal Psychology*, 103(1): 92-102.

42. Agosti, V., Nunes, E., Levin, F. (2002). Rates of psychiatric comorbidity among U.S. residents with lifetime cannabis dependence. *American Journal of Drug and Alcohol Abuse*, 28(4): 643-652.

43. Coffey, C., Carlin, J.B., Lynskey, M., Li, N., Patton, G.C. (2003). Adolescent precursors of cannabis dependence: findings from the Victorian Adolescent Health Cohort Study. *The British Journal of Psychiatry*, 182: 330-336.

44. Dalsgaard, S., Mortensen, P.B., Frydenberg, M., Thomsen, P.H. (2002). Conduct problems, gender and adult psychiatric outcome of children with attention-deficit hyperactivity disorder. *The British Journal of Psychiatry*, 181: 416-421.

45. Junger, M., West, R., Timman, R. (2001). Crime and risky behavior in traffic: an example of cross-situational consistency. *Journal of Research in Crime and Delinquency*, 38(4): 439-459.

46. Shepherd, J., Farrington, D. (2003). The impact of antisocial lifestyle on health: family, school, and police interventions can reduce health risks. *British Medical Journal*, 326(7394): 834-835.

47. Shepherd, J.P., Peak, J.D., Haria, S., Sleeman, F. (1995). Characteristic illness behaviour in assault patients: DATES syndrome. *Journal of Research in Social Medicine*, 88(2): 85-87.

48. Soeteman, D. (2004). Hoge ziektelast in persoonlijkheidsstoornissen. *Sceptre Quarterly*, 1(4): 1

49. Martin, R.L., Cloninger, C.R., Guze, S.B., Clayton, P.J. (1985). Mortality in a follow-up of 500 psychiatric outpatients. II: Cause-specific mortality. *Archives of General Psychiatry*, 42(1): 58-66.

50. Verona, E., Patrick, C.J., Joiner, T.E. (2001). Psychopathy, antisocial personality, and suicide risk. *Journal of Abnormal Child Psychology*, 110(3): 462-470.

51. Moran, P. (1999). *The epidemiology of antisocial personality disorder: an epidemiological perspective*. London: Gaskell.

52. Verheul, R., Brink, W. van den, Hartgers, C. (1995). Prevalence of personality disorders among alcoholics and drug addicts: an overview. *European Addiction Research*, 1(4): 166-177.

53. Gatzke, L.M., Raine, A. (2000). Treatment and prevention implications of antisocial personality disorder. *Current Psychiatry Reports*, 2(1): 51-55.

54. Olds, D.L., Henderson, C.R., Jr., Chamberlin, R., Tatelbaum, R. (1986). Preventing child abuse and neglect: a randomized trial of nurse home visitation. *Pediatrics*, 78(1): 65-78.

55. Olds, D.L., Eckenrode, J., Henderson, C.R., Jr., Kitzman, H., Powers, J., Cole, R., e.a. (1997). Long-term effects of home visitation on maternal life course and child abuse and neglect: fifteen-year follow-up of a randomized trial. *JAMA*, 278(8): 637-643.

56. Tremblay, R.E., Japel, C. (2003). Prevention during pregnancy, infancy and the preschool years. In: D.P. Farrington, J.W. Coid (red.). *Early prevention of adult antisocial behaviour*, p. 205-242. Cambridge: Cambridge University Press.

57. Schweinhart, L.J., Barnes, H.V., Weikart, D.P., Barnett, W.S., Epstein, A.S. (1997). *Significant benefits: the High/Scope Perry Preschool Study through age 27.* Ypsilanti: High/Scope Educational Research Foundation.

58. Patterson, G.R. (1982). *A social learning approach. Volume 3: coercive family process.* Eugene: Castalia.

59. Olweus, D. (1994). Bullying at school: basic facts and an effective intervention programme. *Promotion and Education*, 1(4): 27-31/48.

60. Goldstein, A.P., Nensen, B., Daleflod, B., Kalt, M. (2004). *New perspectives on aggression. Replacement training: practice, research and application.* Chichester: Wiley.

61. Henggeler, S.W., Santos, A.B. (1997). *Innovative approaches for difficult-to-treat populations.* Washington, DC: American Psychiatric Association.

62. Henggeler, S.W. (1999). Multisystemic therapy: an overview of clinical procedures, outcomes, and policy implications. *Child Psychology and Psychiatry Review*, 4(1): 2-10.

63. Schoenwald, S.K., Ward, D.M., Henggeler, S.W. (1996). Multisystemic therapy treatment of substance abusing or dependent adolescent offenders: costs of reducing incarceration, -inpatient, and residential placement. *Journal of Child and Family Studies*, 5(4): 431-444.

64. Schoenwald, S.K., Ward, D.M., Henggeler, S.W., Rowland, M.D. (2000). Multisystemic therapy versus hospitalization for crisis stabilization of youth: placement outcomes 4 months postreferral. *Mental Health Services Research*, 2(1): 3-12.

65. Henggeler, S.W., Melton, G.B., Brondino, M.J., Scherer, D.G., Hanley, J.H. (1997). Multisystemic therapy with violent and chronic juvenile offenders and their families: the role of treatment fidelity in successful dissemination. *Journal of Consulting and Clinical Psychology*, 65(5): 821-833.

66. Borduin, C.M., Mann, B.J., Cone, L.T., Henggeler, S.W., Fucci, B.R., Blaske, D.M., e.a. (1995). Multisystemic treatment of serious juvenile offenders: long-term prevention of criminality and violence. *Journal of Consulting and Clinical Psychology*, 63(4): 569-578.

67. Ruiter, C. de (2000). Forensische psychodiagnostiek en risicotaxatie: ontwerp van een forensisch psychologisch testinstrumentarium. In: T.I. Oei, M.S. Groenhuijsen (red.). *Forensische psychiatrie anno 2000: actuele ontwikkelingen in een breed perspectief*, p. 301-317. Deventer: Gouda Quint.

68. Motz, A. (2001). *The psychology of female violence: crimes against the body.* New York: Brunner-Routledge.

69. Dingemans, P.M.A.J., Sno, H.N. (2004). Meetinstrumenten bij persoonlijkheidsstoornissen. *Tijdschrift voor Psychiatrie*, 46(10): 705-709.

70. Duijsens, I.J., Eurelings-Bontekoe, E.H.M., Diekstra, R.F.W. (1995). *Inter-*

national Personality Disorder Examination (IPDE) DSM IV module. Genève: WHO.

71. Loranger, A.W., Sartorius, N., Andreoli, A., Berger, P., Buchheim, P., Channabasavanna, S.M. (1994). The International Personality Disorder Examination. *Archives of General Psychiatry*, 51(3): 215-224.

72. Jansen, S.J.T., Duijsens, I.J. (1999). Diagnostiek van persoonlijkheidsstoornissen. Een onderzoek naar de overeenstemming tussen vragenlijsten en de klinische As-II-diagnose. *Tijdschrift voor Psychiatrie*, 41(6): 373-378.

73. Jong, C.A.J. de, Derks, F.C.H., Oel, C.J. van, Rinne, T. (1996). *SIDP-IV: gestructureerd interview voor de DSM-IV persoonlijkheidsstoornissen*. Sint Oedenrode: Stichting Verslavingszorg Oost Brabant.

74. Weertman, A., Arntz, A., Kerkhofs, M. (2000). *SCIC II: gestructureerd klinisch interview voor het vaststellen van DSM-IV stoornissen*. Lisse: Swets & Zeitlinger.

75. Dolan, B., Coid, J. (1993). *Psychopathic and antisocial personality disorders: treatment and research issues*. Londen: Gaskell/Royal College of Psychiatrists.

76. Warren, F., McGauley, G., Norton, K., Dolan, B., Preedy-Fayers, K., Pickering, A., e.a. (2003). *Review of treatments for severe personality disorder*. Londen: Home Office.

77. Koenigsberg, H., Woo-Ming, A.M., Siever, L.J. (2002). Pharmacological treatments for personality disorders. In: P.E. Nathan, J.M. Gorman (red.). *A guide to treatments that work*, p. 625-641. Londen: Oxford University Press.

78. Coccaro, E.F., Kavoussi, R.J. (1997). Fluoxetine and impulsive aggressive behavior in personality-disordered subjects. *Archives of General Psychiatry*, 54(12): 1081-1088.

79. Soloff, P.H. (1998). Algorithms for pharmacological treatment of person-ality dimensions: symptom-specific treatments for cognitive-perceptual, affective, and impulsive-behavioral dysregulation. *Bulletin of the Menninger Clinic*, 62(2): 195-214.

80. Cowdry, R.W., Gardner, D.L. (1988). Pharmacotherapy of borderline personality disorder: alprazolam, carbamazepine, trifluoperazine, and tranylcypromine. *Archives of General Psychiatry*, 45(2): 111-119.

81. Kavoussi, R.J., Coccaro, E.F. (1998). Divalproex sodium for impulsive aggressive behavior in patients with personality disorder. *Journal of Clinical Psychiatry*, 59(12): 676-680.

82. Walker, C., Thomas, J., Allen, T.S. (2003). Treating impulsivity, irritability, and aggression of antisocial personality disorder with quetiapine. *International Journal of Offender Therapy and Comparative Criminology*, 47 (5): 556-567.

83. Hirose, S. (2001). Effective treatment of aggression and impulsivity in antisocial personality disorder with risperidone. *Psychiatry and Clinical Neurosciences*, 55(2): 161-162.

84. Wilens, T.E., Spencer, T.J., Biederman, J. (2002). A review of the pharmacotherapy of adults with attention-deficit/hyperactivity disorder. *Journal of Attention Disorders*, 5(4): 189-202.

85. Gesch, C.B., Hammond, S.M., Hampson, S.E. (2002). Influence of supplementary vitamins, minerals and essential fatty acids on the antisocial behaviour of young adult prisoners: randomised, placebo-controlled trial. *The British Journal of Psychiatry*, 181(1): 22-28.

86. Salekin, R.T. (2002). Psychopathy and therapeutic pessimism: clinical lore or clinical reality? *Clinical Psychology Review*, 22(1): 79-112.

87. Beck, R., Fernandez, E. (1998). Cognitive-behavioral therapy in the treatment of anger: a meta-analysis. *Cognitive Therapy and Research*, 22(1): 63-74.

88. DiGiuseppe, R., Tafrate, R.C. (2003). Anger treatment for adults: a meta-analytic review. *Clinical Psychology: Science and Practice*, 10(1): 70-84.

89. Novaco, R.W. (1977). Stress inoculation: a cognitive therapy for anger and its application to a case of depression. *Journal of Consulting and Clinical Psychology*, 45(4): 600-608.

90. Novaco, R.W., Ramm, M., Black, L. (2001). Anger treatment with offenders. In: C.R. Hollin (red.). *Handbook of offender assessment and treatment*, p. 281-296. Chichester: Wiley.

91. Goldstein, A.P., Glick, B., Gibbs, J.C. (1998). *Aggression Replacement Training: a comprehensive intervention for aggressive youth*. Champaign: Research Press.

92. Hornsveld, R., Dam-Baggen, R., Leenaars, E. (2004). Agressiehanteringstherapie voor forensisch-psychiatrische patiënten met gewelddelicten: ontwikkelingen en praktijk. *Tijdschrift voor Psychotherapie*, 30(1): 22-37.

93. Rice, M., Harris, G.T., Cormier, C.A. (1992). An evaluation of a maximum security therapeutic community for psychopaths and other mentally disordered offenders. *Law and Human Behavior*, 16(4): 399-412.

94. Ferdinand, R.F., Nijs, P.F.A. de (2001). Moeilijke mensen: Nederlandse internetpagina over persoonlijkheidsstoornissen. *Tijdschrift voor Psychiatrie*, 43(12): 887-890.

13 Borderline persoonlijkheidsstoornis

13.1 *Wat is een borderline personlijkheidsstoornis?*

Symptomen en diagnose

Volgens de diagnostische criteria van de DSM-IV-TRI kan de diagnose borderline persoonlijkheidsstoornis (hierna BPS genoemd) gesteld worden wanneer er sprake is van een diepgaand patroon van instabiliteit in intermenselijke relaties, zelfbeeld en emoties en van duidelijke impulsiviteit, beginnend in de vroege volwassenheid en tot uiting komend in diverse situaties. Mensen met BPS voldoen aan vijf of meer van de volgende negen criteria.

- Krampachtig proberen te voorkomen om feitelijk of vermeend in de steek gelaten te worden.
- Een patroon van instabiele en intense relaties met anderen, gekenmerkt door wisselingen tussen overmatig idealiseren en kleineren (extreem zwart-witdenken; iemand is geweldig of waardeloos).
- Identiteitsstoornis; aanhoudend wisselend zelfbeeld of zelfgevoel.
- Impulsiviteit met negatieve gevolgen voor zichzelf op minstens twee gebieden. Bijvoorbeeld geldverspilling, veel wisselende seksuele contacten, middelenmisbruik, roekeloos rijgedrag en eetbuien.
- Terugkerende pogingen tot zelfdoding, gestes of dreigingen, of zelfverwonding.
- Sterk wisselende stemmingen, als reactie op gebeurtenissen. Dit kan leiden tot periodes van intense somberheid, prikkelbaarheid of angst, meestal enkele uren durend en slechts zelden langer dan een paar dagen.
- Een chronisch gevoel van leegte.
- Inadequate, intense woede of moeite boosheid te beheersen. Dit uit zich in driftbuien, aanhoudende woede of herhaaldelijke vechtpartijen.

- Voorbijgaande, aan stress gebonden paranoïde ideeën of ernstige dissociatieve verschijnselen.

Daarnaast dient ook voldaan te zijn aan de algemene diagnostische criteria uit de DSM-IV-TR voor een persoonlijkheidsstoornis.[1]

- Een duurzaam patroon van innerlijke ervaringen en gedragingen die duidelijk afwijken van de verwachtingen binnen de cultuur van de betrokkene.
- Het duurzame patroon is star en uit zich op een breed terrein van persoonlijke sociale situaties.
- Het leidt in behoorlijke mate tot lijden of beperkingen in het sociaal en beroepsmatig functioneren, of het functioneren op andere belangrijke terreinen.
- Het is stabiel en van lange duur en het begin kan worden teruggevoerd naar ten minste de adolescentie of de vroege volwassenheid.
- Het patroon is niet toe te schrijven aan een andere psychische stoornis of de gevolgen daarvan.
- Het duurzame patroon is niet het gevolg van de directe fysiologische effecten van een middel (zoals drugs of een geneesmiddel) of een lichamelijke aandoening (zoals een schedeltrauma).

Typen borderline persoonlijkheidsstoornis

Er worden in de DSM I geen verschillende typen BPS onderscheiden. Wel zijn er enkele persoonlijkheidsmodellen bedacht die dimensies of factoren in het gedrag van mensen met BPS onderscheiden. Deze factoren komen in meer of mindere mate voor. Bij sommigen overheerst één dimensie.

Een van de persoonlijkheidsmodellen is het vijffactoren model van McCrae en Costa.[4] De vijf factoren in dit model zijn: neuroticisme, extraversie, openstaan voor nieuwe ervaringen, prettig in de omgang (gewillig, meegaand) en gewetensvolheid.

Onderscheid met andere stoornissen

Borderline valt in het zogenaamde B-cluster van de dramatische persoonlijkheidsstoornissen, net als de antisociale persoonlijkheidsstoornis die wordt besproken in hoofdstuk 12 van dit boek. Mensen met een cluster-B-persoonlijkheidsstoornis zijn vaak manipulatief, wispelturig en slecht in het onderhouden van (sociale) relaties. Ze zijn geneigd tot impulsief

---

Korte geschiedenis van de diagnose borderline persoonlijkheidsstoornis

De diagnose borderline persoonlijkheidsstoornis kent twee belangrijke wortels.

- De psychoanalytische traditie met daarin de groep van hysterische patiënten die ongunstig reageerden op een psychoanalytische behandeling (*bad hysterics*).
- De klinisch psychiatrische traditie met de groep van schizofrenen met een (redelijk) goed beloop.

Deze tradities zijn in de loop der tijd bij elkaar gekomen. Beide groepen werden herverdeeld over de schizotypische en borderline persoonlijkheidsstoornis.[2]

In 1980 werd de borderline persoonlijkheidsstoornis, samen met de andere persoonlijkheidsstoornissen, voor het eerst opgenomen in de DSM-III.[3] De criteria waren gebaseerd op onderzoek door 800 Amerikaanse psychiaters.[2]

In de huidige versie van de DSMI (DSM-IV-TR) is ten opzichte van de eerste versie uit 1980 een aantal wijzigingen in de criteria aangebracht. De micropsychotische episoden en de dissociatieve symptomen zijn toegevoegd en affectieve instabiliteit is vervangen door affectieve reactiviteit.

---

en soms gewelddadig gedrag waarbij weinig of geen rekening wordt gehouden met de eigen veiligheid of de veiligheid van anderen. Andere stoornissen die in cluster B vallen, zijn de theatrale en de narcistische persoonlijkheidsstoornis.

Het is niet altijd eenvoudig om onderscheid te maken tussen BPS en de andere cluster-B-persoonlijkheidsstoornissen.[5] Daarnaast hebben veel personen met BPS symptomen of klachten die overeenkomen met andere psychische stoornissen. Er zijn echter ook verschillen. Hier volgt een vergelijking met de andere cluster-B-persoonlijkheidsstoornissen.

- *Narcistische of paranoïde persoonlijkheidsstoornis.* In tegenstelling tot een persoon met BPS is het zelfbeeld bij een persoon met een narcistische of paranoïde persoonlijkheidsstoornis redelijk stabiel en is er veel minder sprake van verlatingsangst, zelfdestructief gedrag en impulsiviteit. Dit geldt ook voor de obsessieve-compulsieve persoonlijkheidsstoornis.

- *Schizotypische persoonlijkheidsstoornis.* BPS kan onderscheiden worden van de schizotypische persoonlijkheidsstoornis omdat de symptomen die bij beide stoornissen voorkomen, zoals paranoïde gedachten en illusies, bij BPS van een voorbijgaande aard zijn. Daarnaast zijn de symptomen te beïnvloeden door anderen.
- *Antisociale persoonlijkheidsstoornis.* Personen met BPS vertonen net als mensen met een antisociale persoonlijkheidsstoornis manipulatief gedrag, maar de motivatie verschilt. Waar het de persoon met de antisociale persoonlijkheidsstoornis te doen is om persoonlijk gewin (macht, geld), is de persoon met BPS uit op aandacht van de belangrijke personen in zijn leven. Iemand met een antisociale persoonlijkheidsstoornis vertoont zelden de idealisering van anderen die bij BPS wel voorkomt. De woedeaanvallen zijn bij een persoon met een antisociale persoonlijkheidsstoornis ook vaak doelgericht en gecontroleerd, en niet gericht op zichzelf.
- *Theatrale persoonlijkheidsstoornis.* Aandacht van anderen vragen is een belangrijk kenmerk van zowel BPS als van de theatrale persoonlijkheidsstoornis. Borderline wordt echter eveneens gekenmerkt door zelfdestructief gedrag, chronische gevoelens van leegte, identiteitsstoornissen en plotselinge woede waardoor relaties worden verbroken. De theatrale persoonlijkheidsstoornis wordt hier niet door gekenmerkt.
- *Afhankelijke persoonlijkheidsstoornis.* Een persoon met een afhankelijke persoonlijkheidsstoornis reageert met zichzelf wegcijferen en ondergeschikt maken op (dreigende) verlating, en dus niet met woede of devaluatie zoals bij BPS.

Het is bijzonder moeilijk om BPS te onderscheiden van een aantal as-I-stoornissen omdat de symptomen van deze stoornissen vaak overlappen.[6;7] Hier volgt een vergelijking met deze as-I-stoornissen.

- *Depressie.* BPS gaat vaak samen met stemmingsstoornissen en in sommige gevallen wordt aan de criteria van beide stoornissen voldaan. In deze gevallen moet dus zowel een diagnose BPS als een diagnose voor een stemmingsstoornis gegeven worden. In sommige gevallen kan BPS worden gemaskeerd door een stemmingsstoornis. Vooral het vroeg ontstaan van de problematiek en het langdurige aanhouden van de symptomen zijn kenmerkend voor BPS.
- *Bipolaire stoornis (hypomane episoden, cyclothyme stoornis).* BPS wordt in de praktijk nog wel eens verward met de bipolaire stoornis, hypomane episoden of een cyclothyme stoornis, zeker als er sprake

is van snelle afwisseling van somberheid en manische stemming. Het belangrijkste verschil is dat de stemmingswisselingen bij BPS kunnen worden beïnvloed door factoren van buitenaf.

- *Dissociatieve identiteitsstoornis en posttraumatische stressstoornis.* De dissociatieve symptomen zijn bij een dissociatieve identiteitsstoornis en posttraumatische stressstoornis ernstiger en van langere duur. Daarbij worden ze niet beïnvloed door gebeurtenissen, of invloeden van buitenaf. Deze stoornissen worden vaak samen met BPS gediagnosticeerd.
- *Middelenmisbruik.* Een van de kenmerken van BPS is middelenmisbruik, als gevolg van impulsiviteit. Het is daarom soms moeilijk om vast te stellen of er sprake is van BPS of dat de BPS-problemen zijn ontstaan als gevolg van chronisch middelenmisbruik.
- *Boulimia nervosa (BN).* BPS en BN gaan vooral bij vrouwen vaak samen. In de DSM worden eetbuien als gevolg van impulsiviteit ook genoemd als kenmerk van BPS. Persoonlijkheidskenmerken als impulsiviteit en neuroticisme spelen een belangrijke rol in het ontstaan en het voortduren van boulimia nervosa.[8;9]
- *Volwassenen ADHD.* ADHD bij volwassenen wordt net als BPS gekenmerkt door impulsiviteit en vaak ook door middelenmisbruik. Bij ADHD is de impulsiviteit al vroeg in de jeugd aanwezig (voor het zevende jaar), dat hoeft bij BPS niet zo te zijn.

13.2 Hoe vaak komt borderline persoonlijkheidsstoornis voor en bij wie?

Hoe vaak komt borderline persoonlijkheidsstoornis voor?

Minder dan 1% van de bevolking lijdt aan BPS.

- Uit een recente Noorse studie onder ruim 2000 volwassen inwoners van Oslo bleek dat 0,7% van hen leed aan BPS.[10] Eerder internationaal onderzoek kwam uit op 0,4 tot 1,8% van de algemene bevolking.[11]
- Over het voorkomen van BPS in de algemene bevolking in Nederland is weinig bekend. Als de Noorse cijfers worden vertaald naar de Nederlandse situatie, dan lijden ruim 100.000 mensen in Nederland aan BPS.

In klinische populaties komt BPS in verhouding veel voor.

- Onder verslaafden die onder behandeling zijn, krijgt 5 tot 22% de diagnose BPS.[12;13]
- Onder psychiatrische cliënten krijgt 6 tot 63% de diagnose BPS.[14]

De uitkomsten van de onderzoeken in de klinische populaties (verslaafden en psychiatrische patiënten) lopen sterk uiteen. Dit heeft te maken met methodologische verschillen tussen de onderzoeken.[11]

Mogelijk is er sprake van onderschatting. Mensen met BPS komen vaak bij de geestelijke gezondheidszorg vanwege bijkomende klachten, zoals stemmings- of angststoornissen.[12;15] De diagnose BPS wordt dan vaak niet gesteld.

Bij wie komt borderline persoonlijkheidsstoornis voor?

Hieronder worden de belangrijkste risicogroepen en risicofactoren voor BPS genoemd, geordend volgens het dynamische stress-kwetsbaarheidmodel (DSK).[16]

Geslacht en leeftijd

Borderline komt bij mannen en vrouwen in de algemene bevolking ongeveer evenveel voor.[10] Er zijn wel verschillen in de frequentie van de symptomen. Zo komt middelenmisbruik als symptoom van impulsiviteit vaker voor bij mannen, terwijl eetbuien vaker voorkomen bij vrouwen.[17]

In klinische populaties zijn vrouwen met BPS oververtegenwoordigd.[18-21] Zo lijdt driekwart van de vrouwen in forensische psychiatrische klinieken aan BPS. Dat heeft waarschijnlijk de volgende oorzaken.[22]

- Vrouwen zoeken in het algemeen eerder hulp in de GGZ of verslavingszorg dan mannen.
- Voor BPS kenmerkend gedrag, zoals agressie, impulsiviteit (wisselende seksuele contacten) wordt eerder als pathologisch bestempeld bij vrouwen dan bij mannen.

Omdat de persoonlijkheid van adolescenten nog in ontwikkeling is, mag de diagnose BPS in deze groep nog niet worden gesteld. De DSM-IV-TR waarschuwt dan ook voor het diagnosticeren van BPS bij adolescenten die met tijdelijke emotionele problemen worstelen. Deze kunnen zich in deze leeftijd op een borderline-achtige wijze uiten, als grensoverschrijdend gedrag of als identiteitsverwarring. Bij mensen van 50 jaar of ouder komt BPS in verhouding minder voor.[23-26]

Individuele kwetsbaarheid

- Uit tweelingstudies en familieonderzoek blijkt dat de erfelijkheid van BPS en borderlinekenmerken hoog is.[27-29]
  - Een verminderd serotonineniveau in bepaalde delen van de hersenen hangt samen met impulsieve agressie, neuroticisme en (para-)suïcidaal gedrag. Het serotonineniveau is vooral laag in die delen van de hersenen die betrokken zijn bij remming van impulsen (inhibitie), zoals delen van de prefrontale cortex[30-32], de orbitale frontale cortex en cingulate cortex.[33;34]
  - Individuele genetische verschillen die samenhangen met het serotonerge neurotransmittersysteem[35;36] spelen mogelijk een rol bij BPS.[30-34;37] Het gaat daarbij vooral om de $5HT_{1B/1D}$-receptoren.[38]
- Personen met BPS zijn emotioneel kwetsbare mensen. Ze zijn zeer gevoelig voor emotionele prikkels, waar ze heftig op kunnen reageren. Het kan daarna lang duren voordat weer een stabiel emotioneel evenwicht is bereikt.[39]
- Mensen met BPS lijken gekenmerkt te worden door de bijzondere combinatie van negatieve affectiviteit (ofwel neuroticisme) en disinhibitie (ontremming). Het is niet duidelijk in hoeverre deze combinatie van persoonlijkheidsfactoren nu uniek is voor BPS, of dat het ook bij mensen zonder BPS kan voorkomen. Deze combinatie lijkt gedeeltelijk voort te komen uit traumatisering in de kindertijd.[40]
- Disregulatie van de hypothalamus-hypofyse-bijnier-as (HPA-as) en de stresshormoonhuishouding (bijvoorbeeld cortisol) tengevolge van trauma's, vooral seksueel misbruik en mishandeling in de (vroege) jeugd, hebben gevolgen voor de persoonlijkheidsontwikkeling.[41] Deze risicofactor is overigens niet specifiek voor BPS.[42;43]
- Naast het serotonerge systeem kunnen ook andere neurotransmittersystemen een rol spelen in het ontstaan van stemmingswisselingen, angst en de dissociatieve symptomen die kunnen optreden bij BPS. Hier zijn echter veel minder onderzoeksgegevens over beschikbaar.[40]

Omgevingsfactoren

- Mensen met BPS wonen vaker zonder partner. Dat is niet verwonderlijk omdat instabiliteit in relaties een van de kenmerken van de stoornis is.
- Er is geen verband tussen BPS en het opleidingsniveau of de woonomstandigheden.[10]

Levensgebeurtenissen

Traumatische ervaringen zoals mishandeling, verwaarlozing of seksueel misbruik in de jeugd komen vaak voor bij personen met BPS.[40;44;45] Bij ongeveer de helft van deze BPS-cliënten is er sprake geweest van seksueel misbruik of mishandeling.[46-49] Wordt emotionele mishandeling meegenomen, dan is het percentage nog hoger.[50]

13.3 *Hoe verloopt de borderline persoonlijkheidsstoornis?*

- Naar het verloop van BPS in de algemene bevolking is geen onderzoek gedaan. Onderstaande gegevens gelden dus voor behandelde patiënten.
- Lange tijd is verondersteld dat BPS een chronisch beloop heeft. Uit meerdere studies blijkt echter dat na verloop van tijd een aanzienlijk percentage van de patiënten de diagnose verliest.[14] Follow-up-studies onder BPS-patiënten wijzen uit dat na drie jaar nog ongeveer 60% voldoet aan de criteria van BPS. Na vijftien jaar is dit percentage gedaald tot 25%.[51;52]
- Het meest voorkomende patroon is er een van chronische instabiliteit in de vroege volwassenheid (ongeveer tussen de 20 en 30 jaar), die langzaam vermindert.
- Vanaf 30-jarige leeftijd zullen bij de meerderheid van de personen met BPS de persoonlijke relaties stabiliseren en het algemene functioneren verbeteren. Ook het risico op zelfdoding neemt af naarmate men ouder wordt.[1]
- Uiteindelijk overlijdt 1 op de 10 mensen met BPS door zelfdoding.[53]

Deze cijfers moeten met enige voorzichtigheid worden geïnterpreteerd. Het feit dat iemand niet meer aan de criteria voor BPS voldoet, betekent zeker niet dat de problemen zijn verdwenen. Veel mensen met BPS voldoen in de loop der jaren niet meer aan enkele van de kenmerken, waardoor ze niet meer aan de diagnostische criteria voldoen. Veel andere kenmerken blijven dan vaak wel bestaan.[54]

Factoren die het beloop bepalen

De belangrijkste factor in het natuurlijke beloop van BPS is de leeftijd. Over het algemeen stabiliseren personen met BPS op latere leeftijd, met of zonder gerichte therapie.[55]

Het herstel van mensen met BPS neemt waarschijnlijk toe met de duur van een gerichte therapie en het aantal therapeutische zittingen.[56;57] De onderzoeksresultaten lijken op het eerste gezicht overtuigend.

- Van de behandelde mensen met BPS herstelt een kwart na vijf maanden, en de helft na 16 maanden (of 92 therapeutische sessies). Driekwart is hersteld na ruim twee jaar (of ongeveer 216 therapeutische sessies).[57]
- Bij mensen die geen gerichte therapie ontvingen (maar meestal wel een of andere vorm van behandeling) was slechts een kwart hersteld na 3,7 jaar. De helft herstelde na ruim tien jaar en driekwart herstelde na 17,3 jaar.[56]

Deze onderzoeksresultatenresultaten moeten echter kritisch beoordeeld worden omdat allerlei factoren kunnen bijdragen aan een vertekening van de resultaten.[14]

13.4 *Komen er bij de borderline persoonlijkheidsstoornis nog andere aandoeningen voor?*

Psychische stoornissen

De diagnose BPS kan geïsoleerd voorkomen, maar dit is een uitzondering. Meestal is sprake van ten minste één bijkomende stoornis.[58]

- Ongeveer eenderde van de mensen met BPS voldoet ook aan de diagnostische criteria voor minimaal één andere persoonlijkheidsstoornis.[11;59]
- Ongeveer driekwart van de mensen met BPS lijdt ook aan een as-I-stoornis.[6;60] In veel gevallen is er sprake van meerdere bijkomende as-I-stoornissen.
- Depressieve klachten bij mensen met BPS kunnen volledig voldoen aan de diagnostische criteria voor depressie of dysthymie. In klini-

sche populaties met BPS voldoet 40%[61], en in niet-klinische 60%[6] ook aan de diagnostische criteria voor stemmingsstoornissen. Vooral depressie met atypische kenmerken komt in verhouding vaak voor.[62;63]

- Mensen met BPS hebben een ruim vier keer zo grote kans om alcohol te misbruiken en een negen keer hoger risico op misbruik van andere middelen, vergeleken met GGZ-cliënten met een andere psychiatrische diagnose.[61] Ook bij niet-klinische populaties met BPS is sprake van verhoogd alcoholmisbruik.[6]
- Mensen met BPS hebben een acht keer grotere kans gelijktijdig een paniekstoornis te hebben dan mensen met een andere psychiatrische stoornis.[61] Buiten de kliniek leed ruim een kwart van de mensen met BPS aan een paniekstoornis met agorafobie.[6]
- Mensen met BPS hebben een vijf keer grotere kans om gelijktijdig boulimia nervosa te hebben dan mensen met een andere psychiatrische stoornis.[64] Patiënten met boulimia nervosa lopen meer kans op BPS dan mensen met een eetbuistoornis.[65]
- Posttraumatische stressstoornis (PTSS) komt ook bovenmatig voor bij BPS, enerzijds omdat de traumatisering in de jeugd direct tot PTSS geleid kan hebben, anderzijds omdat deze traumatisering en de ontstane BPS de persoon kwetsbaarder maken voor het meemaken van latere trauma's en/of het ontwikkelen van PTSS als gevolg van een trauma.[66;67]

Lichamelijke ziekten

Het is niet bekend of BPS samengaat met lichamelijke aandoeningen. Borderline kan echter wel (ernstige) lichamelijke gevolgen hebben door het met de stoornis gepaard gaande middelenmisbruik, het roekeloze rijgedrag, de vele wisselende seksuele contacten en vormen van automutilatie en (para-)suïcidaliteit.

13.5 *Wat zijn de gevolgen van de borderline persoonlijkheidsstoornis?*

Kwaliteit van leven en levensverwachting

Er is weinig onderzoek gedaan naar de gevolgen van BPS voor de kwaliteit van leven (uitgedrukt in DALY's) en de arbeidsproductiviteit.

- Personen met BPS hebben vaker geen vervolgonderwijs genoten dan vergelijkbare personen met depressie. Bovendien zijn ze vaker arbeidsongeschikt.[68]
- BPS-patiënten vinden zelf dat ze over het algemeen slecht functioneren en dat ze zich slecht aan kunnen passen in allerlei situaties.[68]
- Personen met BPS ondervinden meer problemen op het gebied van psychosociaal functioneren dan vergelijkbare personen met depressie of andere persoonlijkheidsstoornissen (behalve schizotypische persoonlijkheidsstoornis).
- Vrijwel alle personen met BPS functioneren slecht op minstens één van de volgende gebieden: arbeid, huishoudelijk werk (verzorging), studie, interpersoonlijke relaties en recreatieve activiteiten.[68]
- Ongeveer de helft van de vrouwen en een kwart van de mannen met BPS is in staat een duurzame relatie op te bouwen 10 tot 15 jaar na opname.[1]
- De helft tot driekwart van hen is na 10 tot 15 jaar in staat in zijn eigen onderhoud te voorzien.[1]

Mensen met BPS hebben een verhoogde kans om voortijdig te overlijden. Dit komt door het verhoogde suïciderisico (na 16 jaar heeft ongeveer een op de tien suïcide gepleegd[26;53]) en het risicovolle gedrag, zoals verslaving en roekeloos gedrag.[69]

Maatschappelijke kosten

Mensen met BPS maken in verhouding tot mensen met andere psychische stoornissen veel gebruik van de geestelijke gezondheidszorg.[70;71]

- BPS-patiënten worden in verhouding vaak opgenomen, met name in forensische klinieken.[70;71]
- Ze gebruiken in veel gevallen verschillende typen medicatie, zoals anxiolitica, antidepressiva, stemmingstabilisatoren (lithiumcarbonaat, carbamazepine) en anti-psychotica.[70]
- In een nog niet gepubliceerde studie[72] is een berekening gemaakt van de kosten van BPS voor de Nederlandse samenleving: twee miljard euro per jaar. Bijna een kwart van dit bedrag kwam voor rekening van de gezondheidszorg. Dit bedrag bedroeg ongeveer 1% van de totale uitgaven voor de gezondheidszorg. Het grootste deel van de kosten werd veroorzaakt door arbeidsongeschiktheid en verzuim.

13.6 *Is de borderline persoonlijkheidsstoornis behandelbaar?*

Medicatie

Er is weinig betrouwbaar onderzoek naar de werkzaamheid van genees-middelen. De belangrijkste typen medicatie die bij BPS worden toegepast zijn antidepressiva en antipsychotica.[88] Antipsychotica werken op de korte termijn, maar zijn vanwege de bijwerkingen minder geschikt voor langdurig gebruik. Ze worden daarom vooral gebruikt bij crisisopnamen.[55;88] Voor het effect van antidepressiva bestaat nog weinig bewijs.[88]

- SSRI's zijn mogelijk werkzaam voor de behandeling van symptomen als agressie en impulsief gedrag, vooral bij mannen.[89]
- De tricyclische (klassieke) antidepressiva werken vrijwel niet bij mensen met BPS.[88]

Geen enkel middel staat geregistreerd als het aangewezen medicijn bij BPS.[88] Medicatie die wordt toegepast bij BPS is van oorsprong vaak ontwikkeld voor de behandeling van as-I-stoornissen (bijvoorbeeld: antidepressiva tegen depressie, anxiolytica tegen angst of antipsychotica tegen agressie of psychosen). Farmacotherapie maakt vrijwel altijd deel uit van een bredere behandeling. Medicamenteuze behandeling moet worden gezien als een middel om de patiënt te ondersteunen tijdens de psychotherapeutische behandeling.[88]

Antipsychotica

Antipsychotica zijn werkzaam bij een groot aantal symptomen van BPS, niet alleen de psychotische symptomen, maar ook de stemmingswisselingen, impulsiviteit, agressie en boosheid.

- De effecten van behandeling treden binnen enkele dagen tot weken op.
- Voor langdurig gebruik moeten de voordelen echter worden afgewogen tegen de nadelige bijwerkingen, zoals de kans op tardieve dyskinesie en overgewicht. Om deze reden zijn antipsychotica vooral bruikbaar bij crises.[55]

Het is nog onbekend of de moderne (atypische) antipsychotica beter werken dan de klassieke (typische) antipsychotica.[90] De keuze zou vooral moeten worden gebaseerd op de geconstateerde bijwerkingen.

- Moderne antipsychotica kunnen een alternatief zijn voor mensen die klassieke middelen als haloperidol niet goed verdragen vanwege de sterke extrapiramidale bijwerkingen.
- Moderne antipsychotica hebben echter andere mogelijke bijwerkingen, zoals gewichtstoename en problemen in het seksueel functioneren, als gevolg van hun anticholinerge, antihistaminerge en antiserotonerge eigenschappen.[88]

Antidepressiva

Antidepressiva worden bij mensen met BPS vooral voorgeschreven om de stemming te verbeteren. Daarnaast worden sommige antidepressiva ook voorgeschreven tegen impulsiviteit, zelfbeschadiging, psychotische symptomen, ongerichte woede-uitbarstingen en vijandigheid.

- De klassieke tricyclische antidepressiva (TCA's) werken vrijwel niet bij BPS.[88] De nadelen van het gebruik van deze middelen zijn groot vanwege de bijwerkingen en het risico op intoxicatie en suïcide. Soms verslechteren de symptomen na gebruik van tricyclische antidepressiva zelfs.[88]
- De *irreversible*-MAO-remmers hebben een positief effect op cliënten met BPS. Vooral de atypische depressieve symptomen, affectieve instabiliteit, geïrriteerdheid, somberheid, anhedonie en suïcidaliteit kunnen ermee worden verminderd.[91;92] Contra-indicaties voor het gebruik van MAO-remmers zijn de strenge dieeteisen waaraan de patiënt zich moet houden en het risico op intoxicatie.[88] Overigens is dit type MAO-remmers in Nederland niet te verkrijgen, ze zijn daarom niet opgenomen in tabel 13.1.
- Moderne antidepressiva (o.a. SSRI's) zijn mogelijk werkzaam tegen een groot aantal BPS-symptomen,[92] zoals zelfbeschadiging,[93] agressie en impulsief gedrag[94] en snelle stemmingswisselingen.[89]

Overige middelen tegen BPS

Stemmingsstabilisatoren zoals lithium en carbamazepine en natriumvalproaat worden, gezien de frequente en heftige stemmingstoornissen bij de behandeling van BPS veelvuldig voorgeschreven. Er is echter weinig onderzoek dat dit gebruik onderbouwt.[95]

Benzodiazepinen worden vaak voorgeschreven om symptomen van angst, geagiteerdheid en impulsiviteit te verminderen. Er is echter geen empirische ondersteuning voor de werkzaamheid van benzodiazepinen bij BPS. Er zijn zelfs aanwijzingen voor negatieve effecten, zoals para-doxale toename van angst, impulsiviteit en verslaving.[96]

Mensen met BPS werden lange tijd door de meeste professionals gezien als onbehandelbaar en niet gemotiveerd. Voor een aantal psychothera-peutische behandelingen bestaan aanwijzingen dat ze mogelijk wer-ken.[56]

Psychologische behandeling

Pas de laatste decennia is het onderzoek naar de effecten van psychothe-rapie op gang gekomen. De dialectische gedragstherapie[87] is speciaal ontwikkeld voor specifieke groepen BPS-patiënten en lijkt binnen die groepen succesvol te zijn in het stabiliseren en verminderen van (para-)suïcidaal gedrag. Naar de werkzaamheid van andere vormen van thera-pie is nog weinig goed vergelijkend onderzoek gedaan. De psychothera-peutische behandeling van personen met BPS is in de regel langdurig en intensief. Personen met BPS doen een sterk beroep op hun behandelaar en extreem gedrag of (para-)suïcidale neigingen tijdens de behandeling komen regelmatig voor. De volgende factoren kunnen het effect van een psychotherapeutische behandeling positief beïnvloeden.[97]

- Voor een succesvol verloop van therapie is het van belang dat de therapeutische relatie goed is, en dat nadruk wordt gelegd op de therapietrouw. De therapie moet duidelijk gestructureerd en theo-retisch goed onderbouwd zijn, zowel voor de patiënt als voor de therapeut.[97]
- Er moeten duidelijk doelen worden gesteld. Dat kan zowel het op-lossen van specifieke problemen zoals zelfbeschadiging zijn, als verbetering van de interpersoonlijke relaties.[97]
- Een langdurige therapie is waarschijnlijk succesvoller dan een kortdurende therapie.[56;97]
- De kans op succes is groter wanneer de therapie is geïntegreerd in andere hulpverlenercontacten en andere contacten of relaties die de patiënt heeft.[97]
- Dagbehandeling voor BPS geeft vergelijkbare en mogelijk zelfs be-tere resultaten dan de gebruikelijk ambulante of intramurale zorg.[98;99]
- Bij BPS-patiënten die zelfdestructief gedrag vertonen werkt Line-han's dialectische gedragstherapie beter dan de gebruikelijke zorg bij het verminderen van suïcidale neigingen en para-suïcide.[87;100]

Cognitieve gedragstherapie

Cognitieve gedragstherapie is gebaseerd op het idee dat disfunctionele schema's verantwoordelijk zijn voor het ontstaan en in stand blijven van BPS. Deze disfunctionele schema's zijn het gevolg van een wisselwerking tussen biologische, psychologische en sociale factoren (het biopsychosociale model) en zijn in de loop van de tijd de beleving gaan beïnvloeden. Dit heeft ertoe geleid dat situaties eenzijdig en vervormd worden geïnterpreteerd wat kan leiden tot extreme emoties en probleemgedrag.[101]

- Het belangrijkste doel van cognitieve gedragstherapie is te komen tot de bron van de disfunctionele schema's, zodat deze kunnen worden gecorrigeerd en nieuwe adaptieve schema's kunnen worden aangeleerd.[102]
- De cognitieve gedragstherapie gebaseerd op het model van Beck[103] werd voor BPS verder verfijnd door Young.[104] Deze therapievorm richt zich op de drie belangrijkste kenmerken van de stoornis: de BPS-patiënt is voortdurend op zijn hoede, heeft last van zwart/wit denken en heeft een negatief zelfbeeld.

De therapie van Young[102] bestaat uit vijf fasen die elkaar overlappen en opvolgen, ook kan het voorkomen dat tijdens de therapie op een eerdere fase moet worden teruggegrepen, bijvoorbeeld bij een crisis.
De vijf fasen globaal beschreven:

- een voorfase waarin praktische zaken aan bod komen, zoals de kennismaking, planning en concrete afspraken;
- fase I: relatie leggen, rationale uitleggen, praktische afspraken maken;
- fase II: symptoom- en crisismanagement;
- fase III: correctie van denkfouten, schema-identificatie en opsporen van historische wortels;
- fase IV: traumaverwerking en schemaverandering;
- fase V: afronding.

Er is nog te weinig onderzoek gedaan naar de effectiviteit van de cognitieve gedragstherapie bij BPS om daar definitieve uitspraken over te kunnen doen. Beschikbare studies wijzen op positieve effecten van deze methode bij mensen met BPS.[105] Onderzoek van Giesen-Bloo en anderen (2006) laat zien dat zowel Schematherapie als Transference Focused Psychotherapy effectief zijn in het reduceren van borderlinesymptomen en algemene psychopathologie. Schematherapie bleek in dit opzicht effectiever dan Transference Focused Psychotherapy.[116]

De dialectische gedragstherapie (DGT) is een gestructureerd behandelprogramma waarin wordt behandeld volgens vaste protocollen. Deze gedragstherapeutische interventie is ontwikkeld door Linehan,[39;87;106;107] gebaseerd op de principes van de cognitieve gedragstherapie.

In DGT worden vier aspecten van cognitieve gedragstherapie benadrukt die in de traditionele cognitieve gedragstherapeutische aanpak minder aandacht krijgen:

- de acceptatie van het gedrag zoals het op dat moment is;
- het behandelen van met de therapie interfererend gedrag van zowel de cliënt als de therapeut;
- het belang van de therapeutische relatie voor de behandeling;
- dialectische processen: het evenwicht tussen verandering en acceptatie.

Het belangrijkste uitgangspunt van DGT is dat personen met BPS vaardigheden missen op het gebied van het instandhouden van relaties. Ze missen hiervoor belangrijke zelfregulerende en emotieregulerende vaardigheden en hebben een te lage frustratietolerantie. Het gebruik van gedragsvaardigheden die deze mensen wel bezitten wordt hierdoor belemmerd. De dialectische methode richt zich zowel op de onmiddellijke gevolgen van het gedrag en de grotere context waarin dat gedrag plaatsvindt als op de onderlinge samenhang tussen verschillende gedragspatronen.

- De cliënt moet sociale vaardigheden aanleren.
- Een belangrijke factor in de therapie is dat de patiënt zichzelf zal moeten leren accepteren en ondertussen van de noodzaak zal moeten worden doordrongen zichzelf te veranderen.
- De invloed van de omgeving op de patiënt is een belangrijke factor binnen de DGT.[87]

Er is enig systematisch onderzoek gedaan naar de effectiviteit van deze behandelmethode.[12]

De dialectische benadering van BPS is op de korte termijn succesvol gebleken bij specifieke groepen BPS-patiënten, ook in Nederland.[100;108]

- Vooral zelfbeschadigend gedrag lijkt te verminderen[93;93;100] en ook het aantal suïcidepogingen daalt, evenals het aantal crisisopnames.
- Het aantal mensen dat voortijdig de behandeling afbreekt is lager dan gebruikelijk.[100]
- De effecten op andere aspecten van de stoornis en op de stemming zijn minder overtuigend.

- Het psychosociaal functioneren is een jaar na aanvang van de therapie nog steeds beter dan bij de controlegroepen.[109-111] Het is nog de vraag of de resultaten op de langere termijn beklijven.

Samenvatting

In tabel 13.1 wordt een samenvatting gegeven van de werkzaamheid van behandelingen van BPS. Het gaat hierbij om de werkzaamheid op symptoomniveau.

Ter toelichting op het gebruik van de gegevens uit de tabel voor de dagelijks klinische praktijk: de onderzoeken naar de effectiviteit van de behandelingen zijn uitgevoerd onder ideale gecontroleerde omstandigheden. De effecten worden weergegeven in groepspercentages. Dat levert op individueel niveau geen garanties: er zijn vaak grote individuele verschillen in het effect van behandelingen. Als een behandeling effectief is, geeft dat ook geen garanties over een mogelijke terugkeer van de klachten op langere termijn. Bij een keuze voor een behandeling is het van belang om rekening te houden met de ernst van de klachten, de persoonlijke omstandigheden, de voorkeur van de cliënt en eerdere ervaringen met andere behandelingen.

TABEL 13.1 OVERZICHT WERKZAAMHEID VAN BEHANDELINGEN BIJ BPS

Behandeling	Bewijskracht
Medicatie	
Antipsychotica (bij crises)	**
Antidepressiva	
– Klassieke antidepressiva (TCA's)	-
– SSRI's	*
Overige middelen	
– Stemmingstabilisatoren	?
– Benzodiazepinen	?
Psychotherapie	
Cognitieve gedragstherapie	?/*
Dialectische gedragstherapie	*
Psychodynamische behandeling	?/*
Overige behandelingen	
Electroconvulsietherapie (ECT)	?

*** = bewezen werkzaam;
** = redelijke aanwijzingen voor werkzaamheid;
* = enig bewijs voor werkzaamheid, maar het bewijs of het effect is niet al te sterk;
? = bewijs ontbreekt;
- = bewezen onwerkzaam.

Referenties borderline persoonlijkheidsstoornis

1. American Psychiatric Association (2000). *Diagnostic and statistical manual of mental disorders [DSM-IV-TR]*. Washington, DC: American Psychiatric Association.
2. Spitzer, R.L., Endicott, J., Gibbon, M. (1979). Crossing the border into borderline personality and borderline schizophrenia: the development of criteria. *Archives of General Psychiatry*, 36(1): 17-24.
3. American Psychiatric Association (1980). *Diagnostic and statistical manual of mental disorders DSM-III*. Washington, DC: American Psychiatric Association.
4. Costa, P.T., McCrae, R.R. (1992). The five-factor model of personality and its relevance to personality disorders. *Journal of Personality Disorders*, 6(4): 343-359.
5. Nurnberg, H.G., Raskin, M., Levine, P.E., Pollack, S., Siegel, O., Prince, R. (1991). The comorbidity of borderline personality disorder and other DSM-III-R axis II personality disorders. *The American Journal of Psychiatry*, 148(10): 1371-1377.
6. Zimmerman, M., Mattia, J.I. (1999). Axis I diagnostic comorbidity and borderline personality disorder. *Comprehensive Psychiatry*, 40(4): 245-252.
7. Verheul, R., Brink, W. van den, Spinhoven, P., Haringsma, R. (2000). Richtlijnen voor klinische diagnostiek van DSM-IV-persoonlijkheidsstoornissen. *Tijdschrift voor Psychiatrie*, 42(6): 409-422.
8. Casper, R.C., Hedeker, D., McClough, J.F. (1992). Personality dimensions in eating disorders and their relevance for subtyping. *Journal of the American Academy of Child and Adolescent Psychiatry*, 31(5): 830-840.
9. Podar, I., Hannus, A., Allik, J. (1999). Personality and affectivity characteristics associated with eating disorders: a comparison of eating disordered, weight-preoccupied, and normal samples. *Journal of Personality Assessment*, 73(1): 133-147.
10. Torgersen, S., Kringlen, E., Cramer, V. (2001). The prevalence of personality disorders in a community sample. *Archives of General Psychiatry*, 58(6): 590-596.
11. Verheul, R., Brink, W. van den (1999). Persoonlijkheidsstoornissen. In: A. de Jong, W. van den Brink, J. Ormel (red.). *Handboek psychiatrische epidemiologie*, p. 347-378. Maarssen: Elsevier/De Tijdstroom.
12. Bosch, L.M.C. van den (2003). *Borderline personality disorder, substance abuse, and dialectical behavior therapy*. Lisse: Swets & Zeitlinger.
13. Verheul, R., Brink, W. van den, Hartgers, C. (1995). Prevalence of personality disorders among alcoholics and drug addicts: an overview. *European Addiction Research*, 1(4): 166-177.
14. Verheul, R., Brink, W. van den, Velden, K. van der (2000). Persoonlijkheidsstoornissen. In: W. Vandereycken, C.A.L. Hoogduin, P.M.G. Emmelkamp (red.). *Handboek Psychopathologie. Deel 1: basisbegrippen*, p. 407-449. Houten: Bohn Stafleu Van Loghum.
15. Davison, S.E. (2002). Principles of managing patients with personality disorder. *Advances in Psychiatric Treatment*, 8(1): 1-9.
16. Ormel, J., Neeleman, J., Wiersma, D. (2001). Determinanten van psychische ongezondheid: implicaties voor onderzoek en beleid. *Tijdschrift voor Psychiatrie*, 43(4): 245-257.
17. Zanarini, M.C., Frankenburg, F.R., Dubo, E.D., Sickel, A.E., Trikha, A., Levin, A., e.a. (1998). Axis I comorbidity of borderline personality disorder. *The American Journal of Psychiatry*, 155(12): 1733-1739.
18. Morgenstern, J., Langenbucher, J., Labouvie, E., Miller, K.J. (1997). The comorbidity of alcoholism and personality disorders in a clinical population:

prevalence rates and relation to alcohol typology variables. *Journal of Abnormal Child Psychology*, 106(1): 74-84.

19. Rounsaville, B.J., Kranzler, H.R., Ball, S., Tennen, H., Poling, J., Triffleman, E. (1998). Personality disorders in substance abusers: relation to substance use. *Journal of Nervous and Mental Disease*, 186(2): 87-95.

20. Brooner, R.K., King, V.L., Kidorf, M., Schmidt, C.W., Jr., Bigelow, G.E. (1997). Psychiatric and substance use comorbidity among treatment-seeking opioid abusers. *Archives of General Psychiatry*, 54(1): 71-80.

21. Marlowe, D.B., Husband, S.D., Lamb, R.J. (1995). Psychiatric comorbidity in cocaine dependence: Diverging trends, Axis II spectrum, and gender differentials. *The American Journal on Addictions*, 4(1): 70-81.

22. Skodol, A.E., Bender, D.S. (2003). Why are women diagnosed borderline more than men? *Psychiatric Quarterly*, 74(4): 349-360.

23. Cohen, B.J., Nestadt, G., Samuels, J. F., Romanoski, A.J., McHugh, P.R., Rabins, P.V. (1994). Personality disorder in later life: a community study. *The British Journal of Psychiatry*, 165(4): 493-499.

24. Harpur, T.J., Hare, R.D. (1994). Assessment of psychopathy as a function of age. *Journal of Abnormal Psychology*, 103(4): 604-609.

25. Perry, J.C. (1993). Longitudinal studies of personality disorders. *Journal of Personality Disorders*, 7(Supplement 1): 63-85.

26. Stone, M.H. (1993). Long-term outcome in personality disorders. *The British Journal of Psychiatry*, 162 (March): 299-313.

27. Silverman, J.M., Pinkham, L., Horvath, T.B., Coccaro, E.F., Klar, H., Schear, S., e.a. (1991). Affective and impulsive personality disorder traits in the relatives of patients with borderline personality disorder. *The American Journal of Psychiatry*, 148 (10): 1378-1385.

28. Links, P.S., Steiner, M., Huxley, G. (1988). The occurrence of borderline personality disorder in the families of borderline patients. *Journal of Personality Disorders*, 2(1): 14-20.

29. Torgersen, S., Lygren, S., Oien, P.A., Skre, I., Onstad, S., Edvardsen, J., Tambs, K., Kringlen, E. (2000). A twin study of personality disorders. *Comprehensive Psychiatry*, 41(6): 416-425.

30. Goyer, P.F., Andreason, P.J., Semple, W.E., Clayton, A.H., King, A.C., Compton-Toth, B.A., e.a. (1994). Positron-emission tomography and personality disorders. *Neuropsycho-pharmacology*, 10(1): 21-28.

31. Raine, A., Buchsbaum, M.S., Stanley, J., Lottenberg, S., Abel, L., Stoddard, J. (1994). Selective reductions in prefrontal glucose metabolism in murderers. *Biological Psychiatry*, 36(6): 365-373.

32. Raine, A., Buchsbaum, M., Lacasse, L. (1997). Brain abnormalities in murderers indicated by positron emission tomography. *Biological Psychiatry*, 42(6): 495-508.

33. Siever, L.J., Buchsbaum, M.S., New, A.S., Spiegel-Cohen, J., Wei, T., Hazlett, E.A., e.a. (1999). d,l-fenfluramine response in impulsive personality disorder assessed with [18F] fluorodeoxyglucose positron emission tomography. *Neuropsychopharmacology*, 20(5): 413-423.

34. New, A.S., Hazlett, E.A., Buchsbaum, M.S., Goodman, M., Reynolds, D., Mitropoulou, V., e.a. (2002). Blunted prefrontal cortical 18fluorodeoxyglucose positron emission tomography response to meta-chlorophenylpiperazine in impulsive aggression. *Archives of General Psychiatry*, 59(7): 621-629.

35. Siever, L., Trestman, R.L. (1993). The serotonin system and aggressive personality disorder. *International Clinical Psychopharmacology*, 8(Supplement 2): 33-39.

36. Coccaro, E.F., Siever, L.J., Klar, H.M., Maurer, G., Cochrane, K., Cooper, T.B., e.a. (1989). Serotonergic studies in patients with affective and personality disorders. Correlates with suicidal and impulsive aggressive behavior. *Archives of General Psychiatry*, 46(7): 587-599.

37. Cloninger, C.R., Przybeck, T.R., Svrakic, D.M. (1991). The Tridimensional Personality Questionnaire: U.S. normative data. *Psychological Reports*, 69 (3 Pt 1): 1047-1057.

38. New, A.S., Gelernter, J., Goodman, M., Mitropoulou, V., Koenigsberg, H., Silverman, J., e.a. (2001). Suicide, impulsive aggression, and HTR1B genotype. *Biological Psychiatry*, 50(1): 62-65.

39. Linehan, M.M. (1993). *Cognitive-behavioral treatment of borderline personality disorder*. New York: Guilford Press.

40. Trull, T.J. (2001). Structural relations between borderline personality disorder features and putative etiological correlates. *Journal of Abnormal Psychology*, 110(3): 471-481.

41. Yehuda, R., Giller, E.L., Southwick, S.M., Lowy, M.T., Mason, J.W. (1991). Hypothalamic-pituitary-adrenal dysfunction in posttraumatic stress disorder. *Biological Psychiatry*, 30(10): 1031-1048.

42. Heim, C., Nemeroff, C.B. (2001). The role of childhood trauma in the neurobiology of mood and anxiety disorders: preclinical and clinical studies. *Biological Psychiatry*, 49(12): 1023-1039.

43. Heim, C., Newport, D.J., Bonsall, R., Miller, A.H., Nemeroff, C.B. (2001). Altered pituitary-adrenal axis responses to provocative challenge tests in adult survivors of childhood abuse. *The American Journal of Psychiatry*, 158(4): 575-581.

44. Johnson, J.G., Cohen, P., Brown, J., Smailes, E.M., Bernstein, D.P. (1999). Childhood maltreatment increases risk for personality disorders during early adulthood. *Archives of General Psychiatry*, 56(7): 600-606.

45. Guzder, J., Paris, J., Zelkowitz, P., Marchessault, K. (1996). Risk factors for borderline psychology in children. *Journal of the American Academy of Child and Adolescent Psychiatry*, 35(1): 26-33.

46. Paris, J. (1997). Childhood trauma as an etiological factor in the personality disorders. *Journal of Personality Disorders*, 11(1): 34-49.

47. Salzman, J.P., Salzman, C., Wolfson, A.N., Albanese, M., Looper, J., Ostacher, M., e.a. (1993). Association between borderline personality structure and history of childhood abuse in adult volunteers. *Comprehensive Psychiatry*, 34(4): 254-257.

48. Westen, D., Ludolph, P., Misle, B., Ruffins, S., Block, J. (1990). Physical and sexual abuse in adolescent girls with borderline personality disorder. *American Journal of Orthopsychiatry*, 60(1): 55-66.

49. Roth, S., Newman, E., Pelcovitz, D., van der, K.B., Mandel, F.S. (1997). Complex PTSD in victims exposed to sexual and physical abuse: results from the DSM-IV Field Trial for Posttraumatic Stress Disorder. *Journal of Traumatic Stress*, 10(4): 539-555.

50. Arntz, A., Dietzel, R., Dreessen, L. (1999). Assumptions in borderline personality disorder: specificity, stability and relationship with etiological factors. *Behaviour Research and Therapy*, 37(6): 545-557.

51. Paris, J., Brown, R., Nowlis, D. (1987). Long-term follow-up of borderline patients in a general hospital. *Comprehensive Psychiatry*, 28(6): 530-535.

52. Kullgren, G., Armelius, B.A. (1990). The concept of personality organization: a long-term comparative follow-up study with special reference to borderline personality organization. *Journal of Personality Disorders*, 4(2): 203-212.

53. Paris, J. (2002). Chronic suicidality among patients with borderline personality disorder. *Psychiatric Services*, 53(6): 738-742.

54. Meijer, M., Goedhart, A.W., Treffers, P.D.A. (1998). The persistence of borderline personality disorder in adolescence. *Journal of Personality Disorders*, 12(1): 13-22.

55. Oldham, J.M., Phillips, K.A., Gabbard, G.O., Goin, M.K., Gunderson, J., Soloff, P., e.a. (2001). *Practice guideline for the treatment of patients with borderline disorder*. Arlington: American Psychiatric Association.

56. Perry, J.C., Banon, E., Ianni, F. (1999). Effectiveness of psychotherapy for personality disorders. *The American Journal of Psychiatry*, 156 (9): 1312-1321.

57. Zanarini, M.C., Frankenburg, F.R., Hennen, J., Silk, K.R. (2003). The longitudinal course of borderline psychopathology: 6-year prospective follow-up of the phenomenology of borderline personality disorder. *The American Journal of Psychiatry*, 160 (2): 274-283.

58. Skodol, A.E., Gunderson, J.G., Pfohl, B., Widiger, T.A., Livesley, W.J., Siever, L.J. (2002). The borderline diagnosis I: psychopathology, comorbidity, and personality structure. *Biological Psychiatry*, 51(12): 936-950.

59. Becker, D.F., Grilo, C.M., Edell, W.S., McGlashan, T.H. (2000). Comorbidity of borderline personality disorder with other personality disorders in hospitalized adolescents and adults. *The American Journal of Psychiatry*, 157(12): 2011-2016.

60. Fabrega, H., Ulrich, R., Pilkonis, P., Mezzich, J. (1992). Pure personality disorders in an intake psychiatric setting. *Journal of Personality Disorders*, 6(2): 153-161.

61. Skodol, A.E., Oldham, J.M., Gallaher, P.E. (1999). Axis II comorbidity of substance use disorders among patients referred for treatment of personality disorders. *The American Journal of Psychiatry*, 156(5): 733-738.

62. Soloff, P.H., Cornelius, J., George, A. (1991). The depressed borderline: one disorder or two? *Psychological Bulletin*, 27(1): 23-30.

63. Soloff, P.H., George, A., Nathan, R.S., Schulz, P.M. (1987). Characterizing depression in borderline patients. *Journal of Clinical Psychiatry*, 48(4): 155-157.

64. Skodol, A.E., Oldham, J.M., Hyler, S.E., Kellman, H.D., Doidge, N., Davies, M. (1993). Comorbidity of DSM-III-R eating disorders and personality disorders. *International Journal of Eating Disorders*, 14(4): 403-416.

65. Hanswijck de Jonge, P. van, Furth, E.F. van, Lacey, J.H., Waller, G. (2003). The prevalence of DSM-IV personality pathology among individuals with bulimia nervosa, binge eating disorder and obesity. *Psychological Medicine*, 33(7): 1311-1317.

66. McLean, L.M., Gallop, R. (2003). Implications of childhood sexual abuse for adult borderline personality disorder and complex posttraumatic stress disorder. *The American Journal of Psychiatry*, 160(2): 369-371.

67. Golier, J.A., Yehuda, R., Bierer, L.M., Mitropoulou, V., New, A.S., Schmeidler, J., e.a. (2003). The relationship of borderline personality disorder to posttraumatic stress disorder and traumatic events. *The American Journal of Psychiatry*, 160 (11): 2018-2024.

68. Skodol, A.E., Siever, L.J., Livesley, W.J., Gunderson, J.G., Pfohl, B., Widiger, T.A. (2002). The borderline diagnosis II: biology, genetics, and clinical course. *Biological Psychiatry*, 51(12): 951-963.

69. Fishbain, D.A. (1996). Re: Personality disorders and depression in the young and old. *The Canadian Journal of Psychiatry*, 41(9): 602

70. Bender, D.S., Dolan, R.T., Skodol, A.E., Sanislow, C.A., Dyck, I.R., McGlashan, T.H., e.a. (2001). Treat-

ment utilization by patients with personality disorders. *The American Journal of Psychiatry,* 158(2): 295-302.

71. Comtois, K.A., Russo, J., Snowden, M., Srebnik, D., Ries, R., Roy-Byrne, P. (2003). Factors associated with high use of public mental health services by persons with borderline personality disorder. *Psychiatric Services,* 54(8): 1149-1154.

72. Asselt, A.D.I. van, Dirksen, C.D., Arntz, A., Severens, J.L. (submitted). The cost of borderline personality disorder: societal cost of illness in BPD-patients.

73. Coid, J. (2003). Epidemiology, public health and the problem of personality disorder. *The British Journal of Psychiatry,* 182(Supplement 44): S3-S10

74. Akkerhuis, G.W., Kupka, R.W., Groenestijn, M.A.C. van, Nolen, W.A. (1996). *PDQ-4+: vragenlijst voor persoonlijkheidskenmerken.* Lisse: Swets & Zeitlinger.

75. Schotte, C., De Doncker, D. (1994). *De ADP-IV vragenlijst.* Edegem: Universitair Ziekenhuis Antwerpen (UZA).

76. Duijsens, I.J., Eurelings-Bontekoe, E.H.M., Diekstra, R.F.W. (1995). *International Personality Disorder Examination (IPDE) DSM IV module.* Genève: WHO.

77. Arntz, A., Dreessen, L. (1998). *Borderline klachtenlijst: intern document.* Maastricht: Universiteit Maastricht.

78. Jong, C.A.J. de, Derks, F.C.H., Oel, C.J. van, Rinne, T. (1996). *SIDP-IV: gestructureerd interview voor de DSM-IV persoonlijkheidsstoornissen.* Sint Oedenrode: Stichting Verslavingszorg Oost Brabant.

79. Weertman, A., Arntz, A., Kerkhofs, M. (2000). *SCIC II: gestructureerd klinisch interview voor het vaststellen van DSM-IV stoornissen.* Lisse: Swets & Zeitlinger.

80. Arntz, A. Hoorn, M. van den, Cornelis, J., Verheul, R., Bosch, W.M. van den, Bie, A.J. de (2003). Reliability and validity of the Borderline Personality Disorder Severity Index. *Journal of Personality Disorders,* 17(1): 45-59.

81. Giesen-Bloo, J.H., Wachters, L.M., Schouten, E., Arntz, A.R. (submitted). Assessment of borderline personality disorder with the Borderline Personality Disorder Severity Index-IV: psychometric evaluation and dimensional structure.

82. Zimmerman, M. (1994). Diagnosing personality disorders. A review of issues and research methods. *Archives of General Psychiatry,* 51(3): 225-245.

83. Zimmerman, M., Mattia, J.I. (1999). Differences between clinical and research practices in diagnosing borderline personality disorder. *The American Journal of Psychiatry,* 156 (10): 1570-1574.

84. Blashfield, R.K., Herkov, M.J. (1996). Investigating clinician adherence to diagnosis by criteria: a replication of Morey and Ochoa (1989). *Journal of Personality Disorders,* 10(3): 219-228.

85. Westen, D. (1997). Divergences between clinical and research methods for assessing personality disorders: implications for research and the evolution of axis II. *The American Journal of Psychiatry,* 154(7): 895-903.

86. Spitzer, R.L. (1983). Psychiatric diagnosis: are clinicians still necessary? *Comprehensive Psychiatry,* 24(5): 399-411.

87. Linehan, M.M. (1993). Dialectical behavior therapy for treatment of borderline personality disorder: implications for the treatment of substance abuse. In: L.S. Onken, J.D. Blaine, J.J. Boren (red.). *Behavioral treatments for drug abuse and dependence,* p. 201-216. Rockville: NIDA.

88. Moleman, P., Dam, K. van, Dings, V. (1998). Farmacotherapie voor de borderline persoonlijkheidsstoornis. In: W. van Tilburg, W. van den Brink, A. Arntz (red.). *Behandelingsstrategieën bij de borderline persoonlijk-*

heidsstoornis, p. 77-98. Houten: Bohn Stafleu Van Loghum.

89. Rinne, T., Brink, W. van den, Wouters, L., Dyck, R. van (2002). SSRI treatment of borderline personality disorder: a randomized, placebo-controlled clinical trial for female patients with borderline personality disorder. *The American Journal of Psychiatry*, 159(12): 2048-2054.

90. Grootens, K.P., Verkes, R.J. (2003). Atypische antipsychotica bij borderline persoonlijkheidsstoornis: een literatuuroverzicht. *Tijdschrift voor Psychiatrie*, 45(8): 517-524.

91. Thase, M.E., Trivedi, M.H., Rush, A. J. (1995). MAOIs in the contemporary treatment of depression. *Neuropsychopharmacology*, 12(3): 185-219.

92. Koenigsberg, H., Woo-Ming, A.M., Siever, L.J. (2002). Pharmacological treatments for personality disorders. In: P.E. Nathan, J.M. Gorman (red.). *A guide to treatments that work*, p. 625-641. Londen: Oxford University Press.

93. Hawton, K., Townsend, E., Arensman, E., Gunnell, D., Hazell, P., House, A., e.a (2000). Psychosocial versus pharmacological treatments for deliberate self harm. *Cochrane Database of Systematic Reviews*, CD001764.

94. Coccaro, E.F., Kavoussi, R.J. (1997). Fluoxetine and impulsive aggressive behavior in personality-disordered subjects. *Archives of General Psychiatry*, 54(12): 1081-1088.

95. Hendriks, G.J., Bakker, A. (2001). Combinatiebehandeling bij de borderline persoonlijkheidsstoornis. In: A. Bakker, T. Kuipers, R. van Dyck (red.). *Behandelingsstrategieën bij psychische stoornissen: combinatie van psychofarmaca/ psychotherapie*, p. 68-79. Houten: Bohn Stafleu Van Loghum.

96. Moleman, P. (1998). *Praktische psychofarmacologie*. Houten: Bohn Stafleu Van Loghum.

97. Bateman, A.W., Fonagy, P. (2000). Effectiveness of psychotherapeutic treatment of personality disorder. *The British Journal of Psychiatry*, 177 (August): 138-143.

98. Bateman, A., Fonagy, P. (2001). Treatment of borderline personality disorder with psychoanalytically oriented partial hospitalization: an 18-month follow-up. *The American Journal of Psychiatry*, 158(1): 36-42.

99. Bateman, A., Fonagy, P. (2003). Health service utilization costs for borderline personality disorder patients treated with psychoanalytically oriented partial hospitalization versus general psychiatric care. *The American Journal of Psychiatry*, 160 (1): 169-171.

100. Verheul, R., Bosch, L.M. van den, Koeter, M.W., Ridder, M.A. de, Stijnen, T., Brink, W. van den (2003). Dialectical behaviour therapy for women with borderline personality disorder: 12-month, randomised clinical trial in The Netherlands. *The British Journal of Psychiatry*, 182: 135-140.

101. Arntz, A., Kuipers, H. (1998). Cognitieve gedragstherapie bij borderline persoonlijkheidsstoornis. In: W. van Tilburg, W. van den Brink, A. Arntz (red.). *Behandelingsstrategieën bij de borderline persoonlijkheidsstoornis*, p. 42-64. Houten: Bohn Stafleu Van Loghum.

102. McGinn, L.K., Young, L.E. (1996). Schema-focused therapy. In: P.M. Salkovskis (red.). *Frontiers of cognitive therapy*, p. 182-207. New York: Guilford.

103. Beck, A.T., Freeman, M.D. (1990). *Cognitive therapy of personality disorders*. New York: Guilford Press.

104. Pretzer, J.L., Beck, A.T. (1996). A cognitive theory of personality disorders. In: J.F. Clarkin, M.F. Lenzenweger (red.). *Major theories of personality disorder*, p. 36-105. New York: Guilford.

105. Leichsenring, F., Leibing, E. (2003). The effectiveness of psychodynamic therapy and cognitive behavior therapy in the treatment of personality

disorders: a meta-analysis. *The American Journal of Psychiatry,* 160(7): 1223-1232.

106. Linehan, M.M. (1993). *Skills training manual for treating borderline personality disorder.* New York: Guilford Press.

107. Linehan, M.M. (2002). *Borderline persoonlijkheidsstoornis: handleiding voor training en therapie.* San Antonio: Harcourt Assessment.

108. Crits-Christoph, P., Barber, J.P. (2002). Psychological treatments for personality disorders. In: P.E. Nathan, J.M. Gorman (red.). *A guide to treatments that work,* p. 611-641. New York: Oxford University Press.

109. Linehan, M.M., Armstrong, H.E., Suarez, A., Allmon, D., Heard, H.L. (1991). Cognitive-behavioral treatment of chronically parasuicidal borderline patients. *Archives of General Psychiatry,* 48(12): 1060-1064.

110. Linehan, M.M., Heard, H.L. (1993). Impact of treatment accessibility on clinical course of parasuicidal patients: reply. *Archives of General Psychiatry,* 50(2): 157-158.

111. Linehan, M.M., Heard, H.L., Armstrong, H.E. (1993). Naturalistic follow-up of a behavioral treatment for chronically parasuicidal borderline patients. *Archives of General Psychiatry,* 50(12): 971-974.

112. DeBattista, C., Mueller, K. (2001). Is electroconvulsive therapy effective for the depressed patient with co-morbid borderline personality disorder? *Journal of ECT,* 17(2): 91-98.

113. Nederlandse Vereniging voor Psychiatrie (2000). *Richtlijn elektroconvulsietherapie.* Amsterdam: Boom.

114. Meekeren, E. van (1998). *De borderlinestoornis: crisis in hechten en onthechten.* Amsterdam: Syn-thesis.

115. Spaans, J., Meekeren, E. van (2001). *Borderline hulpboek: zelf leren omgaan met verschijnselen als impulsiviteit, heftige emoties en conflicten.* Amsterdam: Boom.

116. Giesen-Bloo, J., Dyck, R. van, Spinhoven, Ph., Tilburg, W. van, Dirksen, C., Van Asselt, T., Kremers, I., Nadort, M., Arntz, A. (2006). Outpatient psychotherapy for borderline personality disorder. Randomized trial of Schema-Focused Therapy versus Transference-Focused Psychotherapy. *Archives of General Psychiatry,* 63, 649-659.

14 Cluster A: paranoïde (PPS), schizoïde (SPS) en schizotypische (STPS) persoonlijkheidsstoornissen

14.1 Wat zijn cluster-A-persoonlijkheidsstoornissen?

Paranoïde persoonlijkheidsstoornis (PPS)

Symptomen en diagnose

Volgens de DSM-IV-TR4 heeft iemand een paranoïde persoonlijkheidsstoornis (PPS) als ten minste vier van de volgende criteria aanwezig zijn in meerdere situaties. De persoon:

1 vermoedt, zonder gegronde redenen, dat anderen hem of haar uitbuiten, schade berokkenen of bedriegen;
2 is geheel gepreoccupeerd door ongerechtvaardigde twijfels aan de trouw of betrouwbaarheid van vrienden of collega's;
3 neemt anderen met tegenzin in vertrouwen, op grond van de ongerechtvaardigde vrees dat de informatie op een kwaadaardige manier tegen hem/haar gebruikt zal worden;
4 zoekt achter onschuldige opmerkingen of gebeurtenissen verborgen vernederingen en bedreigingen;
5 is halsstarrig rancuneus, dat wil zeggen vergeeft geen beledigingen, aangedaan onrecht of kleineringen;
6 bespeurt kritiek, voor anderen niet duidelijk herkenbaar, op zijn of haar karakter of reputatie en reageert snel met woede of tegenaanval;
7 is terugkerend achterdochtig, zonder rechtvaardiging, betreffende de trouw van de partner.

Mensen met PPS zijn wantrouwend en achterdochtig.[5] Ze hebben een vastomlijnde manier van denken en handelen op basis van achterdochtige ideeën over anderen.[6] Ze zijn ervan overtuigd dat hun visie op de wereld de juiste is en voelen zich bedreigd als anderen het anders zien.

Ze zijn vaak koppig en vasthoudend, ook als hun standpunt onjuist is.[6] Dit kan soms irrationeel aandoen en de indruk wekken dat iemand last heeft van een waanidee.[7] Verder voelen zij zich vaak kwetsbaar.[8] De angst die dit oproept proberen ze te verminderen door te zoeken naar een oorzaak buiten zichzelf. De dreiging die zij waarnemen zetten zij vervolgens om in woede om zo hun angstgevoelens te verminderen.[2;5]

Onderscheid met andere stoornissen

PPS versus STPS en SPS
Mensen met een persoonlijkheidsstoornis uit cluster A hebben weinig contact met anderen en leven vaak geïsoleerd.[3] Wantrouwen en achterdocht komen zowel voor bij PPS als bij mensen met een schizotypische persoonlijkheidsstoornis (STPS).[9]
Wat zijn de verschillen? Mensen met PPS zijn emotioneler dan mensen met een schizoïde persoonlijkheidsstoornis (SPS). Verder hebben mensen met PPS geen waandenkbeelden en gedragen zij zich niet excentriek zoals mensen met een schizotypische persoonlijkheidsstoornis (STPS).

PPS versus schizofrenie
De symptomen van PPS en (paranoïde) schizofrenie stemmen deels overeen. Bij beide stoornissen zijn mensen achterdochtig. Maar mensen met PPS hebben geen aanhoudende paranoïde waandenkbeelden, achtervolgingswanen en hallucinaties zoals mensen met paranoïde schizofrenie.[10]

PPS versus borderline persoonlijkheidsstoornis
Een onderzoek laat zien dat maar liefst 40% van de mensen met PPS ook de diagnose borderline persoonlijkheidsstoornis heeft.[11;12] Bij beide stoornissen kunnen mensen wantrouwend en achterdochtig zijn. Bij een borderline persoonlijkheidsstoornis zijn wantrouwen en achterdocht vaak een reactie op een stressvolle gebeurtenis. Deze gevoelens gaan gewoonlijk weer voorbij. Bij PPS is dat niet het geval. Iemand met PPS staat wantrouwend en achterdochtig in het leven.

PPS versus ontwijkende persoonlijkheidsstoornis
Mensen met beide stoornissen gaan weinig met anderen om. Zij hebben hiervoor een verschillende reden. Mensen met een ontwijkende persoonlijkheidsstoornis willen wel met anderen omgaan, maar angst voor afwijzing maakt dat ze hiervoor terugdeinzen.[13] Wantrouwen maakt dat mensen met PPS contact met anderen uit de weg gaan.

Schizoïde persoonlijkheidsstoornis (SPS)

Symptomen en diagnose

Volgens de DSM-IV-TR4 heeft iemand een schizoïde persoonlijkheidsstoornis als hij of zij voldoet aan vier of meer van onderstaande diagnostische criteria. De persoon:

1 heeft geen behoefte en beleeft geen plezier aan hechte relaties, inclusief het willen behoren tot een familie of gezin;
2 kiest vrijwel altijd activiteiten die alleen gedaan worden;
3 heeft weinig of geen belangstelling voor seksuele ervaringen met een ander;
4 beleeft weinig of geen genoegen aan activiteiten;
5 heeft geen intieme vrienden of vertrouwelingen (afgezien van eerstegraads familieleden);
6 lijkt onverschillig voor lof of kritiek van anderen;
7 is emotioneel kil, afstandelijk en/of heeft een vlak gevoelsleven.

Mensen met een schizoïde persoonlijkheidsstoornis (SPS) gedragen zich afstandelijk en hebben moeite om emoties te uiten. Zij leggen moeilijk contact.[5] Zij zijn vaak verlegen, teruggetrokken en stil. Zij wonen vaak alleen, doen veel dingen alleen. Weinig activiteiten geven hen plezier. Soms compenseren ze een gebrek aan contact met een rijke fantasiewereld. Over het algemeen is er geen sprake van verlies van contact met de werkelijkheid.[5,14]

Typen

Er worden twee typen SPS onderscheiden.[1,13,15]

1 Een deel van de mensen heeft geen behoefte aan contact met anderen. Zij hebben een afgevlakt gevoelsleven en een eigenaardige manier van denken en vertonen afwijkend gedrag.[7]
2 Een ander deel mijdt contact vanwege een traumatisch verleden.[16] Ze hebben vaak een rijk gevoels- en fantasieleven.[17,18]

Onderscheid met andere stoornissen

SPS versus PPS en STPS
Een schizoïde persoonlijkheidsstoornis (SPS) wordt nogal eens bij schizotypische mensen gesignaleerd. Onderzoek laat zien dat 38% van de mensen met een schizotypische persoonlijkheidsstoornis (STPS) ook de diag-

nose SPS krijgt.[19] Belangrijk verschil is dat mensen met SPS geen bizarre zintuiglijke ervaringen of vreemde denkbeelden hebben zoals mensen met STPS. Verder hebben mensen met SPS geen sterke gevoelens zoals mensen met PPS.

SPS versus schizofrenie

SPS wordt vaak in verband gebracht met schizofrenie en stoornissen in het schizofreniespectrum,[19] maar er is geen bewijs voor een erfelijke relatie met schizofrenie.[20;1;19;21] Wel doet het gedrag – zoals het nergens zin in hebben, het onverschillig zijn ten opzichte van sociaal contact – van mensen met SPS denken aan de (negatieve) symptomen van schizofrenie.[22] Mensen met SPS hebben geen last van (positieve) symptomen van schizofrenie, zoals waandenkbeelden, hallucinaties en psychotische symptomen.[5;13;23]

SPS versus ontwijkende persoonlijkheidsstoornis

Een schizoïde persoonlijkheidsstoornis wordt nogal eens bij mensen met een ontwijkende persoonlijkheidsstoornis vastgesteld. Onderzoek toont aan dat 53% van de mensen met een ontwijkende persoonlijkheidsstoornis ook de diagnose SPS krijgt.[19] Bij beide stoornissen hebben mensen de neiging om contact met anderen uit de weg te gaan. De achterliggende reden hiervoor verschilt. Bij een ontwijkende persoonlijkheidsstoornis hebben mensen wel de wens om met anderen om te gaan, maar een extreme angst voor afwijzing maakt dat ze contact mijden.[13] Mensen met SPS hebben deze angst niet. Zij hebben eenvoudig geen behoefte aan contact.[24]

SPS versus syndroom van Asperger

Het syndroom van Asperger is een aan autismeverwante stoornis. Mensen met dit syndroom hebben ernstige tekortkomingen in de omgang en communicatie met anderen. In de jeugd is SPS moeilijk te onderscheiden van het syndroom van Asperger.[22;25] Kinderen met het syndroom van Asperger hebben veel schizoïde kenmerken.

Schizotypische persoonlijkheidsstoornis (STPS)

Symptomen en diagnose

Volgens de DSM-IV-TR4 heeft iemand de schizotypische persoonlijkheidsstoornis als hij of zij voldoet aan vijf of meer van onderstaande negen criteria. De persoon:

1 heeft betrekkingsideeën (geen betrekkingswanen);
2 heeft eigenaardige overtuigingen of magische denkbeelden, die het gedrag beïnvloeden en die niet in overeenstemming zijn met de eigen subculturele normen (bijvoorbeeld bijgelovigheid, geloof in helderziendheid, telepathie of zesde zintuig; bij kinderen en adolescenten bizarre fantasieën of preoccupaties);
3 heeft ongewone waarnemingen;
4 heeft merkwaardige gedachten en spraak (bijvoorbeeld vaag, wijdlopig, metaforisch, met een overmaat aan details of stereotiep);
5 is achterdochtig of heeft paranoïde ideeën;
6 heeft een afgevlakt gevoelsleven;
7 is excentriek of gedraagt zich vreemd of heeft een vreemd uiterlijk;
8 heeft geen intieme vrienden of vertrouwelingen buiten de eerstegraads familieleden;
9 heeft buitensporige sociale angst die niet afneemt in een vertrouwde omgeving en die eerder de neiging heeft samen te gaan met paranoïde angst dan met een negatief oordeel over zichzelf.

Mensen met STPS gedragen zich in de ogen van anderen vaak vreemd en bizar. Abnormale oogbewegingen en motorisch disfunctioneren zijn kenmerkend.[26;27] Zij voelen zich ongemakkelijk in aanwezigheid van anderen en zijn wantrouwend. Zij hebben merkwaardige ideeën en overtuigingen.[1]

Onderscheid met andere stoornissen

STPS versus schizofrenie

STPS wordt beschouwd als een minder ernstige variant van schizofrenie.[28] Bij schizofrenie zijn de symptomen talrijker, ernstiger en belastender dan bij STPS. STPS is genetisch gerelateerd aan schizofrenie.[22;20;29-35] In families waar schizofrenie voorkomt, hebben familieleden vaker schizotypische symptomen dan in families waar geen schizofrenie voorkomt. Overigens werd dit genetisch verband niet in ieder onderzoek gevonden.[36;37] Veel (negatieve) symptomen van STPS komen overeen met schizofrenie, zoals vreemde spraak, sociaal disfunctioneren, concentratieproblemen en een verminderde geheugenfunctie.[38;39-43] Vreemde denkbeelden (een positief symptoom) komen bij beide stoornissen voor. Mensen met STPS hebben geen last van ernstige psychotische symptomen (zoals hallucinaties en wanen) waar mensen met schizofrenie wel last van hebben. Wel hebben ze symptomen die daar enigszins op lijken, zoals magisch denken en betrekkingsideeën.

STPS versus borderline persoonlijkheidsstoornis

STPS heeft een gedeelde ontstaansgeschiedenis met de borderline persoonlijkheidsstoornis. In de jaren zeventig werd gesproken van borderline schizofrenie. Psychotische symptomen en gevoelens van wantrouwen doen zich bij beide stoornissen voor.[5] Alleen zijn deze symptomen bij mensen met een borderline persoonlijkheidsstoornis een reactie op stressvolle gebeurtenissen en gaan deze meestal weer voorbij. Bij mensen met STPS zijn deze gevoelens niet van voorbijgaande aard. Het is eerder zo dat mensen met STPS vrijwel ieder contact met anderen als stressvol ervaren.

STPS versus ontwijkende persoonlijkheidsstoornis

Bij beide stoornissen hebben mensen weinig contact met anderen. De reden waarom dit zo is, verschilt. Een overdreven angst voor afwijzing is bij mensen met een ontwijkende persoonlijkheidsstoornis de belangrijkste reden.[13] Bij mensen met STPS is dit niet het geval; zij hebben vooral last van een buitensporige sociale angst in combinatie met een paranoïde angst die niet verdwijnt als ze langer met mensen omgaan.

14.2 Hoe vaak komen cluster-A-persoonlijkheidsstoornissen voor en bij wie?

Hoe vaak komen cluster-A-persoonlijkheidsstoornissen voor?

Paranoïde persoonlijkheidsstoornis (PPS)

De paranoïde persoonlijkheidsstoornis komt niet vaak voor. Uit Amerikaans onderzoek blijkt dat ongeveer 1% tot 1,5% van de mensen uit de algemene bevolking deze stoornis heeft.[2;11;44]

Schizoïde persoonlijkheidsstoornis (SPS)

Uit Amerikaans onderzoek blijkt dat ongeveer 0,5% tot 1% van de mensen uit de algemene bevolking SPS heeft.[2;4;44]

Schizotypische persoonlijkheidsstoornis (STPS)

Uit Amerikaans onderzoek blijkt dat ongeveer 1% tot 3% van de mensen uit de algemene bevolking STPS heeft.[2;44]

Bij wie komen cluster-A-persoonlijkheidsstoornissen voor?

Paranoïde persoonlijkheidsstoornis (PPS)

Er zijn nauwelijks systematische onderzoeken uitgevoerd naar risicofactoren en onderliggende mechanismen.[29;2;19] Onderzoek op dit vlak heeft vele tekortkomingen (kleine steekproeven, retrospectieve metingen en geen controlegroepen) waardoor gegevens moeilijk op waarde te schatten zijn.[2]

Geslacht
Meer mannen dan vrouwen hebben PPS.[5;44]

Individuele kwetsbaarheid
PPS wordt geassocieerd met schizofrenie en stoornissen uit het schizofreniespectrum.[45;1;20;38] Erfelijke factoren lijken een rol te spelen bij het ontstaan van PPS.[38;46] Tweelingenonderzoek (n=88) in Noorwegen laat zien dat eerstegraads familieleden van tweelingen met schizofrenie wat vaker PPS hadden.[47] Meer onderzoek is nodig om de precieze invloed van erfelijke factoren te bepalen. Of deze stoornis een neurobiologische basis heeft in de hersenen, is niet duidelijk.[7]

Levensgebeurtenissen
Stressvolle levensgebeurtenissen lijken een rol te spelen bij het ontstaan en de ontwikkeling van PPS.[48] Buitensporige kritiek en afwijzing van een ouder, verwaarlozing, emotioneel-, seksueel-, en lichamelijk geweld,[49] en/of een psychotrauma in de jeugd zouden een rol spelen bij het ontstaan van deze stoornis.[2;5;50-53]

Schizoïde persoonlijkheidsstoornis (SPS)

Naar de oorzaken en onderliggende mechanismen van deze stoornis zijn weinig systematische onderzoeken uitgevoerd.[2;19;29]

Geslacht
De stoornis komt vaker voor bij mannen dan bij vrouwen.[2;44;54]

Individuele kwetsbaarheid
Er is nauwelijks onderzoek uitgevoerd naar erfelijkheidsfactoren. Er is geen bewijs dat SPS erfelijk bepaald is.[20] Tweelingenonderzoek (n=88) in

Noorwegen laat zien dat eerstegraads familieleden van tweelingen met schizofrenie geen grotere kans hadden om sps te ontwikkelen.[47]

Levensgebeurtenissen

Schizoïde trekken zouden vooral het gevolg zijn van omgevingsinvloeden.[19] Er is enig bewijs dat volwassenen met sps in hun jeugd door hun ouders verwaarloosd werden,[55] grote emotionele afstand voelden ten opzichte van hun ouders en het contact met hen als kil ervoeren.[2;24] Emotioneel-, seksueel- en lichamelijk geweld zouden van invloed zijn op het ontstaan van sps.[49]

Schizotypische persoonlijkheidsstoornis (STPS)

Binnen het cluster A is het meest bekend over de schizotypische persoonlijkheidsstoornis (stps). Informatie over deze stoornis wordt vooral verzameld in (longitudinaal) onderzoek naar schizofrenie.[56-60]

Geslacht

De stoornis komt vaker voor bij mannen dan bij vrouwen.[54;61] Dit sekseverschil wordt echter niet altijd gevonden.[62]

Individuele kwetsbaarheid

stps is genetisch gerelateerd aan schizofrenie. Het merendeel van de mensen met stps ontwikkelt geen schizofrenie.[69] Wel hadden veel mensen met schizofrenie voorafgaand schizotypische kenmerken. Familieleden van schizofrene patiënten hebben wel een vergrote kans om stps te ontwikkelen.[30;31;47] Tweelingenonderzoek (n=88) in Noorwegen laat zien dat eerstegraads familieleden van tweelingen met schizofrenie een grotere kans hadden om stps te ontwikkelen.[29;32;38;40;47;63-65] Op dit moment is nog niet duidelijk of de erfelijke aanleg via één of twee ouders overgedragen wordt.[45] Het genetische verband tussen stps en schizofrenie werd overigens niet in iedere studie gevonden.[36;37] stps zou een vroege of subklinische vorm van schizofrenie zijn.[33;66] 20% tot 50% van de eerstegraads familieleden van patiënten met schizofrenie hebben schizotypische trekken.[67;68] Maar minder dan 10% ontwikkelt uiteindelijk stps.[40]

Omgevingsfactoren

stps is voor een groot deel erfelijk bepaald. Omgevingsfactoren lijken bij het ontstaan van stps een minder belangrijke rol te spelen.[28] Wel zijn er aanwijzingen dat mensen met stps meer traumatische gebeurtenissen en vaker lichamelijk- en seksueel geweld hebben meegemaakt in de jeugd of als volwassene.[49;70;71] Dergelijke omgevingsfactoren kunnen bepalen of iemand met een erfelijke aanleg uiteindelijk STPS of schizofrenie ontwikkelt. De kans om schizofrenie te ontwikkelen zou worden vergroot bij stressvolle ervaringen. Ontbreken stressvolle ervaringen, dan blijft de erfelijke gevoeligheid beperkt tot het ontwikkelen van STPS.[2;60;72;73]

14.3 Hoe verlopen cluster-A-persoonlijkheidsstoornissen?

Factoren die het beloop bepalen

Hoe stoornissen uit het cluster A verlopen is nauwelijks onderzocht.[19;72]

Paranoïde persoonlijkheidsstoornis (PPS)

PPS ontstaat niet op een specifieke leeftijd.[44] Wel zijn kenmerken van PPS vaak al vóór de adolescentie zichtbaar. Kinderen die later PPS ontwikkelen doen het op school minder goed dan verwacht.[4] De diagnose wordt vaak op volwassen leeftijd gesteld. Als volwassene hebben ze moeite met sociale contacten. Ze raken sociaal geïsoleerd of worden juist fanatiek in groepen die paranoïde ideeënvorming aanmoedigen.[4] Ze zijn extreem alert, gevoelig, sociaal angstig en vijandig.[4] Op latere leeftijd kan soms een waanstoornis ontstaan.[1] De waan beïnvloedt niet het gehele leven, maar blijft beperkt tot één bepaald aspect.

Schizoïde persoonlijkheidsstoornis (SPS)

Mensen houden SPS vaak hun hele leven. Als kind hebben ze weinig vrienden. Ze worden niet echt geaccepteerd door hun leeftijdsgenoten en kunnen het zwaar te verduren hebben.[4] Ook als volwassene hebben ze weinig vrienden. De vriendschappen die ze hebben worden geïnitieerd door anderen. Ze hebben weinig seksuele ervaringen en mogelijk nooit een langdurige intieme relatie. Relaties lopen vaak stuk als anderen behoefte hebben aan warmte, steun en intimiteit.[29] Als ze kinderen krijgen, hebben ze moeite om warmte en emotionele steun te geven en kunnen ze afstandelijk en ongeïnteresseerd overkomen.

Schizotypische persoonlijkheidsstoornis (STPS)

De stoornis is stabiel, wel fluctueert de ernst van de symptomen gedu-

rende het leven.[74;75] Schizotypische trekken zijn al te zien in de kindertijd, maar de stoornis STPS openbaart zich pas in de adolescentie.[44;66]
Ongeveer driekwart vertoont in de jeugd afwijkend gedrag.[72] Ze gedragen zich als kind vaak vreemd in de ogen van hun leeftijdsgenoten en
worden nogal eens gepest.[4] Prestaties op school verslechteren en ze kunnen zich laten meeslepen in duistere fantasieën en vreemde interesses.[4]
Kinderen die later STPS ontwikkelen, zijn in hun jeugd passiever en minder betrokken dan andere kinderen.[72] Ook zijn ze gevoeliger voor kritiek. In de adolescentie nemen concentratieproblemen toe.[66] De symptomen lijken niet af te nemen met het ouder worden.[76] Wel nemen het
magisch denken en de waanideeën af.[66]

14.4 Komen er bij cluster-A-persoonlijkheidsstoornissen nog andere aandoeningen voor?

Psychische stoornissen

Paranoïde persoonlijkheidsstoornis (PPS)

Mensen met PPS hebben relatief vaker boulimie en schizofrenie.[11;80] Het
merendeel van de mensen met PPS (85,7%) heeft daarnaast een andere
persoonlijkheidsstoornis.[80] Bijna de helft heeft een theatrale of een borderline persoonlijkheidsstoornis (42,9%;[80] 38,6%[81]). Iets minder dan
een derde heeft een schizotypische, een obsessieve-compulsieve, een
antisociale of een vermijdende persoonlijkheidsstoornis.[81;82]

Schizoïde persoonlijkheidsstoornis (SPS)

Het merendeel van de mensen met SPS heeft geen andere psychische
stoornis.[82] Ongeveer een derde heeft een schizotypische persoonlijkheidsstoornis.[81;82] Ongeveer een vijfde heeft een obsessieve-compulsieve
persoonlijkheidsstoornis.[81]

Schizotypische persoonlijkheidsstoornis (STPS)

Mensen met STPS hebben vaker depressieve klachten.[82;83] Onderzoek laat
zien dat 30% tot 50% van de mensen met STPS een depressieve stoornis
in engere zin heeft.[9;84] Slechts 10% gebruikt hiervoor medicijnen.[83] Dit
kan twee redenen hebben.

- Mogelijk zijn mensen met STPS minder bereid om medicijnen in te nemen.
- Ook kan het zijn dat de behandelaar onvoldoende beseft dat iemand naast een persoonlijkheidsstoornis een depressie heeft.

Alcoholmisbruik, drugsmisbruik en antisociaal en crimineel gedrag komen relatief vaak voor bij mensen met STPS.[28;82] Ongeveer tweederde van de mensen met STPS heeft daarnaast een andere persoonlijkheidsstoornis; bijna een derde heeft een antisociale- of een ontwijkende persoonlijkheidsstoornis.[81;82] Iets minder dan een derde heeft een obsessieve-compulsieve persoonlijkheidsstoornis,[81]schizofrenie of een paniekstoornis,[82] 13% heeft een borderline persoonlijkheidsstoornis.[82]

Lichamelijke ziekten

Of bepaalde lichamelijke ziekten vaker voorkomen onder mensen met een cluster-A-persoonlijkheidsstoornis is niet duidelijk.

14.5 *Wat zijn de gevolgen van cluster-A-persoonlijkheidsstoornissen?*

Kwaliteit van leven en levensverwachting

Een cluster-A-stoornis heeft grote invloed op de kwaliteit van leven.[5;87-89] Beroepsmatig functioneren mensen met een cluster-A-stoornis niet optimaal en ze hebben moeite met relaties.[70;90-92] De kwaliteit van leven is wezenlijk lager dan die van mensen met een andere persoonlijkheidsstoornis.[44] Binnen het cluster A functioneren mensen met STPS het minst goed.[44]

Paranoïde persoonlijkheidsstoornis (PPS)

Door gebrek aan vertrouwen hebben mensen met PPS zelden stabiele relaties.[2;93] Scheiding komt vaak voor. Ze leven vaak alleen.[5;44] Ze hebben een lagere opleiding dan mensen zonder persoonlijkheidsstoornis.[44] Beroepsmatig functioneren zij vaak slecht.[2] Problemen op het werk komen vaak voor.[5] Mensen met deze stoornis vinden het moeilijk als anderen het niet met hen eens zijn.[2] Ze kunnen slecht tegen kritiek, zijn koppig, tegendraads en passief als ze in een werksituatie gevraagd worden om samen te werken.[6]

Schizoïde persoonlijkheidsstoornis (SPS)

Mensen met SPS wonen vaak alleen en zijn niet vaak getrouwd.[44] Weinig activiteiten geven hen plezier. Zij zijn te vinden in banen waarbij alleen gewerkt wordt, zoals nachtportier of boswachter.[5] In hun werk kunnen ze het goed doen, als ze maar niet te veel met anderen hoeven om te gaan. Door zwakke sociale vaardigheden raakt iemand met SPS nog al eens zijn baan kwijt.[5]

Schizotypische persoonlijkheidsstoornis (STPS)

Mensen met STPS ervaren hun psychische gezondheid, sociaal functioneren en vitaliteit als slecht.[83] In vergelijking met andere persoonlijkheidsstoornissen, functioneren mensen met STPS significant slechter op het werk, in sociale relaties en vrije tijd, dan mensen met een depressie in engere zin, mensen met een obsessieve-compulsieve persoonlijkheidsstoornis of mensen zonder persoonlijkheidsstoornis.[90] Ze functioneren slechts in geringe mate beter dan mensen met schizofrenie.[89] Iets meer dan de helft van de mensen met STPS trouwt nooit.[90] Van degenen die trouwen, scheidt een kwart. Een minderheid leeft met een partner samen (17,4%).[44;90] Bijna de helft is niet in staat om te werken. Een kwart werkt en een vijfde is werkloos.[90]

Maatschappelijke kosten

Onduidelijk is welk percentage van de uitgaven aan de gezondheidszorg in Nederland besteed wordt aan zorg voor mensen met een cluster-A-persoonlijkheidsstoornis. Aannemelijk is dat dit slechts een klein deel betreft, aangezien cluster-A-stoornissen relatief weinig voorkomen (minder dan 3%) en deze groep niet gauw geneigd is hulp te zoeken. De vraag om behandeling komt bij mensen met een cluster-A-stoornis pas zodra er ernstige symptomen optreden. Als de situatie stabiel is, zoeken zij doorgaans geen hulp.[1;85] Een deel van de personen met een cluster-A-persoonlijkheidsstoornis bevindt zich waarschijnlijk in de dak- en thuislozenzorg en de forensische psychiatrie.[86] De ziektelast, uitgedrukt in DALY's, is onbekend. De World Health Organization (WHO) geeft hierover geen cijfers. In een binnenkort te verschijnen artikel is de ziektelast van cluster-A-persoonlijkheidsstoornissen berekend. De ziektelast van mensen met een STPS (0.52), SPS (0.47) en PPS (0.51) is groot en ongeveer vergelijkbaar met mensen met reuma (0.53), longkanker (0.58) of Parkinson (0.58).[87;88]

14.6 *Zijn cluster-A-persoonlijkheidsstoornissen behandelbaar?*

Mensen met een stoornis uit cluster A zoeken niet snel psychologische behandeling. Pas als er serieuze symptomen optreden, komt de vraag om behandeling aan de orde. Indien de situatie stabiel is, zoeken zij doorgaans geen hulp.[1] Iets meer dan de helft (51%) van de mensen met een cluster-A-persoonlijkheidsstoornis zoekt nooit behandeling.[110] Ziektebesef en ziekte-inzicht ontbreken vaak. In tabel 14.1 wordt informatie gegeven over de werkzaamheid van medicatie en interventies bij de behandeling van cluster-A-persoonlijkheidsstoornissen. Er zijn weinig onderzoeken die zich specifiek richten op cluster-A-persoonlijkheidsstoornissen.[61] Resultaten worden vaak verzameld in algemene onderzoeken naar persoonlijkheidsstoornissen.

Onderzoek richt zich vooral op de effecten van medicatie bij mensen met STPS. Bij STPS worden redelijk goede resultaten bereikt met klassieke antipsychotica. Er is nog weinig onderzoek naar de effectiviteit van moderne (atypische) antipsychotica. Niet duidelijk is welke psychologische interventies helpen. Er zijn nauwelijks gecontroleerde onderzoeken uitgevoerd naar de effectiviteit van psychologische interventies bij stoornissen uit het cluster A.[111-113] Onderzoek op dit vlak wordt in methodologisch opzicht gekenmerkt door een grote mate van heterogeniteit en gebrekkige kwaliteit (zoals kleine steekproef, geen *random*-toewijzing aan interventies, uitsluitend klinische populatie, geen controleconditie, geen gespecificeerde interventies en geen onderscheid tussen persoonlijkheidsstoornissen).[114;115] Onderzoeken met methodologische tekortkomingen zijn niet opgenomen in tabel 14.1.[116-119] Er zijn geen psycho-educatieprogramma's ontwikkeld voor mensen met een cluster-A-persoonlijkheidsstoornis.[124] Mensen met een cluster-A-persoonlijkheidsstoornis zijn, met of zonder medicamenteuze ondersteuning, vooral te vinden in gespecialiseerde intensieve behandelprogramma's, begeleidingstrajecten en ambulante supportieve psychotherapie.

Medicatie

Paranoïde persoonlijkheidsstoornis (PPS)

De werking van medicijnen bij PPS is nauwelijks onderzocht. Antipsychotica zouden niet echt helpen.[4] Medicatie (zoals kalmeringsmiddelen, tricyclische antidepressiva, MAO-remmers) wordt voorgeschreven om symp-

tomen die naast de persoonlijkheidsstoornis kunnen voorkomen te verlichten, zoals angst of depressie.[4]

**TABEL 14.1 OVERZICHT WERKZAAMHEID BEHANDELINGEN BIJ STOORNISSEN UIT
CLUSTER A**

	Paranoïde PS	*Schizoïde PS*	*Schizotypische PS*
Medicatie			
Klassieke antipsychotica	-	n.i.	**
Atypische antipsychotica	?	n.i.	?
Amfetamine	n.i.	n.i.	*
Kalmeringsmiddelen	comedicatie	n.i.	
Antidepressiva (ssri's; tricyclische antidepressiva, mao-remmers)	comedicatie	n.i.	comedicatie
Psychotherapie			
Individuele therapie (cognitieve, psychodynamische aanpak)	?	?	?
Groepstherapie	?	?	?

***= bewezen werkzaam;
**= redelijke aanwijzingen voor werkzaamheid;
*=enig bewijs voor werkzaamheid, of: bewijs voor een bescheiden effect;
? = bewijs ontbreekt (nagenoeg);
-= bewezen onwerkzaam;
n.i.=niet geïndiceerd;
comedicatie = werkzaam op bijkomende symptomen zoals angst of depressie.

Schizoïde persoonlijkheidsstoornis (SPS)

sps leent zich niet om met medicatie te behandelen.[4] Er zijn geen onderzoeken bekend naar de werkzaamheid van medicijnen bij de behandeling van sps.[4;85]

Schizotypische persoonlijkheidsstoornis (STPS)

De werkzaamheid van medicijnen bij de behandeling van stps is onderzocht.[85] Het belangrijkste resultaat is dat antipsychotica de positieve
symptomen kunnen verlichten van mensen met stps. Ze zijn vooral effectief als mensen last hebben van verstoringen van denkpatronen en
waangedachten.[5;85;97;120] Er worden vier soorten antipsychotica onderscheiden:
- fenothiazinen;
- thioxanthenen (zoals thiothixine (Navane));
- butyrofenonen (zoals haloperidol (Haldol));
- atypische antipsychotica.

Het medicijn haloperidol is bewezen effectief.[121] Ook in andere onderzoeken zijn positieve effecten aangetoond van antipsychotica in lage doses (bijvoorbeeld trifluoperazine) bij de behandeling van verstoringen van denkpatronen en waangedachten bij mensen met stps.[2] Antipsychotica zijn niet effectief om negatieve symptomen te verminderen, zoals teruggetrokken gedrag, apathie of afgevlakt gevoelsleven.[5] In dat geval hebben mensen meer baat bij medicijnen die de dopamineactiviteit stimuleert, zoals amfetamine. Atypische antipsychotica (zoals Risperdal en Zyprexa) hebben minder bijwerkingen en zijn succesvol bij de behandeling van schizofrene patiënten. Mogelijk zijn deze nieuwere medicijnen ook geschikt voor mensen met stps. Meer onderzoek hiernaar is nodig.[2]
Er zijn aanwijzingen dat mensen met stps baat hebben bij antidepressiva (ssri's).[122]

Psychologische behandeling

De effectiviteit van psychologische of andere interventies bij mensen met een stoornis uit cluster A is nauwelijks onderzocht.[2;123] Gecontroleerde studies ontbreken. Belangrijkste reden is dat deze mensen nauwelijks psychologische behandeling zoeken en dus moeilijk te onderzoeken zijn. Onderstaande inzichten zijn gebaseerd op onderzoek op basis van klinische observaties van therapeuten.

Paranoïde persoonlijkheidsstoornis (PPS)

Niet duidelijk is welke psychologische behandeling het beste resultaat oplevert bij mensen met pps.[51] Hulpverleners zien op jaarbasis weinig mensen met pps. In een onderzoek onder 339 psychiaters gaf tweederde aan ongeveer twee patiënten met pps per jaar te zien.[125] Maar liefst 62% van deze psychiaters in dit onderzoek zegt van mening te zijn dat mensen met pps moeilijk te behandelen zijn.[125]

Individuele psychotherapie
Resultaten over de effectiviteit van cognitieve gedragstherapie zijn niet beschikbaar.[51] Op basis van klinische ervaringen lijkt individuele therapie geschikt.[51] Individuele psychotherapie dient in eerste instantie gericht te zijn op het verminderen van wantrouwen en vijandigheid.[111]

Groepstherapie
Het wantrouwen van mensen met pps maakt groepstherapie minder geschikt.

Schizoïde persoonlijkheidsstoornis (SPS)

Er is nauwelijks onderzoek uitgevoerd naar de effectiviteit van psychologische interventies bij de behandeling van sps.[51] Het merendeel van de mensen met sps heeft geen behoefte aan behandeling.[7] Ze vinden hun gedrag – het vermijden van contact – niet problematisch. Als mensen met sps hulp zoeken, dan is dat vaak voor een andere klacht, bijvoorbeeld depressie.

Individuele psychotherapie
Of individuele psychotherapie werkt is niet duidelijk. Er is één onderzoek bekend waarin 20 schizoïde kinderen (met een gemiddelde leeftijd van 10 jaar), en 20 kinderen die niet schizoïde waren, tien jaar lang werden gevolgd.[25] Overigens kan men bij 10-jarigen uiteraard nog niet spreken van een sps, maar alleen van schizoïde trekken. Het merendeel had tien jaar later nog steeds problemen met het uiten van emoties. Bijna alle schizoïde kinderen behielden hun diagnose, ondanks het feit dat ze twee jaar psychotherapeutische behandeling kregen.

Groepstherapie
Mensen met sps zijn introvert en lijken daarom op het eerste gezicht minder geschikt voor groepstherapie.

Schizotypische persoonlijkheidsstoornis (STPS)

Mensen met stps zoeken niet gauw behandeling.[2;85] Het opbouwen van een band is moeilijk omdat ze vaak wantrouwend en sociaal onaangepast zijn.

Individuele psychotherapie
Behandeling dient gericht te zijn op verhoging van de motivatie om met anderen om te gaan.[128] Ondersteunende en structurerende individuele gesprekken in combinatie met medicatie lijken geschikt.[111]

Groepstherapie
Groepstherapie wordt afgeraden. Mensen met stps zouden niet goed in een groep passen vanwege hun excentrieke gedrag.[4;61;85]

Referenties cluster-A-persoonlijkheidsstoornissen

1. Derksen, J.J.L. (1993). *Handboek persoonlijkheidsstoornissen: diagnostiek en behandeling van de DSM-IV en ICD-10 persoonlijkheidsstoornissen*. Utrecht: De Tijdstroom.
2. Miller, M.B., Useda, J.D., Trull, T.J., Burr, R.M., Minks-Brown, C. (2001). Paranoid, schizoid, and schizotypal personality disorders. In: P.B. Sutker, H.E. Adams (red.). *Comprehensive handbook of psychopathology*, p. 535-559. New York: Kluwer Academic/Plenum.
3. Siever, L.J., Davis, K.L. (1991). A psychobiological perspective on the personality disorders. *The American Journal of Psychiatry*, 148(12): 1647-1658.
4. American Psychiatric Association (2000). *Diagnostic and statistical manual of mental disorders [DSM-IV-TR]*. Washington, DC: American Psychiatric Association.
5. Meyer, R.G., Deitsch, S.E. (1996). *The clinician's handbook: integrated diagnostics, assessment, and intervention in adult and adolescent psychopathology*. Needham Heights: Allyn & Bacon.
6. Rasmussen, P.R. (2005). *Personality-guided cognitive-behavioral therapy*. Washington DC: American Psychological Association.
7. Millon, T. (1999). *Personality-guided therapy*. New York: Wiley.
8. Beck, A.T., Freeman, A.M. (1990). *Cognitive therapy of personality disorders*. New York: Guilford.
9. Siever, L.J., Bernstein, D.P., Silverman, J.M. (1991). Schizotypal personality disorder: a review of its current status. *Journal of Personality Disorders*, 5(2): 178-193.
10. Hales, R.E., Yudofsky, S.C., Talbott, J.A. (1994). *The American Psychiatric Press textbook of psychiatry*. Washington: American Psychiatric Association.
11. Mattia, J.I., Zimmerman, M. (2001). Epidemiology. In: W.J. Livesley (red.). *Handbook of personality disorders: theory, research and treatment*, p. 107-123. New York: Guilford Press.
12. Morey, L.C. (1988). Personality disorders in DSM-III and DSM-III-R: convergence, coverage, and internal consistency. *The American Journal of Psychiatry*, 145(5): 573-577.
13. Kalus, O., Bernstein, D.P., Siever, L.J. (1993). Schizoid personality disorder: a review of current status and implications for DSM-IV. *Journal of Personality Disorders*, 7(1): 43-52.
14. Zimmerman, M. (1994). Diagnosing personality disorders: a review of issues and research methods. *Archives of General Psychiatry*, 51(3): 225-245.
15. Harper, R.G. (2004). *Personality-guided therapy in behavioral medicine*. Washington, DC: American Psychological Association.
16. Millon, T. (1999). *Personality-guided therapy*. New York: Wiley.
17. Masterson, J.F., Klein, R. (1995). *Disorders of the self: new therapeutic horizons: the Masterson approach*. Philadelphia: Brunner/Mazel.
18. Akhtar, S. (1987). Schizoid personality disorder: A synthesis of developmental, dynamic, and descriptive features. *The American Journal of Psychotherapy*, 41(4): 499-518.
19. Bernstein, D.P., Travaglini, L. (1999). Schizoid and avoidant personality disorders. In: T. Millon, P.H. Blaney, R.D. Davis (red.). *Oxford textbook of psychopathology*, p. 523-534. New York: Oxford University Press.
20. Baron, M., Gruen, R., Rainer, J.D., Kane, J., Asnis, L., Lord, S. (1985). A family study of schizophrenic and normal control probands: implications for the spectrum concept of schizophrenia. *The American Journal of Psychiatry*, 142(4): 447-455.
21. Gunderson, J.G., Siever, L.J., Spaulding, E. (1983). The search for a

schizotype: crossing the border again. *Archives of General Psychiatry,* 40(1): 15-22.

22. Szatmari, P. (1998). Differential diagnosis of Asperger disorder. In: E. Schopler, G.B. Mesibov, L.J. Kunce (red.). *Asperger Syndrome or high-functioning autism?,* p. 61-76. New York: Plenum Press.

23. Knable, M.B., Kleinman, J., Weinberger, D.R. (1998). Neurobiology of schizophrenia. In: A.F. Schatzberg, C.B. Nemeroff (red.). *The American Psychiatric Press textbook of psychopharmacology,* p. 589-608. Washington: American Psychiatric Association.

24. Millon, T. (1981). *Disorders of personality: DSM-III: Axis II.* New York: Wiley.

25. Wolff, S. (1995). *Loners: the life path of unusual children.* London: Routledge.

26. Klein, C.H., Brugner, G., Foerster, F., Muller, W., Schweickhardt, A. (2000). The gap effect in pro-saccades and anti-saccades in psychometric schizotypes. *Biological Psychiatry,* 55(1): 25-39.

27. Lenzenweger, M.F., Maher, B.A. (2002). Psychometric schizotypy and motor performance. *Journal of Abnormal Psychology,* 111(4): 546-555.

28. Raine, A., Lencz, T., Mednick, S.A. (1995). *Schizotypal personality.* New York: Cambridge University Press.

29. Loker, L.A., Widiger, T.A. (2005). *Psychopathology: foundations for a contemporary understanding.* Mahwah: Lawrence Erlbaum Associates.

30. Kety, S.S., Rosenthal, D., Wender, P. H., Schulsinger, F. (1968). The types and prevalence of mental illness in the biological and adoptive families of adopted schizophrenics. In: D. Rosenthal, S.S. Kety (red.). *The transmission of schizophrenia,* p. 345-362. Baltimore: John Hopkins University Press.

31. Kety, S.S., Rosenthal, D., Wender, P. H., Schulsinger, F., Jacobsen, B.

(1975). Mental illness in the biological and adoptive families of adoptive individuals who have become schizophrenic: a preliminary report based on psychiatric interventions. In: R.R. Fieve, D. Rosenthal, H. Brill (red.). *Genetic research in psychiatry,* p. 147-165. Baltimore: John Hopkins University Press.

32. Kety, S.S., Wender, P.H., Jacobsen, B., Ingraham, L.J., Jansson, L., Faber, B., e.a. (1994). Mental illness in the biological and adoptive relatives of schizophrenic adoptee: replication of the Copenhagen Study in the rest of Denmark. *Archives of General Psychiatry,* 51(6): 442-455.

33. Jong, A. de, Brink, W. van den, Ormel, J. (1999). *Handboek psychiatrische epidemiologie.* Maarssen: Elsevier/De Tijdstroom.

34. Lowing, P.A., Mirsky, A.F., Pereira, R. (1983). The inheritance of schizophrenia spectrum disorders: a re-analysis of the Danish adoptee study data. *The American Journal of Psychiatry,* 140(9): 1167-1171.

35. Baron, M., Gruen, R., Asnis, L., Kane, J. (1983). Familial relatedness of schizophrenia and schizotypal states. *The American Journal of Psychiatry,* 140(11): 1437-1442.

36. Zimmerman, M., Coryell, W. (1989). DSM-III personality disorder diagnoses in a non-patient sample: demographic correlates and comorbidity. *Archives of General Psychiatry,* 46(8): 682-689.

37. Zimmerman, M., Coryell, W.H. (1990). Diagnosing personality disorders in the community: a comparison of self-report and interview measures. *Archives of General Psychiatry,* 47(6): 527-531.

38. Kendler, K.S., McGuire, M., Gruenberg, A.M., O'Hare, A., Spellman, M., Walsh, D. (1993). The Roscommon Family Study:III: schizophrenia-related personality disorders in relatives. *Archives of General Psychiatry,* 50 (10): 781-788.

39. Hall, G., Habbits, P. (1996). Shadowing on the basis of contextual information in individuals with schizotypal personality. *British Journal of Clinical Psychology,* 35(Pt 4): 595-604.

40. Tsuang, M.T., Stone, W.S., Faraone, S.V. (2002). Understanding predisposition to schizophrenia: toward intervention and prevention. *The Canadian Journal of Psychiatry,* 47(6): 518-526.

41. Voglmaier, M.M., Seidman, L.J., Niznikiewicz, M.A., Dickey, C.C., Shenton, M.E., McCarley, R.W. (2000). Verbal and nonverbal neuropsychological test performance in subjects with schizotypal personality disorder. *The American Journal of Psychiatry,* 157(5): 787-793.

42. Farmer, C.M., O'Donnell, B.F., Niznikiewicz, M.A., Voglmaier, M.M., McCarley, R.W., Shenton, M.E. (2000). Visual perception and working memory in schizotypal personality disorder. *The American Journal of Psychiatry,* 157(5): 781-788.

43. Voglmaier, M.M., Seidman, L.J., Salisbury, D., McCarley, R.W. (1997). Neuropsychological dysfunction in schizotypal personality disorder: a profile analysis. *Biological Psychiatry,* 41(5): 530-540.

44. Torgersen, S. (2005). Epidemiology. In: J.M. Oldham, A.E. Skodol, D.S. Bender (red.). *Textbook of personality disorders,* p. 129-141. Arlington: American Psychiatric Publishing.

45. Appels, M.C., Sitskoorn, M.M., Vollema, M.G., Kahn, R.S. (2004). Elevated levels of schizotypal features in parents of patients with a family history of schizophrenia spectrum disorders. *Schizophrenia Bulletin,* 30(4): 781-790.

46. Coccaro, E.F., Siever, L.J. (2005). Neurobiology. In: J.M. Oldham, A.E. Skodol, D.S. Bender (red.). *Textbook of personality disorders,* Arlington: American Psychiatric Publishing.

47. Onstad, S., Skre, I., Edvardsen, J., Torgersen, S., Kringlen, E. (1991). Mental disorders in first-degree relatives of schizophrenics. *Acta Psychiatrica Scandinavica,* 83(6): 463-467.

48. Blaney, P.H. (1999). Paranoid conditions. In: T. Millon, P.H. Blaney, R. D. Davis (red.). *Oxford textbook of psychopathology,* p. 336-361. New York: Oxford University Press.

49. Johnson, J.G., Bromley, E., McGeoch, P.G. (2005). Role of childhood experiences in the development of maladaptive and adaptive personality traits. In: J.M. Oldham, A.E. Skodol, D.S. Bender (red.). *Textbook of personality disorders,* p. 209-221. Arlington: American Psychiatric Publishing.

50. Modestin, J., Oberson, B., Erni, T. (1998). Possible antecedents of DSM-III-R personality disorders. *Acta Psychiatrica Scandinavica,* 97(4): 260-266.

51. Beck, A.T., Freeman, A., Davis, D.D. (2004). *Cognitive therapy of personality disorders.* New York: Guilford Press.

52. Scrimali, T., Grimaldi, L. (1996). Schizophrenia and cluster A personality disorders. *Journal of Cognitive Psychotherapy,* 10(4): 291-304.

53. Lewis, D.O. (1992). From abuse to violence: psychophysiological consequences of maltreatment. *Journal of the American Academy of Child and Adolescent Psychiatry,* 31(3): 383-391.

54. Grilo, C.M., Becker, D.F., Walker, M. L., Edell, W.S., McGlashan, T.H. (1996). Gender differences in personality disorders in psychiatrically hospitalized young adults. *Journal of Nervous and Mental Disease,* 184(12): 754-757.

55. Bernstein, D.P., Stein, J.A., Handelsman, L. (1998). Predicting personality pathology among adult patients with substance use disorders: effects of childhood maltreatment. *Addictive Behaviors,* 23(6): 855-868.

56. Erlenmeyer-Kimling, L., Cornblatt, B. (1987). The New York High-Risk

Project: a follow-up report. *Schizo-phrenia Bulletin*, 13(3): 451-461.

57. Marcus, J., Hans, S.L., Nagler, S., Auerbach, J.G. (1987). Review of the NIMH Israeli Kibbutz-City Study and the Jerusalem Infant Development Study. *Schizophrenia Bulletin*, 13(3): 425-438.

58. Tienari, P., Lahti, I., Sorri, A., Naarala, M. (1987). The Finnish adoptive family study of schizophrenia. *Journal of Psychiatric Research*, 21(4): 437-445.

59. Tienari, P., Sorri, A., Lahti, I., Naarala, M., Wahlberg, K.E., Moring, J., e.a. (1987). Genetic and psychosocial factors in schizophrenia: The Finnish Adoptive Family Study. *Schizophrenia Bulletin*, 13(3): 477-484.

60. Mednick, S.A., Parnas, J., Schulsinger, F. (1987). The Copenhagen High-Risk Project, 1962-86. *Schizophrenia Bulletin*, 13(3): 485-495.

61. Williams, P. (2005). Cluster A personality disorders. In: G.O. Gabbard, J.S. Beck, J. Holmes (red.). *Oxford textbook of psychotherapy*, Oxford: Oxford University.

62. Morey, L.C., Alexander, G.M., Boggs, C. (2005). Gender. In: J.M. Oldham, A.E. Skodol, D.S. Bender (red.). *Textbook of personality disorders*, Arlington: American Psychiatric Publishing.

63. Battaglia, M., Fossati, A., Torgersen, S., Bertella, S., Bajo, S., Maffei, C., e.a. (1999). A psychometric-genetic study of schizotypal disorder. *Schizophrenia Research*, 37(1): 53-64.

64. Kremen, W.S., Faraone, S.V., Toomey, R., Seidman, L.J., Tsuang, M.T. (1998). Sex differences in self-reported schizotypal traits in relatives of schizophrenic probands. *Schizophrenia Research*, 34(1-2): 27-37.

65. Yaralian, P.S., Raine, A., Lencz, T., Hooley, J.M., Bihrle, S.E., Mills, S., e.a. (2000). Elevated levels of cognitive-perceptual deficits in individuals with a family history of schizophre-

nia spectrum disorders. *Schizophrenia Research*, 46(1): 57-63.

66. Walker, E.F., Diforio, D., Baum, K. (1999). Developmental neuropathology and the precursors of schizophrenia. *Acta Psychiatrica Scandinavica Supplementum*, 1999(Supplement 395): 12-19.

67. Faraone, S.V., Kremen, W.S., Lyons, M.J., Pepple, J.R., Seidman, L.J., Tsuang, M.T. (1995). Diagnostic accuracy and linkage analysis: how useful are schizophrenia spectrum phenotypes? *The American Journal of Psychiatry*, 152(9): 1286-1290.

68. Faraone, S.V., Seidman, L.J., Kremen, W.S., Pepple, J.R., Lyons, M.J., Tsuang, M.T. (1995). Neuropsychological functioning among the nonpsychotic relatives of schizophrenic patients: a diagnostic efficiency analysis. *Journal of Abnormal Psychology*, 104(2): 286-304.

69. Kendler, K.S., Lieberman, J.A., Walsh, D. (1989). The Structured Interview for Schizotypy (SIS): a preliminary report. *Schizophrenia Bulletin*, 15(4): 559-571.

70. Yen, S., Shea, M.T., Battle, C.L., Johnson, D.M., Zlotnick, C., Dolan-Sewell, R., e.a. (2002). Traumatic exposure and posttraumatic stress disorder in borderline, schizotypal, avoidant, and obsessive-compulsive personality disorders: findings from the collaborative longitudinal personality disorders study. *Journal of Nervous & Mental Disease*, 190(8): 510-518.

71. Battle, C.L., Shea, M.T., Johnson, D.M., Yen, S., Zlotnick, C., Zanarini, M.C., e.a. (2004). Childhood maltreatment associated with adult personality disorders: findings from the Collaborative Longitudinal Personality Disorders Study. *Journal of Personality Disorders*, 18(2): 193-211.

72. Olin, S.S., Raine, A., Cannon, T.D., Parnas, J., Schulsinger, F., Mednick, S.A. (1997). Childhood behavior precursors of schizotypal personality

disorder. *Schizophrenia Bulletin*, 23(1): 93-103.

73. Meehl, P.E. (1962). Schizotaxia, schizotypy, schizophrenia. *American Psychologist*, 17(12): 827-838.

74. Shea, M.T., Stout, R., Gunderson, J., Morey, L.C., Grilo, C.M., McGlashan, T., e.a. (2002). Short-term diagnostic stability of schizotypal, borderline, avoidant, and obsessive-compulsive personality disorders. *The American Journal of Psychiatry*, 159(12): 2036-2041.

75. Grilo, C.M., Sanislow, C.A., Gunderson, J.G., Pagano, M.E., Yen, S., Zanarini, M.C., e.a. (2004). Two-year stability and change of schizotypal, borderline, avoidant, and obsessive-compulsive personality disorders. *Journal of Consulting and Clinical Psychology*, 72(5): 767-775.

76. Grilo, C.M., Sanislow, C.A., Gunderson, J.G., Pagano, M.E., Yen, S., Zanarini, M.C., e.a. (2004). Two-year stability and change of schizotypal, borderline, avoidant, and obsessive-compulsive personality disorders. *Journal of Consulting and Clinical Psychology*, 72(5): 767-775.

77. Hesse, M. (2005). Social workers' ratings of comorbid personality disorders in substance abusers. *Addictive Behaviors*, 30(6): 1241-1246.

78. Raine, A., Bihrle, S., Venables, P.H., Mednick, S.A., Pollock, V. (1999). Skin-conductance orienting deficits and increased alcoholism in schizotypal criminals. *Journal of Abnormal Psychology*, 108(2): 299-306.

79. Dumas, P., Saoud, M., Bouafia, S., Gutknecht, C., Ecochard, R., Dalery, J., e.a. (2002). Cannabis use correlates with schizotypal personality traits in healthy students. *Psychiatry Research*, 109(1): 27-35.

80. Zimmerman, M., Coryell, W. (1989). DSM-III personality disorder diagnoses in a non-patient sample: demographic correlates and comorbidity. *Archives of General Psychiatry*, 46(8): 682-689.

81. Oldham, J.M., Skodol, A.E., Kellman, H.D., Hyler, S.E., Rosnick, L., Davies, M. (1992). Diagnosis of DSM-III-R personality disorders by two structured interviews: patterns of comorbidity. *The American Journal of Psychiatry*, 149(2): 213-220.

82. Zimmerman, M., Coryell, W. (1989). DSM-III personality disorder diagnoses in a non-patient sample: demographic correlates and comorbidity. *Archives of General Psychiatry*, 46(8): 682-689.

83. Hueston, W.J., Werth, J., Mainous, A.G., III (1999). Personality disorder traits: prevalence and effects on health status in primary care patients. *International Journal of Psychiatry Medicine*, 29(1): 63-74.

84. Koenigsberg, H.W., Woo-Ming, A.M., Siever, L.J. (2002). Pharmacological treatments for personality disorders. In: P.E. Nathan, J.M. Gorman (red.). *A guide to treatments that work*, p. 625-641. New York: Oxford University Press.

85. Markovitz, P. (2001). Pharmacotherapy. In: W.J. Livesley (red.). *Handbook of personality disorders: theory, research and treatment*, p. 475-493. New York: Guilford Press.

86. Hildebrand, M., Ruiter, C. de (2004). PCL-R psychopathy and its relation to DSM-IV Axis I and II disorders in a sample of male forensic psychiatric patients in The Netherlands. *International Journal of Law and Psychiatry*, 27(3): 233-248.

87. Soeteman, D.I., Verheul, R., Bussbach, J.J.V. (2008). The burden of disease in personality disorders: diagnosis-specific quality of life. *Journal of Personality Disorders*, accepted for publication.

88. Hueston, W.J., Werth, J., Mainous, A.G., III (1999). Personality disorder traits: prevalence and effects on health status in primary care patients. *International Journal of Psychiatry Medicine*, 29(1): 63-74.

89. McGlashan, T.H. (1986). Schizotypal personality disorder: Chestnut Lodge follow-up study VI: long-term follow-up perspectives. *Archives of General Psychiatry*, 43(4): 329-334.

90. Skodol, A.E., Gunderson, J.G., McGlashan, T.H., Dyck, I.R., Stout, R.L., Bender, D.S., e.a. (2002). Functional impairment in patients with schizotypal, borderline, avoidant, or obsessive-compulsive personality disorder. *The American Journal of Psychiatry*, 159(2): 276-283.

91. Nakao, K., Gunderson, J.G., Phillips, K.A., Tanaka, N. (1992). Functional impairment in personality disorders. *Journal of Personality Disorders*, 6(1): 24-33.

92. Narud, K., Mykletun, A., Dahl, A.A. (2005). Quality of life in patients with personality disorders seen at an ordinary psychiatric out-patient clinic. *BMC Psychiatry*, 5(1): 10.

93. Turkat, I.D. (1990). *The personality disorders: a psychological approach to clinical management*. Elmsford, NY: Pergamon Press.

94. Kirrane, R.M., Siever, L.J. (2000). New perspectives on schizotypal personality disorder. *Current Psychiatry Reports*, 2(1): 62-66.

95. Coccaro, E.F. (1993). Psychopharmacological studies in patients with personality disorders: review and perspective. *Journal of Personality Disorders*, Suppl. 1: 181-192.

96. Coccaro, E.F. (1998). Neurotransmitter function in personality disorders. In: K.R. Silk (red.). *Biology of personality disorders*, p. 1-25. Washington: American Psychiatric Association.

97. Coccaro, E.F. (2001). Biological and treatment correlates. In: W.J. Livesley (red.). *Handbook of personality disorders: theory, research and treatment*, p. 124-135. New York: Guilford Press.

98. Cassady, S.L., Adami, H., Moran, M., Kunkel, R., Thaker, G.K. (1998). Spontaneous dyskinesia in subjects with schizophrenia spectrum person-ality. *The American Journal of Psychiatry*, 155(1): 70-75.

99. Dickey, C.C., McCarley, R.W., Shenton, M.E. (2002). The brain in schizotypal personality disorder: a review of structural MRI and CT findings. *Harvard Review of Psychiatry*, 10(1): 1-15.

100. Hazlett, E.A., Buchbaum, M.S., Byne, W., Wei, T.C., Spiegel-Cohen, J., Geneve, C., e.a. (1999). Three-dimensional analysis with MRI and PET of the size, shape, and function of the thalamus in the schizophrenia spectrum. *The American Journal of Psychiatry*, 156(8): 1190-1199.

101. Byne, W., Buchbaum, M.S., Kemether, E., Hazlett, E.A., Shinwari, A., Mitropoulou, V., e.a. (2001). Magnetic resonance imaging of the thalamic mediodorsal nucleus and pulvinar in schizophrenia and schizotypal personality disorder. *Archives of General Psychiatry*, 58(2): 133-140.

102. Hendren, R.L., Hodde-Vargas, J., Yeo, R.A., Vargas, L.A., Brooks, W.M., Ford, C. (1995). Neuropsychophysiological study of children at risk for schizophrenia: a preliminary report. *Journal of the American Academy of Child and Adolescent Psychiatry*, 34(10): 1284-1291.

103. Tsuang, M.T., Stone, W.S., Faraone, S.V. (2002). Understanding predisposition to schizophrenia: toward intervention and prevention. *The Canadian Journal of Psychiatry*, 47(6): 518-526.

104. Raine, A., Mellingen, K., Liu, J., Venables, P., Mednick, S.A. (2003). Effects of environmental enrichment at ages 3-5 years on schizotypal personality and antisocial behavior at ages 17 and 23 years. *The American Journal of Psychiatry*, 160(9): 1627-1635.

105. Perry, J.C. (1992). Problems and considerations in the valid assessment of personality disorders. *The American Journal of Psychiatry*, 149(12): 1645-1653.

106. Raine, A., Reynolds, C., Lencz, T., Scerbo, A., Triphon, N., Kim, D. (1994). Cognitive-perceptual, interpersonal, and disorganized features of schizotypal personality. *Schizophrenia Bulletin*, 20(1): 191-201.

107. Vollema, M.G., Hoijtink, H. (2000). The multidimensionality of self-report schizotypy in a psychiatric population: an analysis using multidimensional Rasch models. *Schizophrenia Bulletin*, 26(3): 565-575.

108. Clark, L.A., Harrison, J.A. (2001). Assessment instruments. In: W.J. Livesley (red.). *Handbook of Personality Disorders: theory, research and treatment*, p. 277-306. New York: Guilford Press.

109. Miller, P.M., Lawrie, S.M., Byrne, M., Cosway, R., Johnstone, E.C. (2002). Self-rated schizotypal cognitions, psychotic symptoms and the onset of schizophrenia in young people at high risk of schizophrenia. *Acta Psychiatrica Scandinavica*, 105(5): 341-345.

110. Parnas, J., Cannon, T.D., Jacobsen, B., Schulsinger, H., Schulsinger, F., Mednick, S.A. (1993). Lifetime DSM-III-R diagnostic outcomes in the offspring of schizophrenic mothers. Results from the Copenhagen High-Risk Study. *Archives of General Psychiatry*, 50(9): 707-714.

111. Piper, W.E., Joyce, A.S. (2001). Psychosocial treatment outcome. In: W.J. Livesley (red.). *Handbook of personality disorders: theory, research and treatment*, p. 323-343. New York: Guilford Press.

112. MacKenzie, K.R. (2001). Group psychotherapy. In: W.J. Livesley (red.). *Handbook of personality disorders: theory, research and treatment*, p. 497-526. New York: Guilford Press.

113. Sanislow, C.A., McGlashan, T.H. (1998). Treatment outcome of personality disorders. *The Canadian Journal of Psychiatry*, 43(3): 237-250.

114. Perry, J.C., Banon, E., Ianni, F. (1999). Effectiveness of psychotherapy for personality disorders. *The American Journal of Psychiatry*, 156(9): 1312-1321.

115. Sanislow, C.A., McGlashan, T.H. (1998). Treatment outcome of personality disorders. *The Canadian Journal of Psychiatry*, 43(3): 237-250.

116. Scrimali, T., Grimaldi, L. (1996). Schizophrenia and cluster A personality disorders. *Journal of Cognitive Psychotherapy*, 10(4): 291-304.

117. Plakun, E.M., Burkhardt, P.E., Muller, J.P. (1985). 14-year follow-up of borderline and schizotypal personality disorders. *Comprehensive Psychiatry*, 26(5): 448-455.

118. Karterud, S., Vaglum, S., Friis, S., Irion, T., Johns, S., Vaglum, P. (1992). Day hospital therapeutic community treatment for patients with personality disorders: an empirical evaluation of the containment function. *Journal of Nervous and Mental Disease*, 180(4): 238-243.

119. Vaglum, P., Friis, S., Karterud, S., Mehlum, L. (1993). Stability of the severe personality disorder diagnosis: a 2- to 5-year prospective study. *Journal of Personality Disorders*, 7(4): 348-353.

120. Wiesel, F.A. (1994). Neuroleptic treatment of patients with schizophrenia: mechanisms of action and clinical significance. *The British Journal of Psychiatry*, Supplement 1994 (23): 65-70.

121. Hymowitz, P., Frances, A.J., Jacobsberg, L.B., Sickles, M. (1986). Neuroleptic treatment of schizotypal personality disorders. *Comprehensive Psychiatry*, 27(4): 267-271.

122. Markovitz, P.J., Calabrese, J.R., Schulz, S.C., Meltzer, H.Y. (1991). Fluoxetine in the treatment of borderline and schizotypal personality disorders. *The American Journal of Psychiatry*, 148(8): 1064-1067.

123. Shea, M.T. (1993). Psychosocial treatment of personality disorders. *Journal of Personality Disorders*, Suppl. 1: 167-180.

124. Hoffman, P.D., Fruzzetti, A.E. (2005). Psychoeducation. In: J.M. Oldham, A.E. Skodol, D.S. Bender (red.). *Textbook of Personality Disorders*, p. 375-385. Arlington: American Psychiatric Publishing.
125. Quality Assurance Project, R.A. & N.Z. C.o.P. (1990). Treatment outlines for paranoid, schizotypal and schizoid personality disorders. *Australian and New Zealand Journal of Psychiatry*, 24(3): 339-350.
126. Meissner, W.W. (1995). Paranoid personality disorder. In: G.O. Gabbard (red.). *Treatments of Psychiatric Disorders: Vol. 2*, p. 2250-2259. Washington, DC: American Psychiatric Association.
127. Winston, A., Laikin, M., Pollack, J., Samstag, L.W., McCullough, L., Muran, J.C. (1994). Short-term psychotherapy of personality disorders. *The American Journal of Psychiatry*, 151(2): 190-194.
128. Bender, D.S. (2005). Therapeutic alliance. In: J.M. Oldham, A.E. Skodol, D.S. Bender (red.). *Textbook of Personality Disorders*, p. 405-420. Arlington: American Psychiatric Publishing.

Deel 5

Overige stoornissen

15 Schizofrenie

15.1 Wat is schizofrenie?

Schizofrenie is een complex ziektebeeld met vaak ernstige psychische en sociale gevolgen.[1]
- De aandoening kent niet één oorzaak, maar vloeit voort uit een wisselend samenspel van factoren die geen van alle beslissend of noodzakelijk zijn.
- Ook de diagnostiek levert geen uniform beeld op. De diagnose schizofrenie wordt gesteld aan de hand van symptomen die in wisselende (in theorie 114) combinaties voorkomen.
- Verder varieert de prognose sterk. Schizofrenie gaat bij sommigen over, terwijl anderen niet herstellen of juist verder achteruitgaan. Dit verschil kan zich zelfs binnen een en dezelfde familie voordoen.

Schizofrenie kan het best beschouwd worden als een eenheid in verscheidenheid.

Symptomen en diagnose

Het diagnostisch classificatiesysteem DSM-IV[2] vat de symptomen van schizofrenie samen in vijf rubrieken:
- wanen;
- hallucinaties;
- negatieve symptomen;
- onsamenhangend gedrag;
- ernstig chaotisch en katatoon gedrag.

De diagnose schizofrenie geldt als de persoon minstens twee van deze verschijnselen vertoont en bovendien sociaal en beroepsmatig disfunctioneert.

Soms is één symptoom uit deze rubrieken al voldoende voor de diagnose, namelijk als de wanen bizar zijn of de persoon (becommentarië-rende) stemmen hoort (gehoorshallucinaties).

De eerste twee symptoomrubrieken van de DSM-IV – wanen en hallucina-ties – worden samen wel aangeduid als *positieve symptomen*. Positief in de zin van: duidelijk aanwezig.
- *Wanen*. Iemand met schizofrenie kan zich iets inbeelden dat niet strookt met de werkelijkheid. Enkele voorbeelden.
    - Hij gelooft dat iemand anders of een hogere macht zijn ge-dachten en gedrag controleert.
    - De persoon heeft het idee achtervolgd te worden of het slachtoffer te zijn van een complot. Ook kan hij denken dat iemand hem wil doden of kwaaddoen (paranoia).
    - Hij kan vinden dat gebeurtenissen of berichten in de media een betekenis hebben speciaal voor hem, zoals het naderend eind van de wereld (betrekkingswaan).
    - Ook kan hij geloven dat hij een bijzonder persoon is, zoals een afgezant van God, of iemand met buitengewone gaven (identiteitswaan, grootheidswaan).
- *Hallucinaties*. Een hallucinatie is een waarneming (horen, zien, ruiken enzovoort) die niet door anderen wordt gedeeld. Stemmen horen en dingen zien komen het meest voor. De stem kan con-stant commentaar, advies of opdrachten geven. De persoon kan de stem beantwoorden, waardoor het lijkt dat hij in zichzelf praat.

Negatieve symptomen verwijzen naar de afwezigheid of vervlakking van iets zoals: daadkracht, emotie, spraak en gedachten.
- Gebrek aan energie en motivatie. Iemand met schizofrenie kan moeite hebben met iets te beginnen of dat af te maken.
- Hij kan niet meer studeren of werken, sociale contacten onder-houden, zich ontspannen of zichzelf goed verzorgen.
- Vervlakking van het gevoelsleven. Een persoon met schizofrenie kan de indruk wekken of zelf het idee hebben dat zijn gevoelens en emoties zijn verdwenen of afgestompt.

De twee laatste symptoomrubrieken van de DSM-IV betreffen gestoord denken, praten en handelen.
- *Onsamenhangende spraak*. Iemand met schizofrenie kan moeite hebben zijn gedachten te ordenen. Hij springt bij het praten van de hak op de tak, verliest vaak de draad en is moeilijk te volgen,

ook al door het gebruik van ongewone woorden en uitdrukkingen. Soms valt hij stil en is communicatie praktisch onmogelijk.
- *Chaotisch en katatoon gedrag.* Het gaat in het laatste geval om gezichtsuitdrukkingen of lichaamshoudingen die raar overkomen, om bewegingen die buitensporig lijken of een repeterend karakter hebben.

Afzonderlijke vermelding verdienen verder stoornissen in cognitieve vaardigheden als geheugen, concentratie en uitvoering van ingewikkelde taken.
- Gebreken op deze vlakken kunnen al licht aanwezig zijn voor het uitbreken van de ziekte.
- Zij beperken de mogelijkheden van de persoon om (weer) te gaan werken, relaties aan te gaan en te onderhouden en zelfstandig te wonen.

Soms zien mensen met schizofrenie niet scherp genoeg in dat hen iets mankeert. Dit kan hen ertoe brengen behandeling te mijden of te weigeren.[3]

Typen schizofrenie

Er zijn mensen met overwegend positieve en anderen met negatieve symptomen. Dit hangt mede af van de ziektefase waarin iemand verkeert.

Onderscheid met andere stoornissen en klachten

- Als de symptomen (nog) niet talrijk, ernstig of lang genoeg aanwezig zijn om te kunnen spreken van schizofrenie, stelt men ook wel diagnoses als waanstoornis, kortdurende psychotische stoornis en schizoaffectieve stoornis.
- Bij schizoaffectieve stoornis gaan symptomen van schizofrenie, stemmingsstoornis of persoonlijkheidsstoornis geregeld hand in hand, zonder dat de schaal in de ene of andere richting doorslaat.
- Ook bij andere stoornissen, bijvoorbeeld borderline, kunnen zich symptomen voordoen die lijken op die van schizofrenie (gevoel van vervreemding, wanen, hallucinaties).
- Een psychose is niet uniek voor schizofrenie. Tot de wisselende kenmerken van een psychose horen wanen, hallucinaties, onsamenhangende spraak en chaotisch of katatoon gedrag.

- – Psychoses komen ook bij andere aandoeningen voor en ook bij buitensporig drinken van alcohol of bij gebruik van drugs.
- – Vier op de honderd volwassenen in Nederland hebben wel eens een waan of een hallucinatie gehad.[4] Meestal blijft dit zonder gevolgen.

Misverstanden

Schizofrenie heeft in de loop van de eeuwen de fantasie beziggehouden. Daaruit zijn misverstanden ontstaan, die hier ontzenuwd worden.

- Schizofrenie is niet hetzelfde als gespleten persoonlijkheid.
- Mensen met schizofrenie gedragen zich niet constant als gekken. Hoewel hun opvattingen en gedragingen af en toe merkwaardig overkomen, zijn zij in doen en laten meestal betrekkelijk normaal.
- Schizofrenie staat niet gelijk aan ongecontroleerde agressie. Sommige personen met schizofrenie kunnen gewelddadig zijn, maar verreweg de meesten zijn niet agressief.
  - – Als er sprake is van neiging tot geweld, dan gaat het om mensen met schizofrenie die zware drinkers of gebruikers van drugs zijn of in een psychotische fase verkeren. Zelfs dan is hun aantal beperkt tot personen die voor hun ziekte al gewelddadig waren en die ook nog eens onvoldoende worden behandeld of behandeling weigeren.[5;6]
  - – Van alle gevallen van geweld in de samenleving komt misschien 2 tot 4% op rekening van schizofrenie, waarbij dan nog niet is gecorrigeerd voor de invloed van drank en drugs.[6]
- Schizofrenie van jongeren is niet de schuld van hun ouders. De aandoening kan niet geweten worden aan een bepaalde manier van opvoeden. Overbezorgdheid en constante kritiek kunnen wel het herstel belemmeren of voor terugval zorgen.[7]

15.2 Hoe vaak komt schizofrenie voor en bij wie?

Hoe vaak komt schizofrenie voor?

Schizofrenie komt niet veel voor. Vaak wordt gesteld dat een op de honderd mensen de ziekte krijgt. Cijfers uit Nederlands onderzoek komen lager uit, in de orde van grootte van een per 400, maar daarin zijn bijvoorbeeld dak- en thuislozen en opgenomen patiënten niet meegeteld.[8] De schattingen zijn erg gevoelig voor de manier waarop dergelijk onderzoek wordt uitgevoerd en van de definitie van schizofrenie.[9]

- Het aantal nieuwe gevallen per jaar (incidentie) bedraagt in Nederland tien tot twintig per 100.000 mensen, wat meer bij mannen dan bij vrouwen.[9]
- Schattingen van het totaal aantal behandelde en onbehandelde volwassenen met schizofrenie in enig jaar in Nederland komen uit op 60 tot 80.000.

Schizofrenie komt over de hele wereld voor, met hier en daar een uitschieter.

- In een vergelijkend overzicht van 13 steden en streken in Europa, Azië en de Verenigde Staten werden er in de geestelijke gezondheidszorg op jaarbasis gemiddeld 22 nieuwe gevallen per 100.000 inwoners van 15 tot 45 jaar geregistreerd. De laagste waarde was 11 (Groningen).[10]
- Duidelijke conclusies over verschillen in de mate van voorkomen kunnen niet worden getrokken. Misschien speelt variatie in diagnostiek een rol[11;12], hoewel in alle onderzoeken in het bewuste overzicht dezelfde methode van diagnostiek werd toegepast.

Bij wie komt schizofrenie voor?

Risicofactoren voor schizofrenie kunnen onderverdeeld worden in demografie (leeftijd, geslacht, etnische achtergrond en dergelijke), individuele kwetsbaarheid (zogenoemde endogene factoren: erfelijkheid, persoonlijkheid, aanleg), sociale en omgevingskenmerken (sociaaleconomische status, werk, graad van verstedelijking, sociale steun) en levensgebeurtenissen. Risicofactoren kunnen niet gelijkgesteld worden aan oorzaken.

Geslacht en leeftijd

Schizofrenie openbaart zich meestal in de late puberteit en bij jonge volwassenen. Bij mannen gemiddeld drie tot vier jaar eerder dan bij vrouwen.[12]

- De ziekte komt bij mannen waarschijnlijk vaker voor dan bij vrouwen.
- Bij jonge kinderen is schizofrenie zeldzaam. Hooguit 4% van alle gevallen van de ziekte uit zich voor de leeftijd van 15 jaar.[12]
- Door de toegenomen levensverwachting groeit het aantal ouderen met schizofrenie. 10% van deze groep heeft schizofrenie die laat is ontstaan, gewoonlijk na de leeftijd van 45 jaar.
- Die late schizofrenie treedt vaker op bij vrouwen dan bij mannen en is hoofdzakelijk van het paranoïde type.[11]

Individuele kwetsbaarheid

- Wanneer schizofrenie zich in een familie voordoet is het risico dat een ander familielid de ziekte krijgt tien tot 50 keer groter dan normaal.[7] Dit op zich hoeft nog niet te duiden op een genetisch component.
- Overtuigender in dit opzicht zijn de uitkomsten van tweelingenonderzoek. Als één lid van een eeneiige tweeling schizofrenie heeft, is de kans dat ook de ander de aandoening krijgt 40 tot 50%.

Vermoed wordt dat schizofrenie te maken kan hebben met een gestoorde ontwikkeling van het zenuwstelsel op kinderleeftijd. Daarvoor bestaat inderdaad enig bewijs.

- Wat die storing precies inhoudt en waarop zij berust, is onduidelijk. Naast gebeurtenissen voor of bij de geboorte zouden invloeden van buiten een rol kunnen spelen.
- In dit verband worden wel ongunstige omstandigheden voor de foetus genoemd, bijvoorbeeld een virusinfectie (influenza) of overmatige stress bij de moeder, en zaken als een voedingstekort voor of na de geboorte (zoals in de Nederlandse hongerwinter) en hersenvliesontsteking in de eerste jaren van het leven.

Schizofrenie doet zich iets vaker dan gemiddeld voor bij mensen met een geremde of neurotische persoonlijkheid of met een gevoelige natuur (interpersoonlijke sensitiviteit).[13] Er bestaat geen verband met impulsiviteit.

Vele verwikkelingen rond de geboorte zijn in verband gebracht met het later tot uiting komen van schizofrenie bij het kind. Het gaat om zaken als het niet samengaan van de rhesusfactor van moeder en foetus, keizersnede, tangverlossing en laag geboortegewicht. Voor de meeste van die factoren is de bedoelde relatie zwak.[16]

Niet genoemd vanwege onduidelijkheid over de status van de risicofactor:

- Zwaar drinken en roken; gebruik van drugs;
  - Zwaar drinken en roken en gebruik van drugs als cannabis komen onder mensen met schizofrenie veel meer voor dan onder de doorsnee bevolking.[5]
  - Dit betekent niet dat consumptie van genotmiddelen de aandoening veroorzaakt of daarvoor een risico vormt. Het kan ook andersom zijn. Dit laatste ligt meer voor de hand: (aanleg voor) schizofrenie vergroot de interesse in genotmiddelen, bijvoorbeeld doordat ze symptomen zouden verlichten (poging tot zelfmedicatie).[17]
  - Gegevens uit onder meer Nederland doen vermoeden dat aanhoudend gebruik van cannabis psychotische verschijnselen kan uitlokken ook bij mensen die daar nog geen last van hadden.[18] Daaruit kan nog niet worden geconcludeerd dat cannabis schizofrenie veroorzaakt: een psychotisch symptoom staat niet gelijk aan schizofrenie.

Omgevingsfactoren

In de Nederlandse geestelijke gezondheidszorg bestaat de indruk dat schizofrenie oververtegenwoordigd is onder personen van Surinaamse en Antilliaanse afkomst. Dit is trouwens ook zo in Londen voor mensen van Afro-Caraïbische herkomst.[10]

- In een studie in Den Haag registreerden onderzoekers nieuwe gevallen van schizofrenie in huisartspraktijken en in de geestelijke gezondheidszorg. De kans dat het een eerstegeneratieburger van Surinaamse of Antilliaanse herkomst betrof, was naar verhouding drie maal groter dan voor autochtonen.[15] Bij Marokkanen was de overeenkomstige kans nog groter: 4,5 maal. Voor Turken werd geen verschil gevonden.
- Het risico werd eerder groter dan kleiner als tweedegeneratieallochtonen werden beschouwd.
- Het is de vraag in hoeverre etnische achtergrond er op zich toe doet. Aannemelijk is dat bepaalde etnische groeperingen in wei-

nig florissante omstandigheden verkeren, die het ontstaan van schizofrenie bevorderen. Ook discriminatie lijkt er toe te doen.

- Mensen die opgroeien of wonen in stedelijke gebieden vertonen vaker psychotische verschijnselen en mogelijk schizofrenie dan bewoners van het platteland. Dit geldt ook voor Nederland.[4]
- Dak- en thuisloosheid kan schizofrenie uitlokken.[12] Maar schizofrenie kan ook aan het dakloze bestaan voorafgaan of daar zelfs een van de oorzaken van zijn.

Het is moeilijk te bepalen hoeveel dak- en thuislozen schizofreen zijn. Van de daklozen in Utrecht bleek onlangs 15% schizofrenie te hebben en in Den Haag 5%.[19;20]

Levensgebeurtenissen

Belastende ervaringen kunnen bijdragen aan het tot uiting komen van schizofrenie, zoals:

- vertrek uit het ouderlijk huis;
- scheiding;
- verlies van een dierbare of van een baan;
- verwachten of baren van een kind.[12]

Het begrip belastend is betrekkelijk. Andere mensen zullen het vertrek uit het ouderlijk huis of het baren van een kind juist als vreugdevol of stimulerend ervaren. Belangrijk hier is dat het gaat om gebeurtenissen die aanpassing vergen, waartoe de tot schizofrenie geneigde persoon kennelijk niet goed in staat is.

De gegeven indeling in risicofactoren is onvolmaakt. Factoren werken op elkaar in. Hier volgen twee voorbeelden.

- Aanleg bepaalt hoe een traumatische ervaring wordt beleefd en verwerkt.
- Complicaties rond de geboorte hangen niet alleen samen met eigenschappen van het kind maar ook met omstandigheden en met kenmerken van de moeder.

Risicofactoren bepalen niet alles. Een voorbeeld aan de hand van het begrip stress.

- Schizofrenie openbaart zich vaak – maar niet altijd – in een periode van stress.
- De stress is vermoedelijk niet dé oorzaak van de ziekte, maar de druppel die de emmer doet overlopen.

- Wat als spannende en wat als bedreigende stress wordt ervaren hangt af van de persoon.
- Populair onder wetenschappers is de gedachte dat mensen die schizofrenie krijgen van nature kwetsbaar zijn voor stress en daar geen weerstand tegen hebben. Mensen met schizofrenie variëren echter sterk in mate van kwetsbaarheid.[1]

Risicofactoren hangen statistisch samen met het optreden van schizofrenie. Ze kunnen niet zomaar als oorzaken worden beschouwd. De verbanden zijn vaak zwak en voor verschillende uitleg vatbaar. Verreweg de meeste personen met omstandigheden en ervaringen als hier beschreven worden niet schizofreen.

15.3 *Hoe verloopt schizofrenie?*

Cijfers over het overwinnen van schizofrenie of het voortduren ervan lopen uiteen. Dit komt door verschillen in de samenstelling van de groepen personen die zijn onderzocht. De loopbaan van mensen die voor schizofrenie in een psychiatrisch ziekenhuis worden opgenomen, ziet er vermoedelijk somberder uit dan voor lotgenoten die er minder slecht aan toe zijn. De cijfers hieronder betreffen mensen die met de geestelijke gezondheidszorg in aanraking kwamen.

- De eerste acute (psychotische) episode, die gewoonlijk zo'n drie maanden duurt, kan zich abrupt voordoen.
  - Meestal zijn er echter voortekenen merkbaar, zoals zich terugtrekken uit sociale contacten, verlies van interesse in school of werk, gebrek aan lichaamsverzorging (dus negatieve symptomen), maar ook vreemd gedrag en woede-uitbarstingen.
  - De duur van deze voorfase wisselt sterk. De aanloop kan zich sluipend voltrekken gedurende maanden of jaren, of juist kort en hevig zijn.[12]
- De eerste episode wordt bij mensen die niet meteen herstellen meestal gevolgd door een fase van stabilisatie, die een half jaar of langer duurt. De ernst van de psychotische verschijnselen neemt af.[11] Dan breekt vaak een periode aan waarin de symptomen verdwenen zijn en in ieder geval minder ernstig dan voorheen.
- Een kwart wordt na de eerste of tweede psychotische episode beter, al hoeft dit niet te betekenen dat zij sociaal weer optimaal functioneren.[7] In zes Europese landen ondervond slechts 17% van

de onderzochte mensen 15 jaar na de eerste acute episode geen sociale beperkingen meer.[21]

- De anderen blijven ziek, met negatieve symptomen, of aanhoudend psychotisch. Of zij krijgen na enig herstel te maken met een recidief: een of meer nieuwe psychotische episodes.[7;11;22]
  - Van degenen die terugvallen is ruwweg de helft psychisch en sociaal gehandicapt tussen episodes door, maar niet dramatisch.
  - De andere helft raakt ernstig, vaak blijvend gehandicapt. Een minderheid van deze groep verblijft langdurig in een psychiatrisch ziekenhuis of in een woning onder begeleiding.
- Bij de meeste mensen bij wie de ziekte een chronisch karakter aanneemt wisselen psychotische episodes en stabiele perioden elkaar af, met meer of minder herstel na een psychose.

Factoren die het beloop bepalen

De kans op herstel is groter bij vrouwen, mensen met een partner, mensen zonder schizofrenie in de familie, en personen die voor het uitbreken van de ziekte goed functioneerden en een hoog IQ hebben.[11;12]

15.4 *Komen er bij schizofrenie nog andere aandoeningen voor?*

Psychische stoornissen

Mensen met schizofrenie hebben geregeld last van depressie, angst, dwangstoornis en posttraumatische stressstoornis (PTSD).

- Zeker een kwart van hen lijdt aan depressie of aan symptomen van depressie, vooral na een psychotische fase.[9] Dit is duidelijk meer dan onder de algemene bevolking.
- PTSD kan te maken te hebben met de traumatische beleving van de psychose, de behandeling of de gevolgen van de ziekte.
- Het samengaan van buitensporig gebruik van alcohol of drugs met een (andere) psychische stoornis wordt tweeledige diagnose (*dual diagnosis*) genoemd. Die combinatie vormt bij schizofrenie geen uitzondering. De helft van mensen met ernstige, aanhoudende psychische stoornissen – zoals schizofrenie – heeft te kampen met buitensporig gebruik van alcohol en drugs.[9;23]

15.5 *Wat zijn de gevolgen van schizofrenie?*

Kwaliteit van leven en levensverwachting

Schizofrenie kan verwoestend uitwerken als de ziekte niet overgaat.
- De persoon kan werk, relaties en zelfs huis en haard verliezen of opgeven. Het sociaal isolement telt zwaar.[24]
- Hij kan lichamelijk achteruitgaan door zelfverwaarlozing, voedingstekorten en mogelijk door excessief drinken en roken en door gebruik van drugs.

De betrokkene kan tegen de kwaliteit van zijn leven wat positiever aankijken dan hulpverleners en buitenstaanders.

Een vergelijkende maat voor ziektelast is de DALY. Een DALY is een gezond levensjaar dat door de ziekte verloren gaat.
- Op conto van schizofrenie staan in Nederland jaarlijks tussen de tien en 30.000 DALY's.[25]
- De ziekte hoort daarmee tot de 30 aandoeningen en gebeurtenissen met de grootste ziektelast.

Partner, familieleden en anderen die bij iemand met schizofrenie betrokken zijn, staan voor een zware opgave.
- Zij moeten de al dan niet tijdelijke veranderingen in diens persoonlijkheid en gedrag accepteren.
- Tegelijk is goed dat zij hem blijven bijstaan omdat dit het herstel kan bevorderen en terugval voorkomen. Dit trekt een zware wissel op hun energie, hun gezondheid en hun sociale relaties.

Mensen met schizofrenie hebben een kortere levensverwachting dan de doorsnee bevolking.
- Zo liepen Finse mannen met schizofrenie in een tijdsbestek van zeventien jaar drie maal meer kans, en vrouwen twee maal meer kans, om te sterven dan leeftijd- en seksegenoten onder de algehele bevolking.[26]
- Tot de doodsoorzaken horen aandoeningen van de luchtwegen (ook door overmatig roken), het hart, het spijsverteringsstelsel en het zenuwstelsel.[27]
- Andere oorzaken van vroeg doodgaan zijn ongelukken, vermoord worden en suïcide.

- Ongeveer 7% van de personen die aan schizofrenie lijden gaat tot
  zelfdoding over. Meestal gebeurt dit tijdens een periode van depressie of vlak na de eerste acute episode.
- In Groot-Brittannië rapporteert de *National Confidential Inquiry
  into Suicide and Homicide by People with Mental Illness* eens in de
  vijf jaar over onder meer zelfdoding door mensen met psychische
  stoornissen. De laatste publicatie stamt uit 2001:[28]
  - Mensen met schizofrenie hadden een groot aandeel (meer
    dan een kwart) in het aantal suïcideplegers dat zich onttrok
    aan het innemen van medicijnen.
  - De meeste mensen met schizofrenie die tot suïcide overgin-
    gen waren werkloos en hadden geen partner.

Zoals gezegd is het onjuist een algemeen verband te leggen tussen schizofrenie en geweld.
Het genoemde Britse rapport [28] ging ook na in hoeverre mensen met
psychische stoornissen betrokken waren bij moord en doodslag.

- Een op de drie Britse plegers van moord of doodslag heeft zeker
  eens in het leven een psychische stoornis gehad. Dit is vermoedelijk niet veel meer dan voor de bevolking als geheel.
- Voor slechts 2 (Schotland) en 5% (Engeland en Wales) van de plegers gold dat ooit de diagnose schizofrenie was gesteld.

Maatschappelijke kosten

- Van de 7,8 miljard euro die in Nederland in 1999 aan geestelijke
  gezondheidszorg in ruime zin – inclusief zorg bij dementie en
  verstandelijke handicap – werd uitgegeven, kwam bijna 5% voor
  rekening van schizofrenie (380 miljoen euro, waarvan 235 miljoen
  voor mannen en 145 miljoen voor vrouwen).
- Van de psychische stoornissen in engere zin – met uitsluiting van
  dementie en verstandelijke handicap – stond schizofrenie daarmee op de tweede plaats, achter depressie.
- Belangrijkste posten waren ziekenhuiszorg en verpleegdagen.
- Uitgaven aan medicijnen zijn flink lager dan bij depressie en
  angststoornissen, respectievelijk een factor zes en drie.[29]
- Een internationaal consortium vergeleek kosten van zorg voor
  mensen met schizofrenie in vijf Europese steden: Amsterdam,
  Kopenhagen, Londen, Santander en Verona.[30]
  - Wat opviel waren verschillen in vormen van zorg: in Amster-
    dam waren er bijvoorbeeld weinig opnamedagen in zieken-

huizen en veel beschermd wonen. Dit beïnvloedt uiteraard de hoogte van de uitgaven.

– De kosten van geestelijke gezondheidszorg per cliënt bedroegen in 1998 omgerekend ongeveer 2740 euro in Amsterdam, 4970 in Kopenhagen, 4510 in Londen, 960 in Santander en 3820 in Verona.

15.6 Is schizofrenie behandelbaar?

Er zijn twee vormen van behandeling van mensen met schizofrenie:
* medicamenteuze;
* psychologische therapie.

Behandeling tijdens acute episodes van schizofrenie

Tabel 15.1 heeft betrekking op interventies tijdens en vlak na een acute episode. Zij hebben tot doel de toestand van de cliënt zo veel en zo snel mogelijk te normaliseren. Het oordeel over werkzaamheid betreft bij de genoemde geneesmiddelen een vergelijking met placebo en bij cognitieve gedragstherapie met standaardzorg. Werkzaamheid werd doorgaans afgemeten aan symptoomreductie en aan verbetering van de psychische toestand in de ogen van hulpverleners.

De redelijke werkzaamheid van de meeste klassieke antipsychotica moet afgezet worden tegen hun bijwerkingen. De NNT's voor de best bestudeerde middelen in deze rubriek – chloorpromazine, haloperidol en thioridazine – lopen uiteen van twee tot zeven. De NNT's voor de atypische middelen liggen in de orde van zes tot acht. Cognitieve gedragstherapie mag niet op een lijn gesteld worden met medicatie. Het is geen concurrerende, maar een aanvullende behandeling, met niet noodzakelijkerwijs dezelfde behandeldoelen. Voor het effect van deze psychotherapie op korte termijn worden NNT's genoemd van vier tot zes.

Tabellen 15.1 en 15.2 geven een overzicht van de werkzaamheid van de diverse behandelingen. Wij onderscheiden drie gradaties van de kracht van de beschikbare bewijzen van werkzaamheid.

Toelichting op NNT

Een van de maten die meta-analyses kunnen opleveren als er voldoende cijfers zijn, is de NNT: *number needed to treat*. Dit is het aantal behandelpogingen dat men moet doen om één keer meer succes te boeken dan in de

TABEL 15.1 OVERZICHT WERKZAAMHEID BEHANDELINGEN TIJDENS ACUTE EPISODES VAN SCHIZOFRENIE[7;11;12;50]

Behandeling; opvang	Oordeel
Medicatie	
Klassieke antipsychotica[37-41]	** / ***
Atypische antipsychotica[42-45]	** / ***
Andere biologische behandelingen	
Meervoudig onverzadigde vetzuren, bijvoorbeeld in visolie[46]	*
Elektroshock[47]	?
Psychologische methoden	
Cognitieve gedragstherapie[48,49]	* / **

***= bewezen werkzaam;
**= redelijke aanwijzingen voor werkzaamheid;
*=enig bewijs voor werkzaamheid, of: bewijs voor een bescheiden effect;
? = bewijs ontbreekt (nagenoeg).

controlegroep, die een placebo of een andere interventie krijgt. Ideaal zou zijn een NNT van 1, maar dit komt praktisch niet voor. Een NNT van minder dan 10 is een goede uitslag. Een kleine NNT is overigens niet voldoende om een therapie tot werkzaam te kunnen verklaren. Daar komt meer bij kijken.[36] Voor veel vormen van hulp (interventies) valt nog geen NNT te berekenen bij gebrek aan experimenten of meta-analyses.

Langdurige behandeling van schizofrenie

Tabel 15.2 heeft betrekking op langdurige behandeling, van bijna een jaar tot soms vijf jaar of langer. Hiertoe behoort onderhoudsbehandeling: het doorgaan met medicatie. Tussen acute en onderhoudsbehandeling bestaat geen scherpe scheidslijn. Daarom keren enkele interventies uit tabel 15.1 hier bij wijze van voorbeeld terug. Doel van langdurige interventie is om terugval (nieuwe acute episodes, heropname in een ziekenhuis) te voorkomen. Dit kan worden nagestreefd langs directe weg – door pogingen ziekteprocessen te beïnvloeden – of indirect, door vergroting van ziekte-inzicht en bevordering van het innemen van medicijnen (therapietrouw). Het belang van therapietrouw blijkt uit schattingen dat ongeveer de helft van de mensen met schizofrenie in het jaar na ontslag uit het ziekenhuis weigeren of verzuimen hun medicijnen volgens voorschrift in te nemen. Zij lopen bijna vier maal zo veel kans op terugval als degenen die de therapie wel volgen.[51] Doel is ook om resterende (negatieve) symptomen te verlichten en om de persoon in staat te stellen zijn leven te hernemen en weer een plaats te vinden in de maatschappij. Voor dit laatste bestaan ook rehabilitatiemethoden. Om niet afhankelijk

TABEL 15.2 OVERZICHT WERKZAAMHEID LANGER DURENDE INTERVENTIES WAAR-
ONDER ONDERHOUDSBEHANDELING BIJ SCHIZOFRENIE

Behandeling; opvang	*Oordeel*
Medicatie	
Antipsychotica[37,38, 42, 52]	***
Antipsychotica in depotvorm[53-59]	* / **
Psychologische methoden[@]	
Psycho-educatie[49;60;61]	**
Familie-interventies[49;61-63]	**
Cognitieve gedragstherapie[48;49;61]	**
Gezinstherapie[49;61;62]	* / **
Psychoanalyse[64]	?
Cognitieve revalidatie[65;66]	?
Training in sociale vaardigheden[66]	-/?

***= bewezen werkzaam;
**= redelijke aanwijzingen voor werkzaamheid;
*= enig bewijs voor werkzaamheid, of: bewijs voor een bescheiden effect;
? = bewijs ontbreekt (nagenoeg).
@ Hier kan ook genoemd worden assertive community treatment[67], met de score ***.
Uitkomstmaat meestal preventie van terugval of van heropname.
De depotpreparaten werden doorgaans vergeleken met een ander antipsychoticum, niet met
placebo.

te zijn van dagelijks slikken, dat een risico met zich meebrengt wat betreft therapietrouw, worden sommige medicijnen ingespoten zodat een
depot ontstaat in het lichaam. De stof komt dan in de loop van dagen/
weken langzaam vrij uit de opslagplaats in het lichaam.
De antipsychotica die via de mond worden ingenomen kunnen terugval
voorkomen, met NNT's tussen drie en zes. De werkzaamheid van depotpreparaten is minder duidelijk, omdat ze minder goed zijn bestudeerd,
zeker in vergelijking met placebo's. Van de psychologische methoden
hebben psycho-educatie, cognitieve gedragstherapie en gezinsinterventies
(waarvan gezinstherapie deel kan uitmaken) het meeste krediet, met
NNT's tussen drie en negen afhankelijk van de uitkomstmaat.

Referenties schizofrenie

1. Vlaminck, P. (2002). De schizofrenie ontmanteld. *Maandblad Geestelijke volksgezondheid*, 57:342-363.
2. American Psychiatric Association (2000). *Diagnostic and statistical manual of mental disorders [DSM-IV-TR]*. Washington, DC: American Psychiatric Association.
3. Haan, L. de (2001). *Patients' perspectives: subjective experiences and attitudes of patients with recent onset schizophrenia*. Amsterdam: Universiteit van Amsterdam.
4. Os, J. van, Hanssen, M., Bijl, R.V., Vollebergh, W. (2001). Prevalence of psychotic disorder and community level of psychotic symptoms: an urban-rural comparison. *Archives of General Psychiatry*, 58: 663-668.
5. National Institute of Mental Health (NIMH) (2002). Schizophrenia. National Institute of Mental Health (NIMH): www.nimh.nih.gov.
6. Walsh, E., Buchanan, A., Fahy, T. (2002). Violence and schizophrenia: examining the evidence. *The British Journal of Psychiatry*, 180: 490-495.
7. National electronic Library for Health (NHS) (2002).Schizophrenia - basic. National Electronic Library for Health (NHS): cebmh.warne.ox.ac.uk/cebmh/nelmh/schizophrenia.
8. Bijl, R.V. (1997). Schizofrenie. In: I.A.M. Maas, R. Gijsen, I.E. Lobbezoo, M.J.J.C. Poos, (red.). *Volksgezondheid Toekomst Verkenning 1997. De gezondheidstoestand: een actualisering*, p. 293-300. Amsterdam/Utrecht/Bilthoven: Elsevier/De Tijdstroom en Rijksinstituut voor Volksgezondheid en Milieu.
9. Wiersma, D., Jong, A. de (1999). Schizofrenie en aanverwante stoornissen. In: Jong, A. de, Brink, W. van den, Ormel, J. (red.). *Handboek psychiatrische epidemiologie*, Maarssen: Elsevier/De Tijdstroom.
10. Bhugra, D., Hilwig, M., Hossein, B., Marceau, H., Neehall, J., Leff, J., e.a. (1996). First-contact incidence rates of schizophrenia in Trinidad and one-year follow-up. *The British Journal of Psychiatry*, 169: 587-592.
11. American Psychiatric Association (2002). Practice guideline for the treatment of patients with schizophrenia. American Psychiatric Association: www.psych.org/clin_res/pg_schizo.cfm.
12. Royal Australian and New Zealand College of Psychiatrists (2002). *Clinical practice guidelines for the treatment of schizophrenia (concept)*. (ongepubliceerd)
13. Ormel, J., Neeleman, J., Wiersma, D. (2001). Determinanten van psychische ongezondheid; implicaties voor onderzoek en beleid. *Tijdschrift voor Psychiatrie*, 43: 245-257.
14. Byrne, M., Agerbo, E., Mortensen, P.B. (2002). Family history of psychiatric disorders and age at first contact in schizophrenia: an epidemiological study. *The British Journal of Psychiatry Supplement*, 43: s19-s25.
15. Selten, J.P., Veen, N., Feller, W., Blom, J.D., Schols, D., Camoenië, W., e.a. (2001). Incidence of psychotic disorders in immigrant groups to The Netherlands. *The British Journal of Psychiatry*, 178: 367-372.
16. Cannon, M., Jones, P.B., Murray, R.M. (2002). Obstetric complications and schizophrenia: historical and meta-analytic review. *The American Journal of Psychiatry*, 159: 1080-1092.
17. Rigter, H., Laar, M. van, Rigter, S., Kilmer, B. (2002). *Cannabis: Feiten en cijfers anno 2002*. Utrecht: Bureau NDM.
18. Os, J. van, Bak, M., Hanssen, M., Bijl, R.V., Graaf, R. de, Verdoux, H. (2002). Cannabis use and psychosis: a longitudinal population-based study. *American Journal of Epidemiology*, 156 : 319-327.

19. Reinking, D. P., Wolf, J.R., Kroon, H. (2001). Hoge prevalentie van psychische stoornissen en verslavingsproblemen bij daklozen in de stad Utrecht. *Nederlands Tijdschrift voor Geneeskunde*, 145: 1161-1166.

20. Reinking, D., Nicholas, S., Leiden, I. van (2001). *Daklozen in Den Haag: onderzoek naar omvang en kenmerken van de daklozenpopulatie.* Utrecht: Trimbos-instituut.

21. Wiersma, D., Wanderling, J., Dragomirecka, E., Ganev, K., Harrison, G., An Der, H.W., e.a. (2000). Social disability in schizophrenia: its development and prediction over 15 years in incidence cohorts in six European centres. *Psychological Medicine*, 30: 1155-1167.

22. Haan, L. de, Timmer, T., Linszen, D. H., Lenior, M.E., Wouters, L. (2001). Het beloop van schizofrenie gedurende vijf jaar na een eerste opname, in de westerse wereld. Een meta-analyse. *Tijdschrift voor Psychiatrie*, 43: 559-565.

23. Drake, R.E., Essock, S.M., Shaner, A., Carey, K.B., Minkoff, K., Kola, L., e.a. (2001). Implementing dual diagnosis services for clients with severe mental illness. *Psychiatric Services*, 52: 469-476.

24. Herrman, H., Hawthorne, G., Thomas, R. (2002). Quality of life assessment in people living with psychosis. *Social Psychiatry and Psychiatric Epidemiology*, 37: 510-518.

25. Maas, P.J. Kramers, P.G.N. (1997). *Volksgezondheid Toekomst Verkenning 1997 III: gezondheid en levensverwachting gewogen.* Amsterdam/Utrecht/Bilthoven: Elsevier/De Tijdstroom en Rijksinstituut voor Volksgezondheid en Milieu.

26. Joukamaa, M., Heliovaara, M., Knekt, P., Aromaa, A., Raitasalo, R., Lehtinen, V. (2001). Mental disorders and cause-specific mortality. *The British journal of Psychiatry*, 179: 498-502.

27. Brown, S., Inskip, H., Barraclough, B. (2000). Causes of the excess mortality of schizophrenia. *The British Journal of Psychiatry*, 177: 212-217.

28. National Confidential Inquiry into Suicide and Homicide by People with Mental Illness (2001). *Safety first. Five-year report of the National Confidential Inquiry into Homicide by People with Mental Illness.* Londen: Department of Health.

29. Polder, J.J., Takken, J., Meerding, W. J., Kommer, G.J., Stokx, L.J. (2002). *Kosten van ziekten in Nederland: de zorgeuro ontrafeld.* Bilthoven: RIVM.

30. Knapp, M., Chisholm, D., Leese, M., Amaddeo, F., Tansella, M., Schene, A., e.a. (2002). Comparing patterns and costs of schizophrenia care in five European countries: the EPSILON study. European Psychiatric Services: Inputs Linked to Outcome Domains and Needs. *Acta Psychiatrica Scandinavica*, 105 :42-54.

31. Heinrichs, R. W. (2001). *In search of madness. Schizophrenia and neuroscience.* Oxford: Oxford University Press.

32. Gezondheidsraad (1999). *Opsporing en behandeling van adolescenten met schizofrenie.* Publicatie 1999/08. Den Haag: Gezondgheidsraad.

33. McGorry, P.D., Yung, A.R., Phillips, L.J., Yuen, H.P., Francey, S., Cosgrave, E.M., e.a. (2002). Randomized controlled trial of interventions designed to reduce the risk of progression to first-episode psychosis in a clinical sample with subthreshold symptoms. *Archives of General Psychiatry*, 59: 921-928.

34. McEvoy, J.P., Scheifler, P.L., Frances, A. (1999). The Expert Consensus Guideline Series: Treatment of schizophrenia 1999. *Journal of Clinical Psychiatry*, 60 (supplement 11).

35. Canadian Psychiatric Association (2002). Canadian practical guidelines for the treatment of schizophrenia. www.cpa-apc.org.

36. Lawrie, S.M., McIntosh, A.M., Rao, S. (2000). *Critical Appraisal for Psychiatry*. Edinburgh: Churchill Livingstone.

37. Thornley, B., Adams, C.E., Awad, G. (2000). Chlorpromazine versus placebo for schizophrenia. *Cochrane Database of Systematic Reviews*, CD000284.

38. Joy, C.B., Adams, C.E., Lawrie, S.M. (2001). Haloperidol versus placebo for schizophrenia. *Cochrane Database of Systematic Reviews*, CD003082.

39. Sultana, A., McMonagle, T. (2000). Pimozide for schizophrenia or related psychoses. *Cochrane Database of Systematic Reviews*, CD001949.

40. Soares, B.G., Fenton, M., Chue, P. (2000). Sulpiride for schizophrenia. *Cochrane Database of Systematic Reviews*, CD001162.

41. Sultana, A., Reilly, J., Fenton, M. (2000). Thioridazine for schizophrenia. *Cochrane Database of Systematic Reviews*, CD001944.

42. Wahlbeck, K., Cheine, M., Essali, M.A. (2000). Clozapine versus typical neuroleptic medication for schizophrenia. *Cochrane Database of Systematic Reviews*, CD000059.

43. Duggan, L., Fenton, M., Dardennes, R.M., Dosoky, A. el, Indran, S. (2000). Olanzapine for schizophrenia. *Cochrane Database of Systematic Reviews*, CD001359.

44. Srisurapanont, M., Disayavanish, C., Taimkaew, K. (2000). Quetiapine for schizophrenia. *Cochrane Database of Systematic Reviews*, CD000967.

45. Kennedy, E., Song, F., Hunter, R., Clarke, A., Gilbody, S. (2000). Risperidone versus typical antipsychotic medication for schizophrenia. *Cochrane Database of Systematic Reviews*, CD000440.

46. Joy, C.B., Mumby-Croft, R., Joy, L.A. (2000). Polyunsaturated fatty acid (fish or evening primrose oil) for schizophrenia. *Cochrane Database of Systematic Reviews*, CD001257.

47. Tharyan, P. Adams, C.E. (2002). Electroconvulsive therapy for schizophrenia. *Cochrane Database of Systematic Reviews*, CD000076.

48. Cormac, I., Jones, C., Campbell, C. (2002). Cognitive behaviour therapy for schizophrenia. *Cochrane Database of Systematic Reviews*, CD000524.

49. Pilling, S., Bebbington, P., Kuipers, E., Garety, P., Geddes, J., Orbach, G., e.a. (2002). Psychological treatments in schizophrenia: I. Meta-analysis of family intervention and cognitive behaviour therapy. *Psychological Medicine*, 32: 763-782.

50. Mcintosh, A., Lawrie, S. (2002). Schizophrenia. In: S. Barton (red.). *Clinicial Evidence. Mental Health. The international source of the best available evidence for mental health care*, p. 110-131. Londen: BMJ Publishing Group.

51. Zygmunt, A., Olfson, M., Boyer, C.A., Mechanic, D. (2002). Interventions to improve medication adherence in schizophrenia. *The American Journal of Psychiatry*, 159: 1653-1664.

52. Geddes, J. (2002). Prevention of relapse in schizophrenia. *The New England Journal of Medicine*, 346: 56-58.

53. Quraishi, S., David, A. (2000). Depot flupenthixol decanoate for schizophrenia or other similar psychotic disorders. *Cochrane Database of Systematic Reviews*, CD001470.

54. Adams, C.E., Eisenbruch, M. (2000). Depot fluphenazine for schizophrenia. *Cochrane Database of Systematic Reviews*, CD000307.

55. Quraishi, S., David, A. (2000). Depot fluspirilene for schizophrenia. *Cochrane Database of Systematic Reviews*, CD001718.

56. Quraishi, S., David, A. (2000). Depot haloperidol decanoate for schizophrenia. *Cochrane Database of Systematic Reviews*, CD001361.

57. Quraishi, S., David, A. (2000). Depot perphenazine decanoate and enanthate for schizophrenia. *Cochrane*

Database of Systematic Reviews, CD001717.

58. Quraishi, S., David, A. (2001). Depot pipothiazine palmitate and undecylenate for schizophrenia. *Cochrane Database of Systematic Reviews,* CD001720.

59. Coutinho, E., Fenton, M., Quraishi, S. (2000). Zuclopenthixol decanoate for schizophrenia and other serious mental illnesses. *Cochrane Database of Systematic Reviews,* CD001164.

60. Pekkala, E. Merinder, L. (2002). Psychoeducation for schizophrenia. *Cochrane Database of Systematic Reviews,* CD002831.

61. Gaag, M. van der (2003). Evidence-based psychiatrische rehabilitatie bij schizofrenie en aanverwante psychosen. In: A.H. Schene, F. Boer, T.J. Heeren, H.W.J. Henselmans, B.G.C. Sabbe, J. van Weeghel (red), *Jaarboek voor psychiatrie en psychotherapie 2003-2004,* p. 354-365. Houten: Bohn Stafleu Van Loghum.

62. Scottish Intercollegiate Guidelines Network (SIGN) (1998). Psychosocial interventions in the management of schizophrenia. www.sign.ac.uk/guidelines/fulltext/30/index.html.

63. Pharoah, F.M., Mari, J.J., Streiner, D. (2000). Family intervention for schizophrenia. *Cochrane Database of Systematic Reviews,* CD000088.

64. Malmberg, L., Fenton, M. (2000). Individual psychodynamic psychotherapy and psychoanalysis for schizophrenia and severe mental illness. *Cochrane Database of Systematic Reviews,* CD001360.

65. Hayes, R.L., McGrath, J.J. (2000). Cognitive rehabilitation for people with schizophrenia and related conditions. *Cochrane Database of Systematic Reviews,* CD000968.

66. Pilling, S., Bebbington, P., Kuipers, E., Garety, P., Geddes, J., Martindale, B., e.a. (2002). Psychological treatments in schizophrenia: II. Meta-analyses of randomized controlled trials of social skills training and cognitive remediation. *Psychological Medicine,* 32: 783-791.

67. Marshall, M., Lockwood, A. (2000). Assertive community treatment for people with severe mental disorders. *Cochrane Database of Systematic Reviews,* CD001089.

68. Joy, C.B., Adams, C.E., Rice, K. (2000). Crisis intervention for people with severe mental illnesses. *Cochrane Database of Systematic Reviews,* CD001087.

69. Johnstone, P., Zolese, G. (2000). Length of hospitalisation for people with severe mental illness. *Cochrane Database of Systematic Reviews,* CD000384.

70. Marshall, M., Crowther, R., Almaraz-Serrano, A.M., Tyrer, P. (2001). Day hospital versus out-patient care for psychiatric disorders. *Cochrane Database of Systematic Reviews,* CD003240.

71. Sailas, E., Fenton, M. (2000). Seclusion and restraint for people with serious mental illnesses. *Cochrane Database of Systematic Reviews,* CD001163.

72. Mellman, T.A., Miller, A.L., Weissman, E.M., Crismon, M.L., Essock, S.M., Marder, S.R. (2001). Evidence-based pharmacologic treatment for people with severe mental illness: a focus on guidelines and algorithms. *Psychiatric Services,* 52: 619-625.

73. Quraishi, S., David, A., Adams, C.E. (2000). Depot bromperidol decanoate for schizophrenia. *Cochrane Database of Systematic Reviews,* CD001719.

74. Adams, C., NHS Centre For Reviews and Dissemination (1999) Drug treatments for schizophrenia. *Effective Health Care Bulletin,* 5(6).

75. Leucht, S., Pitschel-Walz, G., Engel, R.R., Kissling, W. (2002). Amisulpride, an unusual atypical antipsychotic: a meta-analysis of randomized controlled trials. *The American Journal of Psychiatry,* 159: 180-190.

76. Bagnall, A., Lewis, R. A., Leitner, M. L. (2000). Ziprasidone for schizophrenia and severe mental illness. *Cochrane Database of Systematic Reviews*, CD001945.

77. Fenton, M., Morris, S., Silva, P. de, Bagnall, A., Cooper, S.J., Gammelin, G., e.a. (2000). Zotepine for schizophrenia. *Cochrane Database of Systematic Reviews*, CD001948.

78. Leucht, S., Pitschel-Walz, G., Abraham, D., Kissling, W. (1999). Efficacy and extrapyramidal side-effects of the new antipsychotics olanzapine, quetiapine, risperidone, and sertindole compared to conventional antipsychotics and placebo. A meta-analysis of randomized controlled trials. *Schizophrenia Research*, 35: 51-68.

79. Tuunainen, A., Wahlbeck, K., Gilbody, S.M. (2000). Newer atypical antipsychotic medication versus clozapine for schizophrenia. *Cochrane Database of Systematic Reviews*, CD000966.

80. McGrath, J.J., Soares, K.V. (2000). Neuroleptic reduction and/or cessation and neuroleptics as specific treatments for tardive dyskinesia. *Cochrane Database of Systematic Reviews*, CD000459.

81. Gilbody, S.M., Bagnall, A.M., Duggan, L., Tuunainen, A. (2000). Risperidone versus other atypical antipsychotic medication for schizophrenia. *Cochrane Database of Systematic Reviews*, CD002306.

82. Allison, D.B., Mentore, J.L., Heo, M., Chandler, L.P., Cappelleri, J.C., Infante, M.C., e.a. (1999). Antipsychotic-induced weight gain: a comprehensive research synthesis. *The American Journal of Psychiatry*, 156: 1686-1696.

83. Koro, C.E., Fedder, D.O., L'Italien, G. J., Weiss, S.S., Magder, L.S., Kreyenbuhl, J., e.a. (2002). Assessment of independent effect of olanzapine and risperidone on risk of diabetes among patients with schizophrenia: population based nested case-control study. *BMJ*, 325: 243

84. Geddes, J., Freemantle, N., Harrison, P., Bebbington, P. (2000). Atypical antipsychotics in the treatment of schizophrenia: systematic overview and meta-regression analysis. *BMJ*, 321: 1371-1376.

85. Csernansky, J.G., Mahmoud, R., Brenner, R. (2002). A comparison of risperidone and haloperidol for the prevention of relapse in patients with schizophrenia. *The New England Journal of Medicine*, 346: 16-22.

86. Leslie, D.L., Rosenheck, R. A. (2002). From conventional to atypical antipsychotics and back: dynamic processes in the diffusion of new medications. *The American Journal of Psychiatry*, 159: 1534-1540.

87. Fischer, E.P., Shumway, M., Owen, R.R. (2002). Priorities of consumers, providers, and family members in the treatment of schizophrenia. *Psychiatric Services*, 53: 724-729.

88. McMonagle, T., Sultana, A. (2000). Token economy for schizophrenia. *Cochrane Database of Systematic Reviews*, CD001473.

89. Dixon, L., McFarlane, W. R., Lefley, H., Lucksted, A., Cohen, M., Falloon, I., e.a. (2001). Evidence-based practices for services to families of people with psychiatric disabilities. *Psychiatric Services*, 52: 903-910.

90. Turkington, D., Kingdon, D., Turner, T. (2002). Effectiveness of a brief cognitive-behavioural therapy intervention in the treatment of schizophrenia. *The British Journal of Psychiatry*, 180: 523-527.

91. Mueser, K.T., Corrigan, P.W., Hilton, D.W., Tanzman, B., Schaub, A., Gingerich, S., e.a. (2002). Illness management and recovery: a review of the research. *Psychiatric Services*, 53: 1272-1284.

92. Ley, A., Jeffery, D.P., McLaren, S., Siegfried, N. (2000). Treatment programmes for people with both severe mental illness and substance

misuse. *Cochrane Database of Systematic Reviews*, CD001088.

93. Dickey, B., Normand, S.L., Weiss, R. D., Drake, R.E., Azeni, H. (2002). Medical morbidity, mental illness, and substance use disorders. *Psychiatric Services*, 53: 861-867.

94. Catty, J., Burns, T., Comas, A. (2001). Day centres for severe mental illness. *Cochrane Database of Systematic Reviews*, CD001710.

95. Nicol, M.M., Robertson, L., Connaughton, J.A. (2000). Life skills programmes for chronic mental illnesses. *Cochrane Database of Systematic Reviews*, CD000381.

96. Bond, G. R., Becker, D. R., Drake, R. E., Rapp, C. A., Meisler, N., Lehman, A. F., e.a. (2001). Implementing supported employment as an evidence-based practice. *Psychiatric Services*, 52: 313-322.

97. Marshall, M., Gray, A., Lockwood, A., Green, R. (2000). Case management for people with severe mental disorders. *Cochrane Database of Systematic Reviews*, CD000050.

98. Tyrer, P., Coid, J., Simmonds, S., Joseph, P., Marriott, S. (2000). Community mental health teams (CMHTs) for people with severe mental illnesses and disordered personality. *Cochrane Database of Systematic Reviews*, CD000270.

99. Schizofrenie Platform (2000). *Verdeelde aandacht, gedeelde zorg: van knelpunten naar kwaliteit in de zorg voor patiënten met schizofrenie*. Montfoort: Schizofrenie Platform.

100. Schizofrenie Stichting Nederland (2001). *Met het oog op beter, het vervolg*. Soesterberg: Schizofrenie Stichting Nederland.

101. Ypsilon (2002). *Vrijwilligheid en professionaliteit: de resultaten. Jaarverslag 2001*. Rotterdam: Ypsilon.

16 Dementie

16.1 *Wat is dementie?*

Symptomen en diagnose

Dementie ontstaat door het geleidelijk, soms snel aftakelen van functies van de hersenen.

Het is niet een op zichzelf staande ziekte, maar een combinatie van stoornissen. Voor het stellen van de diagnose gaat men meestal uit van de volgende symptomen.[1-3]

- Het geheugen is aangetast en gaat steeds meer achteruit.
- Verder heeft iemand met dementie minstens één van deze stoornissen:
  - afasie: hij (of zij) begrijpt woorden niet meer en kan zich niet goed uitdrukken;
  - apraxie: hij heeft moeite handelingen uit te voeren – zoals zich wassen, aankleden, koken – hoewel de spieren in orde zijn;
  - agnosie: onvermogen om dingen te herkennen, al werken de zintuigen nog;
  - plannen maken en zaken organiseren, of logisch en abstract denken.
- Hij is niet langer goed in staat om te werken, sociale activiteiten te ondernemen en relaties te onderhouden.

Typen dementie

Dementie komt bij tientallen (op zijn minst 25) aandoeningen voor.[4] In een enkel geval is die aandoening behandelbaar, zoals bij ernstige depressie en bij sterke bijwerkingen van sommige geneesmiddelen waaronder benzodiazepines. De dementie kan dan verdwijnen. In verreweg de meeste gevallen is dementie echter onomkeerbaar.

- Dementie is meestal het gevolg van de ziekte van Alzheimer. Daarvan bestaan vele varianten. In een Rotterdams onderzoek van ongeveer tien jaar geleden (de ERGO-studie) hadden zeven op de tien mensen met dementie primair de ziekte van Alzheimer.[1]
- In de tweede plaats betreft het vasculaire dementie: alle niet-alzheimervormen waarbij bloedvaten in de hersenen afwijkingen vertonen. Dit kan variëren van een reeks kleine herseninfarcten tot een grote beroerte of een bloeding in de hersenen. Ook kan het gaan om aantasting van de witte stof in de hersenen.
- In de bewuste Rotterdamse studie had 16% van de dementerenden vasculaire dementie.
- Dementie komt geregeld voor bij de ziekte van Parkinson. 6% van de dementerenden in ERGO had Parkinson.
- Tot de andere aandoeningen die gepaard kunnen gaan met dementie, horen de ziekte van Creutzfeldt-Jakob, aids en hersentumoren. Ook bij het syndroom van Down (verstandelijke handicap) kan dementie optreden.

De klinische beelden van dementie vallen niet altijd van elkaar te scheiden. Er komen mengvormen voor, bijvoorbeeld van Alzheimer en vasculaire dementie.

Onderscheid met andere stoornissen

Een deel van de symptomen is niet uniek voor dementie.
- Zij bestaan ook bij delier.[2;3] Dit is een tijdelijke verzwakking van het bewustzijn, vooral bij ouderen die ziek zijn, bepaalde geneesmiddelen gebruiken, te veel alcohol drinken of in stress verkeren.
- Een delier uit zich soms in wanen en hallucinaties, soms in apathie en gebrek aan reactie op de omgeving. Overigens hoeft delier niet los te staan van dementie; sommige ouderen hebben allebei.

16.2 *Hoe vaak komt dementie voor en bij wie?*

Hoe vaak komt dementie voor?

Volgens berekeningen van de Gezondheidsraad waren er in 2005 in Nederland ongeveer 177.000 mensen met dementie – alle vormen opgeteld – onder de bevolking van 65 jaar en ouder (de ouderen). Die becijferingen gaan uit van de bevindingen van het Rotterdamse ERGO-onderzoek, naar de hele bevolking vertaald met behulp van de middenvariant van de bevolkingsprognose van het CBS.

- Door de vergrijzing van de bevolking en de stijgende levensverwachting loopt dit aantal op tot ruim 207.000 in 2010. Bij gelijkblijvende omstandigheden hebben in 2050 naar schatting meer dan 400.000 ouderen in ons land dementie.
- Anders gezegd: in 2002 is ongeveer een op de 91 mensen in Nederland dement. In 2010 is dat een op de 81, in 2050 een op de 44.

In de Europese Unie lijden meer dan 3 miljoen mensen aan dementie. Elk jaar doen zich in de Europese Unie meer dan 800.000 nieuwe gevallen van dementie voor.

- Die nieuwe gevallen, in het bijzonder van de ziekte van Alzheimer, lijken in Noord-Europese landen op hoge leeftijd vaker voor te komen dan in Zuid-Europese landen.
- Nederland houdt hier het midden, opnieuw afgaande op de uitkomsten van het ERGO-onderzoek.[5]

Figuur 16.1 Raming van het aantal mensen met dementie in Nederland tot het jaar 2050 (bevolking van 65 jaar en ouder)

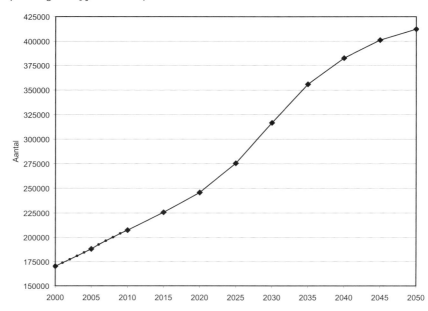

Bron: Gezondheidsraad.[1]

Bij wie komt dementie voor?

Risicofactoren houden statistisch verband met het optreden van een bepaalde aandoening. Iemand die met zo'n factor te maken heeft, loopt meer kans dan anderen dat hij de aandoening heeft of krijgt. Toch is die kans bij elk van die factoren op zich beperkt, behalve bij erfelijkheid.

Geslacht en leeftijd

- Vrouwen hebben op oudere leeftijd (75-plus) vaker de ziekte van Alzheimer dan mannen. Het aandeel van mannen neemt naar verwachting in de toekomst toe.[1]
- Van de ouderen in Nederland die lijden aan dementie is dit jaar 30% man. Dit kan oplopen tot 38% in 2050.
- Niet helemaal duidelijk is waarom meer vrouwen dan mannen de ziekte van Alzheimer hebben. Komt dit louter door de langere levensverwachting van vrouwen, of ook door biologische factoren, verschillen in gedrag of omgeving of door andere zaken?
- Leeftijd legt het meeste gewicht in de schaal. Hoe ouder, hoe groter de kans op dementie. Dit geldt in ieder geval voor de ziekte van Alzheimer.
- Een voorbeeld van het belang van leeftijd: dit jaar hebben naar schatting 5700 Nederlanders van 65 tot 70 jaar dementie, tegen ruim 29.000 in de veel kleinere leeftijdsgroep van 90 jaar en ouder. Anders gezegd: dementie doet zich voor bij 1 à 2% van de mensen van 65 tot 70 jaar en bij rond de 40% van de 90-plussers.[1,4]
- Bij vasculaire dementie is minder duidelijk dat de aandoening toeneemt naarmate mensen ouder worden. In Rotterdam en het Verenigd Koninkrijk bleek dit wel zo te zijn, maar bleek niet uit onderzoeken in Denemarken, Frankrijk, Spanje en Zweden.[5]

Individuele kwetsbaarheid

- Risicofactoren voor hart- en vaatziekten zijn dat ook voor vasculaire dementie en voor de ziekte van Alzheimer.
- Het betreft vooral hoge bloeddruk, atherosclerose, suikerziekte (type-2-diabetes) en roken.
- Het ongunstige effect van hoge bloeddruk speelt zich waarschijnlijk af lang voordat de dementie zich openbaart, want bij mensen

met de ziekte van Alzheimer is de bloeddruk niet zelden juist laag.
- Een verband met dementie is ook gevonden voor een hartritme-stoornis (boezemfibrilleren), een verhoogd gehalte van bepaalde stollingsfactoren in het bloed, overmatige consumptie van vet en een gestoorde cholesterolhuishouding.

Omgevingsfactoren

- Het hebben van een rijk sociaal netwerk op oudere leeftijd en intellectuele en vrijetijdsactiviteiten die de geest lenig en belangstellend houden, helpen vermoedelijk om dementie uit te stellen.[10]
- Ook veel bewegen en het drinken van koffie en wijn zouden gunstig uitwerken.[11]

Levensgebeurtenissen

Er zijn geen aanwijzingen dat specifieke levensgebeurtenissen het ontstaan van dementie kunnen veroorzaken.

16.3 Hoe verloopt dementie?

Van belang voor preventie en behandeling is de vraag of er een herkenbaar voorstadium van dementie is. Het is nog te vroeg om daar uitspraken over te doen. In wetenschappelijk onderzoek gaat op dit moment veel aandacht uit naar *mild cognitive impairment* (MCI).
- Bij een niet geringe groep ouderen verslechteren cognitieve vaardigheden als geheugen, taalbegrip, woordenschat, herkenning van mensen en dingen, uitvoeren van handelingen, denken en plannen maken.
- Dit kan een teken zijn van normale veroudering, maar een deel van deze mensen wordt dement. Volgens ervaringen in Maastricht zou het gaan om de helft van personen met MCI.[12]

De achteruitgang bij dementie verloopt over het algemeen geleidelijk. Meestal is dit proces al jaren aan de gang voordat het openlijk wordt. De partner of andere mensen uit de omgeving van de persoon merken als eersten dat er wat aan de hand is.
- Behalve de stoornissen die de diagnose dementie bepalen, kunnen er zich na verloop van tijd andere symptomen voordoen.

- Daartoe horen verwaarlozing van kleding en uiterlijk, gebrek aan hygiëne, het maken van ongepaste opmerkingen en soms obsceen taalgebruik.
- Vaak veranderen de persoonlijkheid en het gedrag. Mensen met dementie kunnen onrustig worden, gaan rondzwerven. Of ze worden bozig, angstig, achterdochtig of apathisch. Weer anderen zijn juist blijmoedig.
- Veel dementerenden slapen onregelmatig.
- Er treden uiteindelijk ook lichamelijke verschijnselen op, zoals incontinentie, vermagering, gevoeligheid voor infecties en problemen met lopen, kauwen en slikken.

Factoren die het beloop bepalen

- De snelheid van het ziekteproces en het patroon van achteruitgang verschillen van persoon tot persoon.
- Bij hoogbejaarden gaat het sneller dan bij jongere ouderen. Het proces is ook korter bij mensen die over weinig cognitieve vaardigheden beschikken.[13]

16.4 *Komen er bij dementie nog andere aandoeningen voor?*

Psychische stoornissen

Mensen met dementie kampen vaak ook met andere psychische problematiek.[4]

- Psychotische verschijnselen treden geregeld op. Drie op de tien dementerenden ervaren wel eens wanen en een op de vier hallucinaties of andere zintuiglijke vertekeningen van de werkelijkheid.
- Depressieachtige symptomen doen zich voor bij 20 tot 40% van de mensen met vooral beginnende dementie. Bij gevorderde dementie is het moeilijk om depressie vast te stellen, omdat de betrokkene dan niet goed meer in staat is om zijn gevoelsleven te taxeren en onder woorden te brengen.
- Sterke angsten – deels in reactie op het besef van verlies van controle over het eigen leven of op de overplaatsing naar een tehuis – zijn evenmin zeldzaam. Hieronder gaan naar schatting vier op de tien mensen gebukt als de dementie nog niet ernstig is.

16.5 *Wat zijn de gevolgen van dementie?*

Kwaliteit van leven en levensverwachting

Het is moeilijk de kwaliteit van leven van mensen met dementie vast te stellen. Ze kunnen immers na verloop van tijd daarover niet meer een duidelijk eigen oordeel geven.

Omdat dementie gevreesd is, heeft een gezond iemand al snel de neiging die kwaliteit laag in te schatten. Het andere uiterste is om te denken dat mensen met dementie geen problemen ondervinden met de kwaliteit van hun leven omdat ze alle besef van de realiteit verloren hebben. De waarheid ligt in het midden.

- Als mensen met dementie niet meer goed onder woorden kunnen brengen wat zij voelen, kunnen zij op andere manieren laten merken wat hen bezighoudt. Niet ongewoon zijn angst en boosheid over de ziekte, schaamte, paniek, en frustratie over dagelijkse dingen die niet meer lukken. Sommigen vinden dat zij anderen tot last zijn.
- Bij beginnende dementie kan de betrokkene ontkennen dat er wat aan de hand is, maar toch pijnlijk voelen dat er iets misgaat. Ook later raakt het dementeringsproces hem emotioneel. Mensen met dementie kunnen wel degelijk verlies van controle ervaren. Ze worden soms depressief, verdrietig of angstig in het besef dat ze veel dingen niet meer kunnen. Het gevoel te falen ondermijnt hun zelfvertrouwen.
- Dementie is in Nederland jaarlijks verantwoordelijk voor meer dan 30.000 DALY's.[14]
- Dementie behoort daarmee tot de 15 aandoeningen met de grootste ziektelast.

De partner, familieleden en andere personen die nauw betrokken zijn bij iemand met dementie hebben het doorgaans zwaar te verduren. Zij hebben moeite met de veranderingen in persoonlijkheid en gedrag van de dementerende, zeker als het gaat om agressie en seksuele uitlatingen en gedragingen.

Leven met iemand met dementie betekent leven met verlies van contact en met langzaam afscheid nemen terwijl de dementerende nog leeft. Zolang de persoon met dementie niet is opgenomen, komt de meeste zorg voor rekening van zijn omgeving. In de praktijk zijn deze zogenoemde mantelzorgers vooral de partner of (schoon)dochters.

- Mantelzorg kan voldoening schenken, maar heeft een keerzijde. Iemand met dementie is sterk van zorg afhankelijk en vraagt zo veel aandacht dat de sociale contacten van de verzorger eronder lijden. Sociaal isolement wordt niet gemakkelijk teruggedraaid als de persoon is opgenomen of is overleden.
- Stress en depressiviteit komen onder mantelzorgers meer voor dan onder de algemene bevolking.[15]
- Zorgen voor iemand met dementie eist ook lichamelijk zijn tol.

Ook na opname van de betrokkene in een verzorgings- of verpleeghuis blijft de belasting voor de mantelzorgers groot. Het spreekt bovendien niet vanzelf dat er een goede band ontstaat met de professionele verzorgers in de instelling.

Mensen met dementie overlijden vaak eerder dan hun leeftijdgenoten. De overlevingsduur na het stellen van de diagnose – wat niet hetzelfde is als het begin van de dementie – ligt meestal tussen de drie tot negen jaar. Velen gaan dood voordat de dementie haar eindstadium bereikt. Vrouwen met dementie blijven gemiddeld langer in leven dan mannelijke lotgenoten.

De doodsoorzaak is vaak een aandoening van hart en vaten of longontsteking, niet de dementie zelf.

Maatschappelijke kosten

Ongeveer 22% van de uitgaven aan gezondheidszorg in Nederland komt op rekening van psychische stoornissen. Onder psychische stoornis valt ook de verstandelijke handicap.

- Van het bedrag voor psychische stoornissen wordt bijna een kwart (1,8 miljard euro) besteed aan de zorg voor mensen met dementie, aan vrouwen drie maal zo veel als aan mannen.
- De grootste post bij dementie zijn uitgaven onder de noemer verpleging en verzorging: 93% van het totaal.[16]

Deze cijfers zijn een onderschatting van de (onbekende) totale maatschappelijke kosten van dementie.

- Niet berekend zijn bijvoorbeeld de kosten die mantelzorgers maken door naar het verpleeghuis te reizen of de dementerende thuis te verzorgen.
- In een onderzoek in Californië deden de integrale kosten van verpleging en verzorging thuis niet onder voor de kosten van opname in een verpleeghuis.[17]

16.6 *Is dementie behandelbaar?*

Dementie is bijna altijd ongeneeslijk. Wel valt behandeling te overwegen om symptomen te verlichten, de kwaliteit van leven te verbeteren en misschien om de achteruitgang in functioneren te vertragen. Tabel 16.1 biedt een overzicht van de diverse mogelijkheden.

TABEL 16.1 OVERZICHT WERKZAAMHEID VAN BEHANDELINGEN BIJ DEMENTIE

Behandeling, bejegening	Werkzaamheid
Medicatie	
Cholinesteraseremmers	* / **
Glutamaatremmers	*
Ginkgo biloba	?
Psychotherapie en training	
Psychotherapie en gespreksgroepen	?
Gedragstherapie	**
Psychomotorische en muziektherapie	?
Realiteitsoriëntatietraining	*
Realiteitsoriëntatiebenadering	?
Belevingsgerichte benaderingen	
Validation	?
Reminiscentietherapie	?
Snoezelen	?
Integrale belevingsgerichte zorg	*

*** = bewezen werkzaam;
** = redelijke aanwijzingen voor werkzaamheid;
* = enig bewijs voor werkzaamheid, of: bewijs voor een bescheiden effect;
? = bewijs ontbreekt (nagenoeg).
Het onderscheid tussen psychotherapie en belevingsgerichte benadering is niet scherp.

Medicatie

Cholinesteraseremmers

Al vele jaren zoekt de farmaceutische industrie naar medicijnen die helpen tegen dementie. Twintig jaar geleden concentreerden die bedrijven zich vooral op middelen die de concentratie van acetylcholine in de hersenen verhogen. Die stof is een van de vele zogenoemde neurotransmitters die de overdracht van prikkels, en daarmee van informatie, tussen zenuwcellen verzorgen. De hersenen van mensen met de ziekte van Alzheimer vertonen een tekort aan acetylcholine. Verantwoordelijk voor de afbraak van deze neurotransmitter is acetylcholinesterase. Dit enzym kan tijdelijk worden geïnactiveerd door acetylcholinesteraseremmers, kortweg: cholinesteraseremmers. Op dit moment zijn er over de hele wereld vier van die remmende stoffen op de markt, waarvan één in Nederland: rivastigmine (merknaam Exelon). De andere zijn donepezil, galantamine en tacrine.

Werkzaamheid

De experimenten met cholinesteraseremmers zijn tot nu toe beperkt door hun korte looptijd. Vaststaat dat hoge doses van deze middelen op korte termijn gunstig kunnen uitwerken op het cognitief en algemeen functioneren van mensen met milde of matige verschijnselen van de ziekte van Alzheimer. Het effect is echter klein.[21-24]

- Het gaat om uitstel, niet om afstel van ernstige verschijnselen van dementie.
- Het is nog niet aangetoond dat deze medicijnen werken bij ernstige dementie.

Is iemand met dementie wel gebaat bij zo'n medicijn? Ethici voeren als bezwaar aan dat de dementerende mogelijk meer inzicht krijgt in zijn lot zonder dat aan de uiteindelijke gang van zaken wat gedaan kan worden.[1,25]

Bijwerkingen

Tegenover de bescheiden werking van cholinesteraseremmers staan behoorlijke bijwerkingen. Van de mensen die in de experimenten rivastigmine kregen, haakte een kwart van de proefpersonen af, in de helft van de gevallen wegens bijwerkingen als misselijkheid, braken, diarree, gewichtsverlies, hoofdpijn en duizeligheid.[1]

Protocol rivastigmine

Een werkgroep van onder anderen vertegenwoordigers van de Nederlandse beroepsverenigingen voor neurologie, klinische en sociale geriatrie, psychiatrie en verpleeghuisartsen en van de Stichting Alzheimer Nederland heeft een protocol opgesteld voor behandeling met rivastigmine.[20] De werkgroep vindt de therapie onder omstandigheden verantwoord als daarmee minstens een stabilisatie van de toestand van de alzheimerpatiënt kan worden bereikt. De nadruk moet daarbij vooral liggen op behoud van het vermogen om algemene dagelijkse activiteiten te verrichten, zoals zich wassen en aankleden, eten, de huishouding en boodschappen doen en zelf kunnen telefoneren.

Rivastigmine komt bij de huidige stand van zaken niet in aanmerking bij personen met al gevorderde dementie of met bijkomende ziektes die moeilijk behandelbaar zijn.

Voor de start van de behandeling moet de patiënt op gestandaardiseerde manier (met adequate meetinstrumenten) worden beoordeeld op:
1. functioneren in algemene dagelijkse activiteiten;
2. cognitieve vaardigheden;
3. gedragsproblemen.

Na drie en zes maanden medicatie moeten de metingen worden herhaald om te zien of de behandeling resultaat heeft of moet worden gestaakt.

Glutamaatremmers

Het idee dat acetylcholine dé sleutel vormt tot dementie en de behandeling daarvan, is inmiddels achterhaald. De ziekte van Alzheimer en andere vormen van dementie tasten diverse systemen in de hersenen aan. Daartoe behoort de werking van glutamaat, een andere neurotransmitter. Glutamaat speelt een rol in zenuwcellen betrokken bij leervaardigheden en het geheugen. Een geactiveerde cel geeft glutamaat vrij. Deze stof opent het afschermend deksel van magnesium op buurcellen, waardoor calcium naar binnen kan stromen. De ontvangende cel registreert de overmaat aan calcium als een signaal, dat wordt doorgeleid naar de volgende cel. Bij de ziekte van Alzheimer komt zo veel glutamaat vrij dat de ontvangende cellen constant met calcium worden overspoeld, zodat de signaalfunctie van dit proces verloren gaat. Eind 2007 werd de glutamaatremmer memantine (merknaam Ebixa) tot de markt in de Europese Unie met inbegrip van Nederland toegelaten.[26] Memantine neemt de plaats in van magnesium, waardoor de ontvangende cellen weer betrekkelijk normaal zouden reageren bij leren en herinnering. Blijvend hoge concentraties van calcium betekenen dat een cel sterft. Memantine kan dit wellicht iets tegengaan. De stof zou daardoor het voortschrijden van het ziekteproces remmen, ook bij al ernstig gevorderde stadia van dementie.

Volgens de tot nu toe gerapporteerde bevindingen verbetert memantine het functioneren van sommige alzheimerpatiënten. Ze hebben iets minder intensieve zorg nodig in het verpleeghuis. Het effect is echter bescheiden. Ook memantine is geen wondermiddel.

Ginkgo biloba

Chinezen en Japanners kennen aan extracten van de bladeren van de ginkgoboom (tempelboom) geneeskundige betekenis toe. Deze gedachte dringt nu ook tot het westen door. De Cochrane Collaboration geeft bin-

nenkort inzicht in de stand van zaken van toepassing van ginkgo-extrac-
ten bij dementie. Onderzoek tot nu toe maakt aannemelijk dat Ginkgo
biloba enig effect heeft bij dementie. Dit moet nog worden bevestigd in
experimenten volgens de regels van de kunst.[26]

Andere medicijnen

Al tientallen jaren worden medicijnen voorgeschreven als hydergine en
piracetam, die niet kunnen bogen op overtuigend wetenschappelijk bewijs. Ook andere stoffen worden beproefd, als oestrogenen, vitamine E
en selegiline (een remmer van monoamineoxidase, een enzym in de
stofwisseling van neurotransmitters als noradrenaline en dopamine). De
resultaten overtuigen niet, wellicht met uitzondering van selegiline. Wij
gaan hier voorbij aan geneesmiddelen die niet tegen dementie zelf zijn
gericht, maar tegen gedragsstoornissen die dementerenden kunnen vertonen, zoals agitatie, agressie, psychose, depressie, angst en slaapproblemen.[26]

Sommige van deze middelen kunnen, zeker in combinatie, het verlies
van cognitieve vaardigheden bij mensen met dementie versterken. Zij
moeten dus niet te grif worden toegepast. De zogenoemde antipsychotica worden geregeld gebruikt om patiënten te versuffen zodat ze bijvoorbeeld niet gaan rondzwerven. Dit is oneigenlijk; deze preparaten hoort
men alleen toe te passen bij agressie en ander normoverschrijdend gedrag.

Psychologische behandeling

Psychotherapie en gespreksgroepen

Doel is om mensen met beginnende dementie te helpen bij de verwerking van emoties en bij het aanleren van manieren om met de aandoening om te gaan.

Psychotherapie is individueel of samen met de partner. Gespreksgroepen
voor mensen met beginnende dementie zijn betrekkelijk nieuw. Het
staat niet vast dat deze benaderingen het beoogde effect zal sorteren.

Gedragstherapie

Uitgangspunt hier is beloning van gewenst gedrag door iets te geven of
te doen wat de persoon met dementie op prijs stelt. Bijvoorbeeld een

drankje, een gesprek, een compliment, muziek beluisteren of buiten gaan wandelen.

Deze aanpak lijkt te werken. Gedragsproblemen en incontinentie nemen af en de patiënt wordt actiever.

Psychomotorische en muziektherapie

Psychomotorische therapie bestaat uit eenvoudige bewegingsactiviteiten uitgevoerd in kleine groepen. De gedachte is dat bewegen het emotionele evenwicht bevordert. Wetenschappelijk onderzoek lijkt dit te bevestigen, maar zekerheid ontbreekt nog.

Mensen met dementie vinden muziek maken of ernaar luisteren prettig, zelfs als de aandoening ver is voortgeschreden. Muziektherapie werkt misschien gunstig uit op behoud van emotioneel evenwicht, maar een definitieve conclusie kan nog niet worden getrokken.

Oriëntatie op de werkelijkheid

Deze vorm van hulp beoogt activering van cognitieve functies om de band met de werkelijkheid zo lang mogelijk vast te houden. Het bekendst is de realiteitsoriëntatietraining. Hierbij geeft de verzorger aan de dementiepatiënt steeds de juiste informatie, corrigeert hij verkeerde uitspraken en gedragingen en moedigt hij zelfstandigheid aan. Dit kan bij beginnende dementie enig nut hebben, maar het resultaat beklijft vermoedelijk niet lang.[27] Als de dementie erger wordt, kan de aanpak averechts werken doordat de patiënt gefrustreerd raakt over zijn toenemend falen. Een variant is de realiteitsoriëntatiebenadering, die in diverse verpleeghuizen wordt toegepast bij lichte dementie. Voorbeelden van activiteiten zijn het samen de krant lezen, het benoemen van seizoenen, het aanbrengen van een vaste dagstructuur en het voeren van gesprekken in groepen.

Belevingsgerichte benaderingen

Hierbij wordt erkend dat mensen met dementie een eigen belevingswereld hebben. De bedoeling is hun emotionele en sociale functioneren te verbeteren. Centraal staan begeleiding bij het omgaan met de gevolgen van de aandoening en aansluiting bij de belevingswereld van de persoon met dementie. Er bestaan verschillende benaderingen, zonder scherpe grenzen.

- *Validation* is een uit de Verenigde Staten afkomstige methode waarbij de verzorger probeert via woorden en andere vormen van communicatie, contact te krijgen met de belevingswereld van de dementiepatiënt. De belevingen worden niet tegengesproken maar juist bevestigd, ongeacht hun waarheidsgehalte. De methode heeft een positieve pers, maar het ontbreekt aan afdoende bewijzen dat de aanpak nut heeft.[27]

- Bij reminiscentietherapie worden mensen met dementie aangemoedigd herinneringen op te halen, te doorleven, te structureren en met anderen uit te wisselen. Hulpmiddelen zijn autobiografieën, fotoalbums, voorwerpen uit het verleden en rollenspel. Patiënten en verzorgers vinden deze aanpak prettig maar of het functioneren van mensen met dementie erdoor verbetert, staat niet vast.[28]

- Snoezelen (samentrekking van snuffelen en doezelen) wordt vooral bij ernstige dementie toegepast. De zintuigen worden geprikkeld met licht, geluid, geur, smaak en tast. Doel is om contact te leggen en onrust en probleemgedrag te voorkomen. De aanpak lijkt een, hetzij vluchtig, effect te hebben.

- Elementen van dit soort benaderingen kunnen worden gecombineerd in zogenoemde integrale belevingsgerichte zorg. Een groot Nederlands onderzoek heeft aangetoond dat deze aanpak tot op zekere hoogte werkt. De dementerende verpleeghuisbewoners kregen een betere relatie met de verzorgers en andersom. Angst en depressiviteit bij patiënten nam af en tevredenheid met hun situatie nam toe.[29] Dit is het beste resultaat dat tot nu toe in onderzoek naar belevingsgerichte benaderingen is geboekt.

Referenties dementie

1. Gezondheidsraad (2002). *Dementie: advies van een commissie van de Gezondheidsraad aan de Minister van Volksgezondheid, Welzijn en Sport*. Den Haag: Gezondheidsraad.
2. Heeren, T.J., Kat, M.G., Stek, M.L. (2001). *Handboek ouderenpsychiatrie*. Utrecht: De Tijdstroom.
3. Jonker, C., Verhey, F.R.J., Slaets, J.P.J. (2001). *Alzheimer en andere vormen van dementie*. Houten: Bohn Stafleu Van Loghum.
4. Sainsbury, R., Collins, C., Duff, G., Harrison, J., Haydon, R., Wilkinson, T. (1997). *Guidelines for the support and management of people with dementia*. Wellington: New Zealand Guidelines Group.
5. Fratiglioni, L., Launer, L.J., Andersen, K., Breteler, M.M., Copeland, J.R., Dartigues, J.F., e.a. (2000). Incidence of dementia and major subtypes in Europe: A collaborative study of population-based cohorts. Neurologic Diseases in the Elderly Research Group. *Neurology*, 54: S10-S15.
6. Zandi, P.P., Anthony, J.C., Hayden, K.M., Mehta, K., Mayer, L., Breitner, J.

C. (2002). Reduced incidence of AD with NSAID but not H2 receptor antagonists: the Cache County Study. *Neurology*, 59: 880-886.

7. Doody, R.S., Stevens, J.C., Beck, C., Dubinsky, R.M., Kaye, J.A., Gwyther, L., e.a. (2001). Practice parameter: management of dementia (an evidence-based review). Report of the Quality Standards Subcommittee of the American Academy of Neurology. *Neurology*, 56:1154-1166.

8. Hogervorst, E., Yaffe, K., Richards, M., Huppert, F. (2002). Hormone replacement therapy to maintain cognitive function in women with dementia. *Cochrane Database of Systematic Reviews*, CD003799.

9. Writing group for the women's health initiative investigators (2002). Risks and benefits of estrogen plus progestin in healthy postmenopausal women: principal results From the Women's Health Initiative randomized controlled trial. *JAMA*, 288: 321-333.

10. Wang, H.X., Karp, A., Winblad, B., Fratiglioni, L. (2002). Late-life engagement in social and leisure activities is associated with a decreased risk of dementia: a longitudinal study from the Kungsholmen project. *American Journal of Epidemiology*, 155: 1081-1087.

11. Lindsay, J., Laurin, D., Verreault, R., Hebert, R., Helliwell, B., Hill, G.B., e.a. (2002). Risk factors for Alzheimer's disease: a prospective analysis from the Canadian Study of Health and Aging. *American Journal of Epidemiology*, 156: 445-453.

12. Visser, P.J., Verhey, F.R., Ponds, R. W., Jolles, J. (2001). Diagnosis of preclinical Alzheimer's disease in a clinical setting. *International Psychogeriatrics*, 13: 411-423.

13. Ruitenberg, A., Kalmijn, S., Ridder, M.A. de, Redekop, W.K., Harskamp, F. van, Hofman, A., e.a. (2001). Prognosis of Alzheimer's disease: the Rotterdam Study. *Neuroepidemiology*, 20: 188-195.

14. Maas, P.J., Kramers, P.G.N. (red.) (1997). *Volksgezondheid Toekomst Verkenning 1997 III: gezondheid en levensverwachting gewogen*. Amsterdam/Utrecht/Bilthoven: Elsevier/De Tijdstroom en Rijksinstituut voor Volksgezondheid en Milieu.

15. Gallicchio, L., Siddiqi, N., Langenberg, P., Baumgarten, M. (2002). Gender differences in burden and depression among informal caregivers of demented elders in the community. *International Journal of Geriatric Psychiatry*, 17: 154-163.

16. Polder, J.J., Takken, J., Meerding, W. J., Kommer, G.J., Stokx, L.J. (2002). *Kosten van ziekten in Nederland: de zorgeuro ontraffeld*. Bilthoven: RIVM.

17. Rice, D.P., Fox, P.J., Max, W., Webber, P.A., Lindeman, D.A., Hauck, W.W., e.a. (1993). The economic burden of Alzheimer's disease care. *Health Affairs (Project Hope)*, 12: 164-176.

18. Hout,H.v., Vernooij-Dassen,M., Poels,P., Hoefnagels,W., en Grol,R. (2000). Are general practitioners able to accurately diagnose dementia and identify Alzheimer's disease? A comparison with an outpatient memory clinic. *Br.J.Gen.Pract.*, 50: 311-312.

19. Knopman,D.S., DeKosky,S.T., Cummings,J.L., Chui,H., Corey-Bloom, J., Relkin,N., Small,G.W., Miller,B., en Stevens,J.C. (2001). Practice parameter: diagnosis of dementia (an evidence-based review). Report of the Quality Standards Subcommittee of the American Academy of Neurology. *Neurology*, 56: 1143-1153.

20. Beek, C. van der, Toenders, W.G.M. (2000). *De ziekte van Alzheimer, diagnostiek en medicamenteuze behandeling; Richtlijnen voor de praktijk*. Amstelveen: College voor Zorgverzekeringen.

21. Gool, W.A. van (2000). Het effect van rivastigmine bij de ziekte van Alzheimer. Houdt rivastigmine het alledaagse gewoon? *Geneesmiddelen Bulletin*, 34: 17-22.

22. Birks, J., Grimley, E.J., Iakovidou, V., Tsolaki, M. (2000). Rivastigmine for Alzheimer's disease. *Cochrane Database of Systematic Reviews*, CD001191.
23. Olin, J., Schneider, L. (2002). Galantamine for Alzheimer's disease. *Cochrane Database of Systematic Reviews*, CD001747.
24. Birks, J.S., Melzer, D., Beppu, H. (2000). Donepezil for mild and moderate Alzheimer's disease. *Cochrane Database of Systematic Reviews*, CD001190.
25. Delden, J.J.M. van, Hertogh, C.M.P. M., Manschot, H.A.M. (1999). *Morele problemen in de ouderenzorg.* Assen: Van Gorcum.
26. Alzheimer's Society (2002). Treatments for dementia. Alzheimer's Society. www.alzheimers.org.uk/about/treatments.html.
27. Neal, M., Briggs, M. (2000). Validation therapy for dementia. *Cochrane Database of Systematic Reviews*, CD001394.
28. Spector, A., Orrell, M., Davies, S., Woods, R.T. (2000). Reminiscence therapy for dementia. *Cochrane Database of Systematic Reviews*, CD001120.
29. Finnema, E.J. (2000). *Emotion-oriented care in dementia: a psychosocial appraoch.* Amsterdam: Vrije Universiteit.
30. Stichting Alzheimer Nederland (2001). *Jaarverslag. 2000 in het kort.* Bunnik: Stichting Alzheimer Nederland.
31. Rigter, H., Have, M. ten, Cuijpers, P., Depla, M., Gageldonk, A. van, Laan,G. van der, e.a. (2002). *Brancherapport geestelijke gezondheidszorg en maatschappelijke zorg, 1998 tot en met 2001.* Utrecht/Den Haag: Trimbos-instituut/VWS.

17 Autismespectrumstoornissen

17.1 Wat zijn autismespectrumstoornissen?

Autismespectrumstoornissen vormen een groep ontwikkelingsstoornissen die wordt gekenmerkt door:
- een verminderd vermogen tot sociaal contact;
- een verminderd vermogen tot communiceren;
- een verminderd gebruik van de fantasie;
- een star patroon van steeds terugkerende stereotype bezigheden.

Autismespectrumstoornissen zijn alle verwant aan de autistische stoornis, ook wel autisme genoemd. In het diagnostische classificatiesysteem DSM-IV-TRI worden autismespectrumstoornissen ondergebracht in de categorie pervasieve ontwikkelingsstoornissen. Deze stoornissen hebben zeer ingrijpende (pervasieve) gevolgen voor de ontwikkeling van jonge kinderen. Omdat ze zeer veel met elkaar gemeen hebben, worden ze in dit hoofdstuk samen beschreven, in onderling verband.

De term autismespectrum verwijst naar een zeer heterogene groep personen bij wie de sociale en andere problemen verschillen in type en ernst, met alle mogelijke soorten en combinaties van beperkingen. Enkele van deze combinaties zijn geëxpliciteerd in diagnostische categorieën, andere hebben (nog) geen naam gekregen of zijn ondergebracht in de restcategorie pervasieve ontwikkelingsstoornis niet anders omschreven (PDD-NOS).[2]

Symptomen en diagnose

Binnen de DSM-IV-TR worden de volgende vijf autismespectrumstoornissen onderscheiden[1]:
- autistische stoornis;
- stoornis van Rett;

- desintegratiestoornis van de kinderleeftijd;
- stoornis van Asperger;
- pervasieve ontwikkelingsstoornis niet anders omschreven (inclusief atypisch autisme).

Hieronder worden de diagnostische criteria voor de afzonderlijke stoornissen beschreven.

De DSM-IV-TR vat de symptomen van de *autistische stoornis* samen in drie soorten beperkingen.[1]

- Kwalitatieve beperkingen in de sociale interacties, zoals blijkt uit ten minste twee van de volgende vier symptomen:
  - duidelijke stoornissen in het gebruik van normaal non-verbaal gedrag zoals oogcontact;
  - er niet in slagen met leeftijdgenoten relaties op te bouwen die passen bij de leeftijd;
  - tekort in het spontaan met anderen delen van plezier, bezigheden of prestaties;
  - afwezigheid van sociale of emotionele wederkerigheid.
- Kwalitatieve beperkingen in de communicatie, zoals blijkt uit ten minste één van de volgende vier symptomen.
  - Achterstand in de ontwikkeling van de gesproken taal, of afwezigheid van taal.
  - Bij kinderen met voldoende spraak duidelijke beperkingen in het vermogen een gesprek met anderen te beginnen of te onderhouden.
  - Stereotiep en herhaald taalgebruik, of eigenaardig woordgebruik.
  - Afwezigheid van spontaan fantasiespel (doen-alsof-spelletjes) of sociaal imiterend spel (nadoenspelletjes) passend bij het ontwikkelingsniveau.
- Beperkte, zich herhalende stereotype patronen van gedrag, belangstelling en activiteiten zoals blijkt uit ten minste één van de volgende vier symptomen.
  - Sterke preoccupatie met één of meer stereotype en beperkte patronen van belangstelling die niet normaal is wat betreft intensiteit of richting. Bijvoorbeeld een intense belangstelling voor bepaalde voorwerpen (batterijen, magneten, klokken) of onderwerpen (onweer, zeemeerminnen, molens).[3]
  - Duidelijk rigide vastzitten aan specifieke niet-functionele routines of rituelen. Bijvoorbeeld een vaste volgorde bij het aankleden, of een vaste route door de supermarkt.[3]

- Stereotype en zich herhalende lichaamsbewegingen, bijvoorbeeld fladderen of draaien van hand of vinger of complexe bewegingen met het hele lichaam.
- Aanhoudende preoccupatie met delen van voorwerpen.

De autistische stoornis leidt daarnaast al op zeer jonge leeftijd – vóór het derde levensjaar – tot een achterstand op een of meer van de volgende gebieden; sociale contacten, taal zoals te gebruiken in sociale context, en symbolisch of fantasiespel. Bij het stellen van de diagnose autistische stoornis, dienen de stoornis van Rett en de desintegratiestoornis (zie onder) te worden uitgesloten.

De zeldzame *stoornis van Rett* komt alleen bij meisjes voor. Bij deze stoornis treden de symptomen pas op na een normale ontwikkeling van ten minste vijf maanden. Ze kennen vóór en rond de geboorte een normale ontwikkeling, en daarnaast een normale psychische en motorische ontwikkeling in de eerste vijf maanden na de geboorte. Na deze symptoomvrije periode treden de volgende symptomen op.[1]

- Afname van de schedelgroei tussen vijf maanden en vier jaar (terwijl de schedelomvang bij de geboorte nog normaal was).
- Verlies van eerder verworven doelgerichte handvaardigheden tussen vijf maanden en tweeëneenhalf jaar. Hierop volgt de ontwikkeling van stereotiepe handbewegingen.
- Verlies van sociale betrokkenheid vroeg in het beloop.
- Optreden van een slechte coördinatie van het lopen of de bewegingen van de romp.
- Ernstige beperkingen in de ontwikkeling van de expressieve en receptieve taal met ernstige psychomotorische achterstand.

Bij mensen met de *desintegratiestoornis van de kinderleeftijd* treden de autistische symptomen pas op na een normale ontwikkeling van ten minste twee jaar. Na deze periode treden de volgende symptomen op.[1]

- Aanzienlijk verlies van voorheen verworven vaardigheden (voor het tiende jaar) op ten minste twee van de volgende vijf terreinen:
  - expressieve en receptieve taal;
  - sociale vaardigheden en aanpassingsgedrag;
  - zindelijkheid (zowel urine als ontlasting);
  - spel;
  - motorische vaardigheden.
- Afwijking in het functioneren op ten minste twee van de volgende drie terreinen:
  - kwalitatieve beperkingen in sociale interacties (bijvoorbeeld

non-verbaal gedrag, relaties met leeftijdgenoten, gebrek aan sociale en emotionele wederkerigheid);
– kwalitatieve beperkingen van de communicatie;
– beperkte, zich herhalende en stereotype patronen van gedrag, belangstelling en activiteiten.

Bij het stellen van de diagnose desintegratiestoornis van de kinderleeftijd dienen de overige pervasieve ontwikkelingsstoornissen en ook de diagnose schizofrenie expliciet te worden uitgesloten.

Bij mensen met de *stoornis van Asperger* is geen sprake van een achterstand in de taalontwikkeling, cognitieve ontwikkeling of in de ontwikkeling van vaardigheden om zichzelf te helpen. Zo spreekt het kind met de stoornis van Asperger op tweejarige leeftijd enkele woorden, en een jaar later communicatieve zinnen. Wel is er sprake van andere beperkingen.[1]

- Kwalitatieve beperkingen in de sociale interactie, zoals blijkt uit ten minste twee van de volgende vier symptomen.
  – Stoornis in non-verbaal gedrag zoals oogcontact, gelaatsuitdrukking en lichaamshouding in sociale contacten.
  – Er niet in slagen met leeftijdgenoten een relatie op te bouwen die past bij het ontwikkelingsniveau.
  – Te weinig spontaan proberen om plezier, bezigheden en prestaties te delen.
  – Afwezigheid van emotionele wederkerigheid.
- Beperkte, zich herhalende en stereotype gedragspatronen, belangstelling en activiteiten zoals blijkt uit ten minste één van de volgende vier symptomen.
  – Sterke preoccupatie met één of meer stereotype patronen van belangstelling die abnormaal is in intensiteit of aandachtspunt.
  – Rigide vastzitten aan specifieke niet-functionele routines of rituelen.
  – Stereotype en zich herhalende lichaamsbewegingen.
  – Aanhoudende preoccupatie met delen van voorwerpen.

De stoornis van Asperger leidt daarnaast tot ernstige beperkingen in het sociaal of beroepsmatig functioneren of het functioneren op andere belangrijke terreinen. De diagnoses voor andere autismespectrumstoornissen dienen te worden uitgesloten, net als de diagnose schizofrenie.

Voor mensen die net niet voldoen aan de criteria van een van de bovenstaande stoornissen bestaat een aparte diagnose: *pervasieve ontwikkelings-*

stoornis niet anders omschreven (inclusief atypisch autisme), ook wel PDD-NOS genoemd. Bij deze mensen is sprake van ernstige en ingrijpende beperking in de ontwikkeling van de sociale interactie, samen met tekortkomingen in (non)verbale communicatieve vaardigheden of de aanwezigheid van stereotiep gedrag, interesses en activiteiten.

Naast de andere autismespectrumstoornissen worden ook schizofrenie, schizotypische persoonlijkheidsstoornis of ontwijkende persoonlijkheidsstoornis uitgesloten.

Typen autismespectrumstoornissen

De bovenstaande officiële onderverdeling in aparte diagnoses is in de praktijk problematisch.[2]

- De autistische stoornis en stoornis van Rett zijn helder omschreven diagnoses. Dat geldt echter niet voor de overige stoornissen binnen het autismespectrum. Vooral de criteria voor PDD-NOS en de stoornis van Asperger zijn (nog) niet helder.
- Van geen van de stoornissen is een exclusieve biologische oorzaak bekend, of een consistente lichamelijke of psychologische *marker*.[4]
- Zoals blijkt uit de diagnostische criteria van de verschillende stoornissen, zijn de verschillen tussen de stoornissen vaak slechts gradueel en de onderlinge grenzen voor een deel arbitrair.[5-7]
- Tussen mensen met dezelfde diagnose binnen het autismespectrum bestaan grote verschillen in symptomen en gedragingen, in het beloop en in de respons op de behandeling.

In de klinische praktijk speelt de onderverdeling in diagnoses binnen het autismespectrum vrijwel geen rol bij het nemen van beslissingen over de behandeling. Daarvoor zijn drie andere criteria beter geschikt:
- het cognitief functioneren;
- het taalvermogen;
- het gedrag (bijvoorbeeld storend stereotiep of agressief gedrag en automutilatie).

Deze aspecten – die slechts zijdelings samenhangen met de indeling in diagnoses – zijn vooral bepalend voor de geschiktheid van psychologische én farmacologische interventies.[2]

Omdat de stoornis van Rett en de desintegratiestoornis van de kinderleeftijd zeer zeldzaam zijn[8], zal in het onderstaande vooral aandacht worden besteed aan de overige stoornissen in het autismespectrum.

Onderscheid met andere stoornissen

Het is vooral bij zeer jonge kinderen belangrijk lichamelijke aandoeningen – vooral doofheid en slechtziendheid – als alternatieve diagnose uit te sluiten. Enkele andere psychische stoornissen hebben op het eerste gezicht bepaalde aspecten met autismespectrumstoornissen gemeen.[1;9;10]

- Autismespectrumstoornissen – en vooral de autistische stoornis – gaan vaak gepaard met een zeer lage intelligentie. Bij kinderen met een verstandelijke handicap zonder autistische stoornis lopen de communicatieve vaardigheden in de pas met de rest van de ontwikkeling. Bij kinderen met daarnaast een autistische stoornis blijft de communicatie duidelijk achter. Sommige kinderen met een zeer zware verstandelijke handicap vertonen het stereotiepe gedrag dat hoort bij de autismespectrumstoornissen.
- Er zijn stoornissen in de taalontwikkeling die lijken op autisme. Verschil is dat de sociale vaardigheden op non-verbaal gebied relatief goed zijn, en er geen sprake is van de beperkte interesses en gedragingen.
- Jonge kinderen met een ernstige vorm van aandachtstekort hyperactiviteitsstoornis (ADHD) kunnen in het sociale contact ook ongrijpbaar zijn. Verschil is dat kinderen met ADHD bij een goede structuur en reactie op de behandeling een sterke verbetering laten zien van het sociale contact.
- Schizofrenie vóór de puberteit is zeer zeldzaam. Bij kinderen met schizofrenie is de algemene taalspraakontwikkeling goed.
- Bij de schizoïde persoonlijkheidsstoornis – een diagnose die pas vanaf 18 jaar kan worden gesteld – leefde het kind vrij geïsoleerd, maar niet in alle situaties.
- Bij ernstige verwaarlozing in de vroege kindertijd kunnen kinderen gedrag vertonen dat veel weg heeft van het gedrag van autistische kinderen, zoals geen contact maken, repetitieve gewoontes en gedragingen. Als ze worden overgebracht in een normale omgeving verdwijnt dat gedrag langzaam.[11]
- Mensen met een obsessieve-compulsieve persoonlijkheidsstoornis hebben vaak beperkte interesses (obsessies) en gedragingen (dwanghandelingen, rituelen). Sociale vaardigheden en taal zijn echter meestal normaal ontwikkeld.
- Mensen met een sociale fobie of een ontwijkende persoonlijkheidsstoornis zijn angstig in sociale situaties, maar de overige symptomen van autismespectrumstoornissen zijn afwezig.

17.2 Hoe vaak komen autismespectrumstoornissen voor en bij wie?

Hoe vaak komen autismespectrumstoornissen voor?

Op basis van voornamelijk buitenlands onderzoek wordt aangenomen dat ten minste 28 op elke 10.000 kinderen lijden aan een autismespectrumstoornis. Van deze 28 kinderen lijden er ongeveer tien aan de autistische stoornis, 15 aan PDD-NOS en twee à drie aan het syndroom van Asperger. De stoornis van Rett en de desintegratiestoornis van de kinderleeftijd komen in verhouding veel minder voor.[8]

Vertaald naar alle 4 miljoen jonge mensen tot 20 jaar in Nederland betekent dat minimaal 11.000 kinderen met een autismespectrumstoornis, waarvan:
*   4000 kinderen met een autistische stoornis;
*   6000 kinderen met PDD-NOS;
*   1000 kinderen met de stoornis van Asperger.
De bovenstaande cijfers zijn gebaseerd op onderzoek waarin vooral aandacht was voor de autistische stoornis. In recent onderzoek, met een bredere opzet, bleek vooral het aantal kinderen met PDD-NOS veel hoger. Dit zou kunnen betekenen dat niet 28, maar ongeveer 60 kinderen per 10.000 lijden aan een autismespectrumstoornis. In dat geval zou het in totaal gaan om ongeveer 25.000 kinderen in Nederland, waarvan het overgrote deel lijdt aan PDD-NOS.[8]

Er wordt wel beweerd dat het aantal kinderen met autismespectrumstoornissen sterk is toegenomen in de laatste decennia. Het is nog maar zeer de vraag of dat juist is. Waarschijnlijk wordt de gevonden toename veroorzaakt door verruiming van de definities en diagnostische criteria, en door een grotere bekendheid bij zowel leken als behandelaars.[8]

Bij wie komen autismespectrumstoornissen voor?

Hieronder worden de belangrijkste risicofactoren en risicogroepen voor autismespectrumstoornissen genoemd, geordend volgens het dynamisch stress-kwetsbaarheidmodel (DSK).[12]

Geslacht en leeftijd

*   Autismespectrumstoornissen komen meer voor bij jongens dan bij meisjes. In bevolkingsonderzoeken wordt gevonden dat ruim

vier maal zo veel jongens als meisjes autismespectrumstoornissen hebben.[8]

- Meisjes scoren vaker laag op intelligentietests dan jongens. Van elke zeven kinderen met autismespectrumstoornissen en een normale intelligentie is er slechts één een meisje.[13]

Individuele kwetsbaarheid

- Onderzoek onder tweelingen en andere broertjes en zusjes van kinderen met autismespectrumstoornissen heeft duidelijk gemaakt dat erfelijkheid een belangrijke rol speelt bij het ontstaan van autismespectrumstoornissen.
    - Als één kind uit een eeneiige tweeling autistisch is, is de kans zeer groot (91%) dat de ander dat ook is. Bij twee-eiige tweelingen is die kans veel lager.[14]
    - Broertjes en zusjes van een kind met een autismespectrumstoornis hebben 20 tot 60 maal zo veel kans zelf ook een dergelijke stoornis te hebben als andere kinderen.[14]
    - Autistische symptomen komen bij familieleden van iemand met autismespectrumstoornissen zes à zeven keer vaker voor dan bij andere families.[15-17]
- Er wordt zeer veel onderzoek gedaan naar de specifieke genen die de kans op autismespectrumstoornissen verhogen, maar dat heeft tot nu toe nog niet geresulteerd in consistente uitkomsten.[18;19]
    - Alleen voor het syndroom van Rett is een genetische oorzaak ontdekt. Het gaat om een mutatie in één gen; het gen dat verantwoordelijk is voor het methyl-CPG-bindende proteïne 2 (MeCP2). Deze genmutatie is overigens niet specifiek voor de stoornis van Rett.[20]
    - Aangenomen wordt dat er bij de overige stoornissen in het autismespectrum sprake is van een complexe interactie van meerdere genen.[21;22]
- De hoofdomtrek is bij ongeveer één op de vier kinderen met autismespectrumstoornissen vergroot.[23] Zij hebben in verhouding grotere hersenen. Dat geldt niet voor alle delen van het brein: zo zijn de frontale kwabben niet vergroot. Daarnaast zijn enkele verschillen gevonden in de structuur van de hersenen. Hoe deze verschillen in structuur en volume precies samenhangen met de symptomen van autismespectrumstoornissen is nog onduidelijk.[24]
    - Bij hun geboorte hebben kinderen met een stoornis uit het autismespectrum nog geen grotere hersenen. Gedurende het

eerste jaar groeien hun hersenen extreem snel.[25;26;27]

- Recent hersenonderzoek laat zien dat de informatieverwerking bij mensen met autismespectrumstoornissen trager verloopt, en over meer schakels. De informatieverwerking is daardoor ook minder effectief.[24]

- Er is geen rechtstreeks verband tussen complicaties bij de geboorte en het ontstaan van autisme. Kinderen met autismespectrumstoornissen hebben in verhouding tot andere kinderen meer complicaties rond de geboorte ervaren, maar ze verschillen daarin niet van hun broers en zussen zonder autisme.[28]

- Bij maximaal 10% van de mensen met autismespectrumstoornissen is de stoornis het gevolg van een lichamelijke aandoening.[8] Zo komt tubereuze sclerose bij mensen met een autismespectrumstoornis ongeveer 100 maal vaker voor.
  - Van congenitaal rubella, PKU, neurofibromatosis en het syndroom van Down is aangetoond dat ze in verhouding niet vaker voorkomen bij autismespectrumstoornissen.
  - Van enkele stoornissen moet het verband nog nader worden onderzocht (onder andere het fragiele-X-syndroom).

- Epilepsie komt in verhouding vaker voor bij autismespectrumstoornissen. Dat varieert van 5% tot 32%, afhankelijk van het soort stoornis, de leeftijd, en het IQ.[29]
  - Bij de stoornis van Rett en de desintegratiestoornis van de kinderleeftijd komen epileptische aanvallen in verhouding zeer veel voor: bij respectievelijk 75 en 90% van de patiënten.[29]
  - Bij adolescenten en volwassenen met autismespectrumstoornissen komt epilepsie meer voor dan bij kleine kinderen: bij één op de drie.[29]
  - Van de kinderen met de autistische stoornis én een laag IQ, heeft driekwart last van epileptische aanvallen. Hebben ze een normale intelligentie dan is de kans op epilepsie niet of nauwelijks verhoogd.

- De vaccinatie tegen de kinderziekten mazelen, bof en rode hond leidt vrijwel zeker niet tot een verhoogde kans op een autismespectrumstoornis, zoals wel is gesuggereerd.[30] Of dat ook geldt voor enkele specifieke diagnostische subgroepen, wordt nog nader onderzocht.[29;30]

- Voor het veronderstelde effect van kwikvergiftiging op het ontstaan van autismespectrumstoornissen is geen bewijs gevonden.[29]

- Het is nog onbekend of autismespectrumstoornissen bij verschillende culturen en rassen meer of juist minder voorkomen.[8]

Omgevingsfactoren

Autismespectrumstoornissen lijken vooral erfelijke oorzaken te hebben. De invloed van de omgeving is slechts zeer beperkt.

- Enkele decennia geleden dachten veel behandelaars dat ouders door hun kille manier van opvoeden autismespectrumstoornissen bij hun kinderen zouden veroorzaken. De term koelkastmoeder werd daarbij wel eens gebruikt. Deze beschuldigingen waren volkomen onterecht, zoals uit onderzoek is gebleken.
- Er zijn in de Britse media wel berichten verschenen over kleine epidemieën van autismespectrumstoornissen in bepaalde buurten of dorpen. Daarbij werd dan beschuldigend gewezen op de aanwezigheid van fabrieken of elektriciteitscentrales. Deze sensatieverhalen moeten vooralsnog worden toegeschreven aan het toeval.[8]

Levensgebeurtenissen

Symptomen en gedragingen die typisch zijn voor autismespectrumstoornissen kunnen optreden als gevolg van extreme verwaarlozing, maar dat komt zeer zelden voor. In veel gevallen verdwijnen de symptomen langzaam als de kinderen naar een normale omgeving worden overgebracht.[11;14]

17.3 Hoe verlopen autismespectrumstoornissen?

Over het beloop van autismespectrumstoornissen onder de algemene bevolking is weinig bekend. Vrijwel alle informatie over het beloop is afkomstig van onderzoek onder behandelde patiënten met de autistische stoornis. Deze groep ontvangt in meerderheid behandeling.
Er bestaat geen behandeling die autismespectrumstoornissen kan genezen.[31;32] Wel kunnen gestructureerde programma's het functioneren op latere leeftijd positief beïnvloeden.[31]

De meeste kinderen met autismespectrumstoornissen blijven ook in hun latere leven voldoen aan de diagnose. Er zijn wel veranderingen mogelijk in de aard en de ernst van de symptomen.

Het beloop van de autistische stoornis is in verhouding veel slechter. Slechts een kwart van deze kinderen heeft een min of meer gunstige uitkomst.[33]

Factoren die het beloop bepalen

De belangrijkste voorspellers voor een gunstig beloop van autismespectrumstoornissen zijn[33;34]:

- een normaal IQ (hoger dan 70)[32];
- de aanwezigheid van betekenisvolle taal vóór het zesde levensjaar.

17.4 *Komen er bij autismespectrumstoornissen nog andere aandoeningen voor?*

Psychische stoornissen

Autismespectrumstoornissen gaan in de regel gepaard met een of meer andere psychische stoornissen.[35]

- Autismespectrumstoornissen – en met name de autistische stoornis – komen in verhouding zeer veel voor bij kinderen met een verstandelijke handicap. Van elke tien kinderen met een autistische stoornis hebben slechts drie een normaal IQ. Drie anderen hebben geringe of matige beperkingen en de overige vier zijn ernstig beperkt in het intellectueel functioneren.[8]
- Het starre terugkerende gedragspatroon bij autismespectrumstoornissen heeft overeenkomsten met het gedrag van mensen met een obsessieve-compulsieve stoornis. Het is de vraag of er in dat geval sprake is van één of twee diagnoses.[35]
- Volgens de criteria van oudere versies van de DSM waren de diagnoses autismespectrumstoornissen en ADHD elkaar uitsluitend. In de DSM-IV is dat criterium geschrapt, omdat het onderscheid in de praktijk niet altijd houdbaar is.[36] In de praktijk is naar schatting bij ten minste één op de drie kinderen met een autismespectrumstoornis tevens sprake van ADHD.
- Onder volwassenen met autismespectrumstoornissen die worden behandeld, is depressie waarschijnlijk de meest voorkomende bijkomende stoornis. Exacte cijfers ontbreken echter.[37]

Lichamelijke ziekten

Minder dan 10% van de mensen met autismespectrumstoornissen lijdt aan een lichamelijke ziekte die mogelijk een oorzaak van de autisme-spectrumstoornis geweest kan zijn. Van deze aandoeningen komen er slechts enkele bij autismespectrumstoornissen vaker voor.[8]

- Tubereuze sclerose komt bij mensen met autismespectrumstoor-nissen ongeveer 100 maal vaker voor. De oorzaak voor dit verband is nog onbekend.
- Epilepsie komt veel voor bij autismespectrumstoornissen; gemid-deld 17%. Van de autisten met een laag IQ heeft driekwart last van epileptische aanvallen.
- Er is geen verband tussen autismespectrumstoornissen en de ma-zelen of de vaccinatie tegen mazelen.[30]

17.5 Wat zijn de gevolgen van autismespectrumstoornissen?

Kwaliteit van leven en levensverwachting

De kwaliteit van leven van een kind wordt ernstig aangetast door de au-tismespectrumstoornis.[38]

- Een kleine minderheid – vooral kinderen met PDD-NOS of het syn-droom van Asperger – is in staat een gewone schoolloopbaan te volgen, en vervolgens betaald werk te vinden. De overigen komen terecht in het speciaal onderwijs en vervolgens in een beschermde werkomgeving (zoals een sociale werkplaats).[33]
- Slechts een minderheid van de volwassenen met de autistische stoornis is in staat een relatie op te bouwen, en bijvoorbeeld te trouwen.[33]
- Vergeleken met kinderen met andere psychische stoornissen, heb-ben kinderen met autismespectrumstoornissen een lagere kwali-teit van leven. Problemen treden vooral op in het rolgedrag thuis en in het gedrag tegenover anderen.[39]

Een kind met autismespectrumstoornissen heeft enorme invloed op het gezinsleven. Op broertjes en zusjes, maar vooral op de ouders, heeft het een grote emotionele impact.

De invloed van de autismespectrumstoornissen op de levensverwachting is onbekend.

Maatschappelijke kosten

De directe zorgkosten van autismespectrumstoornissen bij kinderen zijn hoger dan die voor veel lichamelijke aandoeningen.

Voor de autistische stoornis zijn in Engeland de totale kosten berekend. De kosten bedroegen over het hele leven genomen gemiddeld 3,5 miljoen euro. Ruim de helft daarvan werd besteed aan huisvesting en verzorging.[40]

17.6 *Zijn autismespectrumstoornissen behandelbaar?*

Voor autismespectrumstoornissen bestaan verschillende soorten behandeling. De volgende samenvattende conclusies kunnen worden getrokken.[31;38;64]

* Er bestaat geen behandeling – noch met middelen noch met psychologische methoden – waarmee autismespectrumstoornissen kunnen worden genezen.
* Behandelingen en vormen van begeleiding kunnen wel bepaalde symptomen en gevolgen van autismespectrumstoornissen verminderen.

De globale oordelen over de werkzaamheid van alle beschreven behandelingen zijn in tabel 17.1 overzichtelijk samengebracht. Het oordeel is gebaseerd op onderzoek naar groepseffecten op de korte termijn.

Medicatie

Het bewijs voor de werkzaamheid van middelen of voedingsvoorschriften bij autismespectrumstoornissen is zeer mager.[65-68]

* De onderzoeken duurden over het algemeen zeer kort, en hadden vaak weinig proefpersonen. Ook was de behandeling vaak alleen gericht op kleine kinderen.
* Als middelen al een effect hadden, dan was het slechts op een deel van de symptomen.[66]
* Over het algemeen werden geen ernstige bijwerkingen gevonden, al werd daar in de meeste studies niet naar gevraagd.

TABEL 17.1 OVERZICHT WERKZAAMHEID VAN BEHANDELINGEN BIJ AUTISMESPEC-
TRUMSTOORNISSEN

Behandeling	Bewijskracht
Medicatie	
Klassieke antipsychotica	
− Haloperidol[69]	*
Atypische antipsychotica[70;71]	
− Risperidon[72]	*
− Olanzapine	?
− Clozapine	?
− Amisulpride	-
− Quetiapine	-
− Ziprasidon	?
Antidepressiva	
− Clomipramine[69]	?
− Fluvoxamine[73]	*
Overige middelen	
− Fenfluramine	?
− Psychostimulantia	?
− Lithium	?
− Anti-epileptica[74]	?
− Anxiolytica	?
− 2-Adrenerge-antagonisten (clonidine, guanfacine)	?
− B-adrenerge antagonisten	?
− Opiaatantagonisten (naltrexon)[75]	-/?
− Secretine[76;77]	-
Immunotherapie	?
Voedingssupplementen	
Vitamine B6 met magnesium (pyrodoxine) in hoge dosering[78]	?
Overige vitamines[79]	?
Glutenvrij dieet	?/*
Psychologische behandelingen	
Intensieve gedragstherapeutische begeleiding	*
Overige vormen van begeleiding	?

*** = bewezen werkzaam;
** = redelijke aanwijzingen voor werkzaamheid;
* = enig bewijs voor werkzaamheid, maar het bewijs of het effect is niet al te sterk;
? = bewijs ontbreekt;
- = bewezen onwerkzaam.

Er is nog geen medicijn voor alle autismespectrumstoornissen.[65-67] Omdat er geen goede theorie bestaat over de exacte lichamelijke oorzaken,
is tot nu toe vooral geëxperimenteerd met middelen die eigenlijk voor
andere stoornissen bedoeld waren.[21] Bij de middelen tegen autismespectrumstoornissen wordt een onderscheid gemaakt tussen antipsychotica,
antidepressiva, overige medicijnen en voedingsvoorschriften. Hieronder
bespreken we alleen de middelen waarvoor enig bewijs bestaat.[66]

Antipsychotica

- Haloperidol (een klassiek antipsychoticum) leidt mogelijk tot een vermindering van de algemene symptomatologie van autisme, vooral geïrriteerdheid en hyperactiviteit. Het middel heeft geen invloed op stereotiep gedrag, lethargie of spraak.[69] Vanwege de mogelijke bijwerkingen wordt haloperidol alleen voorgeschreven bij mensen met ernstige autistische symptomen. De voorkeur gaat daarom uit naar een nieuwer middel, zoals risperidon.
- Risperidon (een atypisch antipsychoticum) leidt mogelijk tot een vermindering van agressief gedrag, herhaalgedrag en hyperactiviteit.[70-72;80;81]

Antidepressiva

Fluvoxamine (een modern antidepressivum) leidt mogelijk tot vermindering van repetitieve gedachten en gedrag, en agressie. Mogelijk leidt het ook tot een verbetering van de spraak.[73]

Overige middelen

Voor de overige middelen, waaronder naltrexon (een opiaatantagonist)[75] is de effectiviteit niet bewezen.

Voedingsvoorschriften

Van de voedingsvoorschriften heeft alleen het glutenvrije dieet mogelijk een effect op verschillende symptomen waaronder communicatie, leren en sociaal contact.[82]

Psychologische behandeling

Er bestaat geen standaardbehandeling om autismespectrumstoornissen te genezen.[31 38;64] Er is vrijwel geen evidentie voor specifieke behandelvormen.

Bij de bejegening van kinderen met een autismespectrumstoornis wordt een onderscheid gemaakt tussen opvoeding en behandeling.[62]
- Opvoeden geschiedt door de ouders, eventueel begeleid door hulpverleners. Het accent ligt vooral op aanpassen van het kind én de omgeving. De opvoeding vormt de basis voor een eventuele be-

handeling. Als deze basis niet goed is, heeft behandeling geen
zin.
- Bij behandeling ligt de regie bij een behandelaar met specifieke
  deskundigheid. Het accent ligt vooral op verandering. De behandeling bouwt voort op de opvoeding.

Opvoeding

De opvoeding van kinderen met een autismespectrumstoornis stelt hoge
eisen aan de opvoeders. Om tegemoet te komen aan de problemen van
hun kind, wordt de opvoeders meestal aangeraden gebruik te maken van
drie elkaar aanvullende opvoedingsstrategieën.[62]
- *Een aangepast prikkelaanbod.* Om overprikkeling te voorkomen,
  wordt het dagelijks leven van het kind sterk gestructureerd. Dit
  geldt zowel voor de materiële omgeving, de daginvulling als de
  omgang met andere mensen.
- *Een aangepast eisenpakket.* Dit geldt zowel voor het denken, het
  voelen als het gedrag. Doel is het voorkomen van overvragen en
  het waken voor ondervragen.
- *Een aangepaste vorm van communicatie.* Geen nadruk op verbale
  communicatie, maar liever visueel communiceren met voorwerpen of gebaren. Als verbale communicatie onvermijdelijk is, bij
  voorkeur langzaam spreken in korte enkelvoudige zinnen.

Wanneer deze drie opvoedingsstrategieën onvoldoende effect sorteren is
speciale behandeling noodzakelijk.[62]

Behandeling

Er bestaat geen standaard psychologische behandeling om autismespectrumstoornissen te genezen.[34;67;83] In de praktijk kent iedere
psychologische of onderwijskundige behandeling drie verschillende
behandeldoelen:[3]
- structurering van de omgeving;
- stimulering van de normale ontwikkeling;
- vermindering van gedragsproblemen.[84]

De nadruk op een van deze doelen, en de concrete uitwerking, is erg afhankelijk van de specifieke problemen van de individuele patiënt. Om
die reden is een uitgebreide diagnostiek zo belangrijk. Daaruit volgen
immers de keuzes voor de concrete individuele behandeldoelen.[9] In de
praktijk ontvangen kinderen met autismespectrumstoornissen meestal
een behandeling die bestaat uit meerdere onderdelen, waaronder:[85]

- aanpassen van de omgeving (structurering);
- aanleren van praktische vaardigheden;
- interventies gericht op verbetering van het sociale gedrag;
- interventies met behulp van leeftijdsgenoten;
- allesomvattende interventies (bevatten diverse elementen).

Voor het effect van iedere behandeling – en de generalisatie van het aangeleerde gedrag – is het van belang dat de verschillende onderdelen op elkaar zijn afgestemd. Belangrijkste voorwaarde voor de afstemming is dat ouders/verzorgers en leerkrachten actief betrokken zijn bij de behandeling. De laatste jaren worden ook klasgenoten steeds vaker betrokken bij de behandeling.[34;83;86] In de loop der jaren zijn vanuit verschillende psychologische theorieën en behandeltradities specifieke behandelingsvormen ontwikkeld. Van alle vormen van behandeling is *Applied Behavior Analysis* (ABA) het meest onderzocht.[64;87-89] Dit is een zeer intensieve vorm van begeleiding – tot 40 uur per week – gebaseerd op gedragstherapeutische principes van beloning van gewenst gedrag. Hoewel goed experimenteel onderzoek nog vrijwel ontbreekt, zijn uit het bestaande onderzoek wel enkele conclusies te trekken.[90]

- ABA heeft een bewezen effect op het IQ, ook op de langere termijn.[91]
- Het effect op het sociaal functioneren is nog niet bewezen.
- Intensieve vormen van ABA hebben meer effect dan minder intensieve vormen. Uitvoering door minder goed getrainde professionals heeft minder effect.
- ABA is niet voor alle kinderen geschikt. Vooral kinderen met een hoger IQ en kinderen met PDD-NOS hebben baat bij deze methode.[67]

Er is wel kritiek mogelijk op deze methode.

- De opzet van de behandeling is zeer rigide. Er wordt volgens de critici onvoldoende uitgegaan van de wensen en voorkeuren van het kind en de ouders. Een lossere benadering blijkt effectiever voor het aanleren van sociale vaardigheden.[92] Recent zijn ABA-behandelingen ontwikkeld waarin daarvoor meer aandacht is.
- De methode is zeer intensief, en dus in verhouding tot het effect vrij duur. Vermindering van de intensiviteit leidt echter tot een verminderde werkzaamheid.

Daarnaast zijn andere behandelvormen ontwikkeld, die echter nog geen empirische basis hebben.[34;67;93]

Referenties autismespectrumstoornissen

1. American Psychiatric Association (2000). *Diagnostic and statistical manual of mental disorders [DSM-IV-TR]*. Washington, DC: American Psychiatric Association.
2. Willemsen-Swinkels, S.H., Buitelaar, J.K. (2002). The autistic spectrum: subgroups, boundaries, and treatment. *Psychiatric Clinics of North America*, 25(4): 811-836.
3. Engeland, H. van (2000). Autisme en psychosen. In: W. Vandereycken, C.A.L. Hoogduin, P.M.G. Emmelkamp (red.). *Handboek Psychopathologie: deel 1: basisbegrippen*, p. 469-489. Houten: Bohn Stafleu Van Loghum.
4. Lotspeich, L.J., Kwon, H., Schumann, C.M., Fryer, S.L., Goodlin-Jones, B. L., Buonocore, M.H., e.a. (2004). Investigation of neuroanatomical differences between autism and Asperger syndrome. *Archives of General Psychiatry*, 61(3): 291-298.
5. Macintosh, K.E., Dissanayake, C. (2004). Annotation: The similarities and differences between autistic disorder and Asperger's disorder: a review of the empirical evidence. *Journal of Child Psychology & Psychiatry*, 45(3): 421-434.
6. Mahoney, W.J., Szatmari, P., MacLean, J.E., Bryson, S.E., Bartolucci, G., Walter, S.D., e.a. (1998). Reliability and accuracy of differentiating pervasive developmental disorder subtypes. *Journal of the American Academy of Child and Adolescent Psychiatry*, 37(3): 278-285.
7. Howlin, P. (2003). Outcome in high-functioning adults with autism with and without early language delays: Implications for the differentiation between autism and Asperger syndrome. *Journal of Autism and Developmental Disorders*, 33(1): 3-13.
8. Fombonne, E. (2003). Epidemiological surveys of autism and other pervasive developmental disorders: an up-

date. *Journal of Autism and Developmental Disorders*, 33(4): 365-382.
9. Gaag, R.J. van der, Berckelaer-Onnes, I.A. van (2000). Protocol autisme en aan autisme verwante contactstoornissen. In: P. Prins, N. Pameijer (red.). *Protocollen in de jeugdzorg: richtlijnen voor diagnostiek, indicatiestelling en interventie*, p. 135-155. Lisse: Swets & Zeitlinger.
10. Fitzgerald, M., Corvin, A. (2001). Diagnosis and differential diagnosis of Asperger syndrome. *Advances in Psychiatric Treatment*, 7(310-318.
11. Rutter, M., Andersen-Wood, L., Beckett, C., Bredenkamp, D., Castle, J., Groothues, C., e.a. (1999). Quasi-autistic patterns following severe early global privation. *Journal of Child Psychology & Psychiatry*, 40(4): 537-549.
12. Ormel, J., Neeleman, J., Wiersma, D. (2001). Determinanten van psychische ongezondheid: implicaties voor onderzoek en beleid. *Tijdschrift voor Psychiatrie*, 43(4): 245-257.
13. Ban, E.F. van den, Buitelaar, J.K. (2002). Genderverschillen bij ADHD en autisme op jonge leeftijd. *Tijdschrift voor Psychiatrie*, 44(6): 403-408.
14. Gaag, R.J. van der (2003). Autismespectrumstoornissen: oorzakelijke factoren. *Tijdschrift voor Psychiatrie*, 45(9): 549-558.
15. Hughes, C., Leboyer, M., Bouvard, M. (1997). Executive function in parents of children with autism. *Psychological Medicine*, 27(1): 209-220.
16. Happe, F., Frith, U. (1996). The neuropsychology of autism. *Brain*, 119(Pt 4): 1377-1400.
17. Happe, F., Briskman, J., Frith, U. (2001). Exploring the cognitive phenotype of autism: weak central coherence in parents and siblings of children with autism: I Experimental tests. *Journal of Child Psychology & Psychiatry*, 42(3): 299-307.

18. Lamb, J.A., Parr, J.R., Bailey, A.J., Monaco, A.P. (2002). Autism: in search of susceptibility genes. *Neuromolecular Medicine*, 2(1): 11-28.

19. Cook, E.H., Jr. (2001). Genetics of autism. *Child and Adolescent Psychiatric Clinics of North America*, 10(2): 333-350.

20. Neul, J.L., Zoghbi, H.Y. (2004). Rett syndrome: a prototypical neurodevelopmental disorder. *Neuroscientist*, 10 (2): 118-128.

21. Buitelaar, J.K., Willemsen-Swinkels, S.H. (2000). Autism: current theories regarding its pathogenesis and implications for rational pharmacotherapy. *Paediatric Drugs*, 2(1): 67-81.

22. Cook, E.H., Jr. (1998). Genetics of autism. *Mental Retardation and Developmental Disabilities Research Reviews*, 4(2): 113-120.

23. Gillberg, C., Souza, L. de (2002). Head circumference in autism, Asperger syndrome, and ADHD: a comparative study. *Developmental Medicine and Child Neurology*, 44(5): 296-300.

24. Palmen, S.J., Engeland, H. van (2004). Review on structural neuroimaging findings in autism. *Journal of Neural Transmission*, 111(7): 903-929.

25. Courchesne, E., Karns, C.M., Davis, H.R., Ziccardi, R., Carper, R.A., Tigue, Z.D., e.a. (2001). Unusual brain growth patterns in early life in patients with autistic disorder: an MRI study. *Neurology*, 57(2): 245-254.

26. Courchesne, E., Carper, R., Akshoomoff, N. (2003). Evidence of brain overgrowth in the first year of life in autism. *JAMA*, 290(3): 337-344.

27. Cody, H., Pelphrey, K., Piven, J. (2002). Structural and functional magnetic resonance imaging of autism. *International Journal of Developmental Neuroscience*, 20(3-5): 421-438.

28. Glasson, E.J., Bower, C., Petterson, B., Klerk, N. de, Chaney, G., Hallmayer, J.F. (2004). Perinatal factors and the development of autism: a population study. *Archives of General Psychiatry*, 61(6): 618-627.

29. Tidmarsh, L., Volkmar, F.R. (2003). Diagnosis and epidemiology of autism spectrum disorders. *The Canadian Journal of Psychiatry*, 48(8): 517-525.

30. Madsen, K.M., Hviid, A., Vestergaard, M., Schendel, D., Wohlfahrt, J., Thorsen, P., e.a. (2002). A population-based study of measles, mumps, and rubella vaccination and autism. *New England Journal of Medicine*, 347(19): 1477-1482.

31. Howlin, P. (1997). Prognosis in autism: do specialist treatments affect long-term outcome? *European Child and Adolescent Psychiatry*, 6(2): 55-72.

32. Howlin, P., Goode, S., Hutton, J., Rutter, M. (2004). Adult outcome for children with autism. *Journal of Child Psychology and Psychiatry*, 45(2): 212-229.

33. Tsatsanis, K.D. (2003). Outcome research in Asperger syndrome and autism. *Child and Adolescent Psychiatric Clinics of North America*, 12(1): 47-63, vi.

34. Volkmar, F.R., Lord, C., Bailey, A., Schultz, R.T., Klin, A. (2004). Autism and pervasive developmental disorders. *Journal of Child Psychology and Psychiatry*, 45(1): 135-170.

35. Volkmar, F., Cook, E.H., Jr., Pomeroy, J., Realmuto, G., Tanguay, P. (1999). Practice parameters for the assessment and treatment of children, adolescents, and adults with autism and other pervasive developmental disorders. American Academy of Child and Adolescent Psychiatry Working Group on Quality Issues. *Journal of the American Academy of Child and Adolescent Psychiatry*, 38(12 Suppl): 32S-54S.

36. Goldstein, S., Schwebach, A.J. (2004). The comorbidity of Pervasive Developmental Disorder and Attention Deficit Hyperactivity Disorder: results of a retrospective chart re-

view. *Journal of Autism and Developmental Disorders*, 34(3): 329-339.

37. Ghaziuddin, M., Ghaziuddin, N., Greden, J. (2002). Depression in persons with autism: implications for research and clinical care. *Journal of Autism and Developmental Disorders*, 32(4): 299-306.

38. Stock, M. (2004). *Autism spectrum disorders (pervasive developmental disorders)*. Bethesda: National Institute of Mental Health.

39. Bastiaansen, D., Koot, H.M., Ferdinand, R.F., Verhulst, F.C. (2004). Quality of life in children with psychiatric disorders: self-, parent, and clinician report. *Journal of the American Academy of Child and Adolescent Psychiatry*, 43(2): 221-230.

40. Jarbrink, K., Knapp, M. (2001). The economic impact of autism in Britain. *Autism*, 5(1): 7-22.

41. Nicolson, R., Szatmari, P. (2003). Genetic and neurodevelopmental influences in autistic disorder. *The Canadian Journal of Psychiatry*, 48(8): 526-537.

42. Berckelaer-Onnes, I.A. van (2004). Zestig jaar autisme. *Nederlands Tijdschrift voor Geneeskunde*, 148(21): 1024-1030.

43. Baron-Cohen, S. (1991). The development of a theory of mind in autism: deviance and delay? *Psychiatric Clinics of North America*, 14(1): 33-51.

44. Begeer, S., Rieffe, C., Meerum Terwogt, M. (2004). Sociaal-emotionele competentie van normaal intelligente kinderen met autisme. In: A. Vyt, M.A.G. van Aken, J.D. Bosch, M.A.G. van der Gaag, A.J.J.M. Ruijssenaars (red.). *Jaarboek ontwikkelingspsychologie, orthopedagogiek en kinderpsychiatrie 6 (2004-2005)*, p. 252-275. Houten: Bohn Stafleu Van Loghum.

45. Happé, F.G. (1995). The role of age and verbal ability in the theory of mind task performance of subjects with autism. *Child Development*, 66 (3): 843-855.

46. Silliman, E.R., Diehl, S.F., Huntley Bahr, R., Hnath-Chisolm, T., Bouchard Zenko, C., Friedman, S.A. (2003). A new look at performance on theory-of-mind tasks by adolescents with autism spectrum disorder. *Language, Speech, and Hearing Services in Schools*, 34: 236-252.

47. Yirmiya, N., Erel, O., Shaked, M., Solomonica-Levi, D. (1998). Meta-analyses comparing theory of mind abilities of individuals with autism, individuals with mental retardation, and normally developing individuals. *Psychological Bulletin*, 124(3): 283-307.

48. Liss, M., Fein, D., Allen, D., Dunn, M., Feinstein, C., Morris, R., e.a. (2001). Executive functioning in high-functioning children with autism. *Journal of Child Psychology and Psychiatry*, 42(2): 261-270.

49. Geurts, H.M., Verté, S., Oosterlaan, J., Roeyers, H., Sergeant, J.A. (2004). How specific are executive functioning deficits in attention deficit hyperactivity disorder and autism? *Journal of Child Psychology and Psychiatry*, 45(4): 836-854.

50. Berger, H.J., Aerts, F.H., Sijde, A. van der, Bogart-Bex, P.A., Teunisse, J.P. (2002). Cognitieve stijlkenmerken bij jongeren met een autismespectrum-stoornis. *Tijdschrift voor Psychiatrie*, 44; 83-94.

51. Jolliffe, T., Baron-Cohen, S. (2000). Linguistic processing in high-functioning adults with autism or Asperger's syndrome. Is global coherence impaired? *Psychological Medicine*, 30 (1169-1187.

52. Filipek, P.A., Accardo, P.J., Ashwal, S., Baranek, G.T., Cook, E.H., Jr., Dawson, G., e.a. (2000). Practice parameter: screening and diagnosis of autism: report of the Quality Standards Subcommittee of the American Academy of Neurology and the Child Neurology Society. *Neurology*, 55(4): 468-479.

53. Smith, T. (1999). Outcome of early intervention for children with autism. *Clinical Psychology*, 6(1): 33-49.

54. Bryson, S.E., Rogers, S.J., Fombonne, E. (2003). Autism spectrum disorders: early detection, intervention, education, and psychopharmacological management. *The Canadian Journal of Psychiatry*, 48(8): 506-516.

55. Siegel, B., Pliner, C., Eschler, J., Elliott, G.R. (1988). How children with autism are diagnosed: difficulties in identification of children with multiple developmental delays. *Journal of Developmental and Behavioral Pediatrics*, 9(4): 199-204.

56. Howlin, P., Moore, A. (1997). Diagnosis in autism: a survey of over 1200 patients in the UK. *Autism*, 1 (2): 135-162.

57. Bristol-Power, M.M., Spinella, G. (1999). Research on screening and diagnosis in autism: a work in progress. *Journal of Autism and Developmental Disorders*, 29(6): 435-438.

58. De Bildt, A.A. (2003). *The Friesland study: pervasive developmental disorders in mental retardation*. Enschede: PPI.

59. Ferdinand, R.F., Lier, M.H.M. van, Most, G.H.F. van der, Nijs, P.F.A. de, Reichart, C.G., Dekkers, F.H.W. (2004). Meetinstrumenten bij psychiatrische stoornissen bij kinderen en jeugdigen. *Tijdschrift voor Psychiatrie*, 46(10): 659-664.

60. Baron-Cohen, S., Allen, J., Gillberg, C. (1992). Can autism be detected at 18 months? The needle, the haystack, and the CHAT. *The British Journal of Psychiatry*, 161(839-843.

61. Baird, G., Charman, T., Cox, A., Baron-Cohen, S., Swettenham, J., Wheelwright, S., e.a. (2001). Current topic: Screening and surveillance for autism and pervasive developmental disorders. *Archives of Disease in Childhood*, 84(6): 468-475.

62. Kraijer, D.W. (2004). *Handboek autismespectrumstoornissen en verstandelijke beperking*. Lisse: Harcourt.

63. Tanguay, P.E. (2000). Pervasive developmental disorders: a 10-year review. *Journal of the American Academy of Child and Adolescent Psychiatry*, 39(9): 1079-1095.

64. Howlin, P. (1998). Practitioner review: psychological and educational treatments for autism. *Journal of Child Psychology and Psychiatry*, 39(3): 307-322.

65. Novotny, S. (2003). Pharmacological treatment of autism: a review. *Trends in Evidence-Based Neuropsychiatry*, 5 (1): 43-60.

66. Broadstock, M., Doughty, C. (2003). *The effectiveness of pharmacological therapies for young people and adults with Autism Spectrum Disorder (ASD): a critical appraisal of the literature*. Christchurch: New Zealand Health Technology Assessment.

67. Bölte, S., Poustka, F. (2002). Intervention bei autistischen Störungen: Status quo, evidenzbasierte, fragliche und fragwürdige Techniken. *Zeitschrift Kinder- und Jugendpsychiatrie und Psycho-therapie*, 30(4): 271-280.

68. Buitelaar, J.K., Willemsen-Swinkels, S.H.N. (2000). Medication treatment in subjects with autistic spectrum disorders. *European Child and Adolescent Psychiatry*, 9(Suppl. 1): 185-197

69. Remington, G., Sloman, L., Konstantareas, M., Parker, K., Gow, R. (2001). Clomipramine versus haloperidol in the treatment of autistic disorder: a double-blind, placebo-controlled, crossover study. *Journal of Clinical Psychopharmacology*, 21(4): 440-444.

70. Findling, R.L., McNamara, N.K. (2004). Atypical antipsychotics in the treatment of children and adolescents: clinical applications. *Journal of Clinical Psychiatry*, 65 Suppl. 6(30-44.

71. Barnard, L., Young, A.H., Pearson, J., Geddes, J., O'Brien, G. (2002). A systematic review of the use of atypical antipsychotics in autism. *Journal of Psychopharmacology*, 16(1): 93-101.

72. McCracken, J.T., McGough, J., Shah, B., Cronin, P., Hong, D., Aman, M.G., e.a. (2002). Risperidone in children with autism and serious behavioral problems. *New England Journal of Medicine*, 347(5): 314-321.

73. McDougle, C.J., Naylor, S.T., Cohen, D.J., Volkmar, F.R., Heninger, G.R., Price, L.H. (1996). A double-blind, placebo-controlled study of fluvoxamine in adults with autistic disorder. *Archives of General Psychiatry*, 53(11): 1001-1008.

74. Martino, A. di, Tuchman, R.F. (2001). Antiepileptic drugs: affective use in autism spectrum disorders. *Pediatric Neurology*, 25(3): 199-207.

75. Willemsen-Swinkels, S.H., Buitelaar, J.K., Nijhof, G.J., Engeland, H. van (1995). Failure of naltrexone hydrochloride to reduce self-injurious and autistic behavior in mentally retarded adults. Double-blind placebo-controlled studies. *Archives of General Psychiatry*, 52(9): 766-773.

76. Sandler, A.D., Sutton, K.A., DeWeese, J., Girardi, M.A., Sheppard, V., Bodfish, J.W. (1999). Lack of benefit of a single dose of synthetic human secretin in the treatment of autism and pervasive developmental disorder. *New England Journal of Medicine*, 341(24): 1801-1806.

77. Patel, N.C., Yeh, J.Y., Shepherd, M.D., Crismon, M.L. (2002). Secretin treatment for autistic disorder: a critical analysis. *Pharmacotherapy*, 22(7): 905-914.

78. Nye, C., Brice, A. (2002). Combined vitamin B6-magnesium treatment in autism spectrum disorder. *Cochrane Database of Systematic Reviews*, CD003497.

79. Kleijnen, J., Knipschild, P. (1991). Niacin and vitamin B6 in mental functioning: a review of controlled trials in humans. *Biological Psychiatry*, 29(9): 931-941.

80. Zarcone, J.R., Hellings, J.A., Crandall, K., Reese, R.M., Marquis, J., Fleming, K., e.a. (2001). Effects of risperidone on aberrant behavior of persons with developmental disabilities: I. A double-blind crossover study using multiple measures. *American Journal on Mental Retardation*, 106(6): 525-538.

81. McDougle, C.J., Holmes, J.P., Carlson, D.C., Pelton, G.H., Cohen, D.J., Price, L.H. (1998). A double-blind, placebo-controlled study of risperidone in adults with autistic disorder and other pervasive developmental disorders. *Archives of General Psychiatry*, 55(7): 633-641.

82. Millward, C., Ferriter, M., Calver, S., Connell-Jones, G. (2004). Gluten- and casein-free diets for autistic spectrum disorder. *Cochrane Database of Systematic Reviews*, CD003498.

83. Lord, C., McGee, J.P., Committee on Educational Interventions for Children with Autism, Division of Behavioral and Social Sciences and Education, N.R.C. (2001). *Educating children with autism*. Washington DC: National Academy Press.

84. Horner, R.H., Carr, E.G., Strain, P.S., Todd, A.W., Reed, H.K. (2002). Problem behavior interventions for young children with autism: a research synthesis. *Journal of Autism and Developmental Disorders*, 32(5): 423-446.

85. McConnell, S.R. (2002). Interventions to facilitate social interaction for young children with autism: Review of available research and recommendations for educational intervention and future research. *Journal of Autism and Developmental Disorders*, 32 (351-372.

86. Diggle, T., McConachie, H.R., Randle, V.R. (2003). Parent-mediated early intervention for young children with autism spectrum disorder. *Cochrane Database of Systematic Reviews*, CD003496.

87. Smith, T., Groen, A.D., Wynn, J.W. (2000). Randomized trial of intensive early intervention for children

with pervasive developmental disorder. *American Journal on Mental Retardation*, 105(4): 269-285.

88. Marquis, J.G., Horner, R.H., Carr, E. G., Turnbull, A.P., Thompson, M., Behrens, G.A., e.a. (2000). A meta-analysis of positive behavior support. In: R. Gersten, E.P. Schiller, S. Vaughn (red.). *Contemporary special education research: Syntheses of the knowledge base on critical instructional issues*, p. 137-178. Mahwah: Lawrence Erlbaum Associates.

89. Matson, J.L., Benavidez, D.A., Compton, L.S., Paclawskyj, T., Baglio, C. (1996). Behavioral treatment of autistic persons: a review of research from 1980 to the present. *Research in Developmental Disabilities*, 17 (6): 433-465.

90. Finch, L., Raffaele, C. (2003). Intensive behavioural intervention for children with autism: a review of the evidence. *Occupational Therapy Now*, 5(4): 20-23.

91. McEachin, J.J., Smith, T., Lovaas, O. I. (1993). Long-term outcome for children with autism who received early intensive behavioral treatment. *American Journal on Mental Retardation*, 97(4): 359-372.

92. Delprato, D.J. (2001). Comparisons of discrete-trial and normalized behavioral language intervention for young children with autism. *Journal of Autism and Developmental Disorders*, 31(3): 315-325.

93. Sinha, Y., Silove, N., Wheeler, D., Williams, K. (2004). Auditory integration training and other sound therapies for autism spectrum disorders. *Cochrane Database of Systematic Reviews*, CD003681.

94. Werkgroep Sociale Kaart Autisme Nederland: Voortman, A., Heijmen, A., Borgmeijer, E.-J., Poort, I., Vonk, I., Feenstra, T. (2003). *Sociale kaart autisme Nederland*. Doorwerth: Kenniscentrum Autisme Nederland.

95. Kok, I., Lege, W. de, Koedoot, P., Swets-Gronert, F. (1991). *Hulpverlening aan autisten: onderzoek naar de RIAGG-autismeteams*. Utrecht: Nederlands centrum Geestelijke volksgezondheid.

96. Ende, A.W.van den (2004). *Ontwikkeling wachtlijsten en zorgvraag in de verstandelijk gehandicaptenzorg*. Diemen: College voor Zorgverzekeringen.

18 ADHD

18.1 *Wat is ADHD?*

ADHD is de afkorting van de Engelse term voor aandachtstekortstoornis met hyperactiviteit, *Attention-Deficit Hyperactivity Disorder.*

Symptomen en diagnose

Volgens het diagnostisch classificatiesysteem DSM-IVI wordt de diagnose ADHD alleen bij kinderen en adolescenten gesteld. Om die reden is het grootste deel van dit hoofdstuk gewijd aan ADHD bij kinderen tussen 4 en 16 jaar. Omdat er echter steeds meer aanwijzingen zijn dat ADHD bij een aanzienlijk deel van hen tot in de volwassenheid voortduurt, wordt daarnaast ook enige aandacht besteed aan ADHD bij volwassenen.

ADHD behoort tot de zogeheten externaliserende psychische stoornissen, waarbij het verstorende effect van het gedrag op de omgeving centraal staat. Dit in tegenstelling tot de internaliserende stoornissen – zoals angst- en stemmingsstoornissen – waarbij vooral het lijden van de persoon zelf centraal staat.

Volgens de DSM-IVI heeft iemand in de leeftijd van 4 tot 16 jaar ADHD als hij zes of meer van de volgende aandachtsproblemen vaak (de meeste dagen van de week) heeft.
- Onvoldoende aandacht voor details of achteloos fouten maken.
- Moeite om de aandacht bij taken of spel te houden.
- Niet lijken te luisteren.
- Aanwijzingen niet opvolgen of opdrachten niet kunnen afmaken.
- Moeite met organiseren van taken.
- Vermijden of afkeer hebben van taken die langdurige geestelijke inspanning vragen.
- Dingen kwijt raken die nodig zijn voor taken.

- Gemakkelijk afgeleid worden.
- Vergeetachtig bij dagelijkse bezigheden.

Iemand heeft ook ADHD als hij of zij zes of meer kenmerken van hyper-activiteit of impulsiviteit vaak (de meeste dagen van de week) heeft.

De kenmerken van hyperactiviteit zijn:
- onrustig bewegen met handen en voeten of draaien op zijn of haar stoel;
- opstaan als zittenblijven verwacht wordt;
- rondrennen of overal op klimmen als dit ongepast is;
- moeilijk rustig kunnen spelen of ontspannende activiteiten uit-voeren;
- in de weer zijn of maar doordraven;
- aan een stuk door praten.

De kenmerken van impulsiviteit zijn:
- het antwoord eruit gooien voordat de vragen afgemaakt zijn;
- moeite hebben met op de beurt wachten;
- verstoren van bezigheden van anderen.

Bovenstaande symptomen als rusteloosheid, impulsiviteit en gebrek aan concentratie komen bij veel kinderen in verschillende gradaties voor. De diagnose ADHD is op te vatten als het uiterste eind van een continuüm.[2]
- Volgens de DSM-IV heeft iemand ADHD als deze symptomen ten op-zichte van leeftijdgenoten overmatig aanwezig zijn gedurende ten minste zes maanden waardoor het dagelijks functioneren wordt belemmerd.
- Ook moeten enkele symptomen al voor het zevende levensjaar aanwezig zijn geweest.

De diagnose ADHD wordt bij volwassenen alleen gesteld als deze persoon als kind al aan ADHD leed, en dat sindsdien heeft gedaan. Sommige diag-nostische criteria in de DSM-IV, zoals overal inklimmen passen minder goed bij volwassenen, en moeten bij volwassenen anders worden om-schreven, bijvoorbeeld als innerlijke onrust.[3]

Typen ADHD

De DSM-IV onderscheidt drie typen ADHD.

- Bij het onoplettende type is er vooral sprake van ernstige en aanhoudende aandachtszwakte.
- Bij het hyperactief/impulsieve type is er vooral sprake van ernstige en aanhoudende impulsiviteit en hyperactiviteit.
- Bij het gecombineerde type komen beide soorten problemen samen voor. Dit type ADHD komt het meeste voor.

Jongens met ADHD kampen vaker met hyperactiviteit, impulsiviteit en gedragsproblemen. Meisjes met ADHD hebben vaker last van intellectuele beperkingen en internaliserende problemen.[4;5] Hierdoor wordt de diagnose ADHD bij meisjes vaak niet gesteld.

Bij volwassenen met ADHD treden de symptomen van hyperactiviteit wat minder op de voorgrond. De aandachtszwakte blijft echter bestaan, waardoor volwassenen met ADHD niet goed in staat zijn het eigen gedrag te organiseren en te plannen. Typische eigenschappen van volwassenen met ADHD zijn: chaotisch en rusteloos gedrag, te laat komen, druk praten, impulsief persoonlijke en werkrelaties aangaan en weer beëindigen, eigenwijsheid, chronische autoriteitsconflicten, jobhopping en een lage frustratietolerantie. Vaak is hun prestatie- en opleidingsniveau lager dan je op grond van hun intelligentie zou mogen verwachten.

Onderscheid met andere stoornissen

ADHD is vaak moeilijk te onderscheiden van andere externaliserende stoornissen.[6]

- ADHD komt vaak voor in combinatie met symptomen van een oppositioneel/opstandige of een agressieve gedragsstoornis, waardoor een onderscheid lastig te maken is.
- Ook is het in de praktijk vaak moeilijk ADHD te onderscheiden van PDD-NOS (pervasieve ontwikkelingsstoornis niet anders omschreven), een milde variant van autisme.

ADHD bij volwassenen onderscheidt zich van andere stoornissen door het vroege begin, meestal al in de kindertijd. Daarnaast zijn de klachten gedurende al die jaren vrijwel continu aanwezig, terwijl bij andere stoornissen – zoals depressie – de aanwezigheid van de klachten op en neer gaat.

18.2 *Hoe vaak komt ADHD voor en bij wie?*

Hoe vaak komt ADHD voor?

Op basis van voornamelijk buitenlands onderzoek wordt aangenomen dat 3 tot 5% van de kinderen onder de 16 jaar lijdt aan ADHD.[6-8] Van alle 2 miljoen kinderen van 5 tot 14 jaar in Nederland zouden dus 60.000 tot 100.000 voldoen aan de diagnose ADHD. Het aantal kinderen dat voor ADHD behandeling nodig heeft wordt geschat op 40.000.[6]

Bij de schatting hoeveel kinderen ADHD hebben is de onderzoeksmethode die gebruikt wordt zeer belangrijk, zo blijkt uit Nederlands onderzoek onder adolescenten.[9]

- Als alleen aan adolescenten zelf wordt gevraagd of ze last hebben van de symptomen van ADHD, dan lijkt het aantal kinderen met ADHD vrij laag; slechts enkele procenten.[10]
- Als alleen aan de ouders word gevraagd naar symptomen van ADHD bij hun kinderen – zonder dat oordeel na te gaan bij de kinderen – dan is het aantal adolescenten met ADHD veel hoger. Het kan oplopen tot 35%.
- Als in plaats van de gebruikelijke diagnostische criteria (uit de DSM-IV) een ander, meer algemeen medisch classificatiesysteem (de ICD-10) wordt gebruikt, is het percentage juist kleiner (1 tot 4%). Dat komt doordat in dat systeem strengere eisen worden gesteld aan de duur en de ernst van de klachten.

Het aantal kinderen met ADHD is de afgelopen twintig jaar niet of nauwelijks toegenomen.[11] De ziekte wordt wel steeds beter herkend, waardoor het aantal behandelde kinderen spectaculair is gestegen.[2]

Geschat wordt dat ongeveer 1 tot 3% van de jongvolwassenen lijdt aan ADHD. Ook dit percentage is sterk afhankelijk van de gekozen criteria en meetinstrumenten.[12]

Bij wie komt ADHD voor?

In deze paragraaf worden de belangrijkste risicofactoren en risicogroepen voor ADHD genoemd, geordend volgens het dynamisch stress-kwetsbaarheidmodel (DSK). [13]

Geslacht en leeftijd

ADHD komt meer voor bij jongens dan bij meisjes. In bevolkingsonderzoeken wordt gevonden dat twee á drie maal zo veel jongens als meisjes ADHD hebben, terwijl bij kinderen die in behandeling zijn het aantal jongens zelfs vijf maal groter is dan het aantal meisjes.[7] Bij volwassenen met ADHD ligt deze verhouding veel meer gelijk.[12]

Individuele kwetsbaarheid

- Onderzoek onder tweelingen, geadopteerde kinderen en hun gezinnen heeft duidelijk gemaakt dat erfelijkheid een belangrijke rol speelt bij het ontstaan van ADHD.[14-16]
  - Verschillen tussen kinderen in hyperactiviteit, impulsiviteit en concentratiezwakte berusten vooral op erfelijke factoren.[7;17]
  - Van de kinderen van ouders met ADHD krijgt de helft ook ADHD.[18]
  - Broertjes en zusjes van een kind met ADHD hebben drie tot vijf maal zo veel kans om zelf de stoornis te krijgen als andere kinderen.[7]
  - Bij kinderen met neven en nichten met ADHD is die kans twee maal zo groot.[7]
- Het onderzoek naar de specifieke genen die de kans op ADHD verhogen, heeft tot nu toe niet geresulteerd in consistente uitkomsten. Wel zijn er aanwijzingen dat enkele genen die samenhangen met de dopaminestofwisseling in de hersenen, mogelijk een rol spelen in het ontstaan van ADHD.[14]
- Enkele van de voorste delen van de hersenen zijn bij kinderen met ADHD gemiddeld 3 tot 11% kleiner dan bij andere kinderen.[8;19;20] Ook zijn er aanwijzingen dat de hersenactiviteit van mensen met ADHD in bepaalde hersendelen minder is dan bij anderen.[7;21;22]
- Kinderen lopen meer kans op ADHD als hun moeder tijdens de zwangerschap hoge bloeddruk had, overmatig rookte[23;24] of veel dronk.[25]
- Kinderen die te vroeg worden geboren[26] met een te laag geboortegewicht[27], lopen meer kans op ADHD.[28]
- Hoewel er weinig onderzoek is verricht naar het voorkomen van ADHD bij kinderen met een verstandelijke handicap, wordt ervan

uitgegaan dat ADHD bij deze bevolkingsgroep ten minste net zo veel voorkomt.[6;29]

- Uit recent Nederlands onderzoek op scholen voor kinderen met een lichte verstandelijke handicap blijkt de kans op ADHD zelfs twee maal groter dan die bij kinderen zonder handicap.[30]
- Er zijn aanwijzingen dat bij kinderen met een verstandelijke handicap het aantal meisjes met ADHD in verhouding groter is.[31]
- In Nederland wordt ADHD bij allochtonen nauwelijks vastgesteld of behandeld. Het is niet waarschijnlijk dat ADHD bij allochtonen minder voorkomt. Waarschijnlijk wordt het bij hen minder opgemerkt door de taalbarrière en culturele verschillen. Mogelijk zijn de diagnostische criteria voor allochtone kinderen minder goed bruikbaar.
- Er bestaan tussen culturen geen grote verschillen in het vóórkomen van aandachtsproblemen.[32]

Omgevingsfactoren

De omgeving heeft geen grote invloed op het ontstaan van ADHD, mogelijk wel op het voortduren ervan.

- In veel gevallen is de chaotische gezinssituatie het gevolg van ADHD bij een van de ouders. Het is dan niet goed mogelijk de afzonderlijke invloed van erfelijkheid en omgeving te bepalen.
- Negatieve gezinsomstandigheden – huwelijksproblemen tussen de ouders, een lage sociaaleconomische status, groot gezin, criminaliteit van de ouders, plaatsing in een adoptiegezin – vergroten de kans op het voortduren van ADHD.[33]
- Bepaalde kenmerken van de omgang tussen ouders en kind – zoals agressie en strenge discipline, minder communicatie tussen vader en kind en minder efficiënte coping van de moeder – vergroten de kans op het voortduren van ADHD.[34-36]
- Er zijn geen aanwijzingen dat er een verband is tussen het gebruik van suiker en gedragsproblemen bij kinderen.[37]

Onder jeugddelinquenten komt ADHD veel voor. Ongeveer 25% van hen heeft een niet-herkende ADHD.[6;38] Dat wil overigens niet zeggen dat ADHD in alle gevallen de oorzaak was van hun criminele gedrag. Er bestaat geen eenduidig en rechtstreeks verband tussen ADHD en criminaliteit.

Het zijn vooral de bijkomende gedragsstoornissen en verslavingsproblemen die de kans op criminaliteit verhogen.[39]

Levensgebeurtenissen

Er zijn geen aanwijzingen dat specifieke levensgebeurtenissen het ontstaan van ADHD kunnen veroorzaken.

18.3 *Hoe verloopt ADHD?*

Over het beloop van ADHD onder de algemene bevolking is vrij weinig bekend. Vrijwel alle informatie over het beloop is afkomstig van onderzoek onder behandelde patiënten.

Er is lang verondersteld dat ADHD een rijpingsprobleem was en dat het vanzelf zou verdwijnen met het ouder worden.[7] Dat is onjuist gebleken. Van elke drie behandelde adolescenten met ADHD blijft de diagnose bij één persoon ook na het 18de jaar van kracht. Bij een tweede blijven de klachten in een iets mildere maar nog altijd hinderlijke vorm bestaan. Slechts bij één op de drie verdwijnen de symptomen vrijwel helemaal.[10;40;41]

Factoren die het beloop bepalen

Het is op basis van de huidige stand van kennis niet met zekerheid te voorspellen of bij een kind met ADHD de klachten tot in de adolescentie of volwassenheid zullen blijven voortbestaan.

Een chronisch beloop van ADHD hangt samen met:
* meer en ernstiger symptomen van ADHD[42];
* agressief gedrag op jonge leeftijd;
* lagere intelligentie en leerproblemen;
* gezinsproblemen;
* slechte relaties met leeftijdgenootjes;
* meer familieleden met ADHD;
* bijkomende psychische stoornissen, met name gedragsstoornissen, stemmingsstoornissen en angststoornissen.[43;44]

18.4 *Komen er bij ADHD nog andere aandoeningen voor?*

Psychische stoornissen

ADHD gaat meestal gepaard met een of meer andere psychische stoornissen.

- Ongeveer eenderde tot de helft van alle kinderen met ADHD heeft ook een gedragsstoornis (CD) of oppositioneel-opstandige gedragsstoornis (ODD).[6;45]
  - De kans op een bijkomende gedragsstoornis is bij kinderen met ADHD meer dan tien maal zo groot als bij andere kinderen.[45]
  - Omgekeerd wordt geschat dat 10 tot 30% van de kinderen met een gedragsstoornis ook ADHD heeft.[45]
  - Kinderen die zowel ADHD als een gedragsstoornis hebben, lopen meer kans om als volwassene een antisociale persoonlijkheidsstoornis te krijgen.[46]
- Ook depressie en angst komen veel voor bij kinderen met ADHD. De kans op depressie is bij kinderen met ADHD vijf à zes maal zo groot als bij andere kinderen. De kans op een angststoornis is drie maal zo groot.[45]
- Ongeveer 20 tot 25% van de kinderen met ADHD kampt tegelijkertijd met een leerstoornis.[6;46] Vooral dyslexie treedt vaak op.
- Adolescenten met ADHD roken gemiddeld eerder en meer sigaretten en gebruiken meer drugs en alcohol dan hun leeftijdgenoten zonder ADHD.[6;43;47] Ook lopen ze meer kans om als volwassene verslaafd te raken aan drugs of alcohol.[48] Niet ADHD op zich, maar vooral de bijkomende stoornissen als gedragsstoornis en depressie verhogen de kans op verslavingsproblematiek.

Ook bij volwassenen met ADHD zijn bijkomende psychische stoornissen eerder regel dan uitzondering. In een Nederlands onderzoek leden drie van de vier volwassenen met ADHD aan een bijkomende psychische stoornis.[49] Het ging daarbij met name om angststoornissen, depressie, verslavingsproblemen en persoonlijkheidsstoornissen. Eén op de drie volwassenen met ADHD had meer dan één bijkomende stoornis.

Lichamelijke ziekten

Er zijn geen lichamelijke ziekten bekend die bij mensen met ADHD vaker voorkomen dan bij anderen.

18.5 *Wat zijn de gevolgen van ADHD?*

Kwaliteit van leven en levensverwachting

De kwaliteit van leven van een kind wordt ernstig aangetast door ADHD.[50] Het meeste onderzoek naar de gevolgen van ADHD is gedaan bij jongens. Over de gevolgen voor meisjes is nauwelijks iets bekend.[10;40]

Kinderen met ADHD functioneren minder goed in het onderwijs en in het contact met anderen. Vaak blijven de schoolprestaties achter, krijgen zij leerproblemen, en lopen ze een ontwikkelingsachterstand op.[6]

Omdat de cijfers over de aantallen kinderen en volwassenen met ADHD zo uiteenlopen, is het niet mogelijk de ziektelast van ADHD uit te drukken in DALY's.

Als een kind met ADHD de klachten tot in de adolescentie blijft houden, blijven de schoolproblemen bestaan en loopt betrokkene grote kans op problemen op het gebied van werk, onderpresteren, relaties, rijvaardigheid, ongelukken en misbruik van genotmiddelen.[10;40] Dit heeft uiteindelijk negatieve consequenties voor de maatschappelijke positie van de volwassene.[51]

Een kind met ADHD heeft enorme invloed op het gezinsleven. Op broertjes en zusjes, maar met name op de ouders, heeft het een grote emotionele impact.[50]

Het is niet bekend of ADHD zelf gevolgen heeft voor de levensverwachting. Wel is bekend dat eventuele bijkomende gedragsstoornissen de kans op vroegtijdig overlijden verhogen.[6]

Maatschappelijke kosten

De directe zorgkosten van ADHD bij kinderen zijn hoger dan die voor lichamelijke aandoeningen als astma.[52;53] Het aantal behandelde kinderen is de laatste tien jaar sterk gestegen.[54] Geschat wordt dat de kosten daarmee ongeveer zijn verdubbeld.[55]

18.6 *Is ADHD behandelbaar?*

Voor ADHD bestaan verschillende soorten behandeling. De volgende samenvattende conclusies kunnen worden getrokken.

- Alleen de behandeling met medicijnen – met name de zogenaamde psychostimulantia – is bewezen werkzaam. De onderlinge verschillen tussen de psychostimulantia doen daarbij niet ter zake.
- Psychostimulantia leiden niet tot genezing. Na het stoppen met de medicatie treedt doorgaans snel terugval op.
- Er is onvoldoende goed opgezet vergelijkend onderzoek naar stimulantia en antidepressiva.
- Medicatie helpt over het algemeen beter dan gedragstherapie.
- Gedragstherapie waarbij de ouders en leerkrachten van het kind worden betrokken, werkt beter dan de overige psychologische behandelingen.
- Er is onvoldoende bewijs dat medicatie in combinatie met gedragstherapie altijd beter helpt tegen de kernsymptomen van ADHD dan alleen medicatie.[64;65-67] Wel heeft de combinatietherapie een groter effect op de sociale vaardigheden en is de tevredenheid van de ouders groter.

De globale oordelen over de werkzaamheid van alle beschreven behandelingen zijn in tabel 18.1 overzichtelijk samengebracht. Het oordeel is gebaseerd op onderzoek naar groepseffecten op de korte termijn.

- Het oordeel bewezen werkzaam is geen garantie dat deze behandeling bij elke individuele patiënt effect zal hebben. Ook een werkzame behandeling werkt vaak slechts bij een deel van de patiënten.
- Het oordeel zegt vrijwel niets over de kans op terugval na afloop van de behandeling, of de kans op terugkeer van ADHD op de lange termijn.

Bij het gebruik van deze informatie in de praktijk is van belang dat niet alle beschreven behandelvormen in alle situaties geschikt zijn, zelfs al krijgen ze hier het oordeel bewezen werkzaam.[68]
Bij de keuze van een bepaalde behandeling in de praktijk zijn – naast de bewezen werkzaamheid – ook de aard en ernst van de klachten, de aard van de behandelsetting, voorkeur van de cliënt, ouders, leerkrachten en hulpverleners en het nut van eerdere behandelingen bij deze cliënt belangrijk.

TABEL 18.1 OVERZICHT WERKZAAMHEID VAN BEHANDELINGEN BIJ ADHD

Behandeling	Bewijskracht
Medicatie	
Psychostimulantia	
– Methylfenidaat	***
– Dexamfetamine	***
Overige middelen	
– Nortriptyline	*
– Imipramine	*
– Clonidine	**
Alternatieve behandelingen	
Diëten en voedingssupplementen	-
Psychologische behandelingen	
Individuele gedragstherapie	-
Gedragstherapie door ouders en leerkrachten	**
Cognitieve therapie	-
Overige psychologische behandelingen	?
Combinatietherapie	
Combinatie van gedragstherapie en methylfenidaat	***

*** = bewezen werkzaam;

** = redelijke aanwijzingen voor werkzaamheid;

* = enig bewijs voor werkzaamheid, maar het bewijs of het effect is niet al te sterk;

? = bewijs ontbreekt;

- = bewezen onwerkzaam.

Is ADHD bij volwassenen behandelbaar?

Ook bij volwassenen is behandeling met psychostimulantia, waaronder methylfenidaat en dextroamfetamine, de behandeling van eerste keus.[69]

- De klassieke antidepressiva (TCA's) nortriptyline en imipramine werken beter dan placebo's, maar minder dan de psychostimulantia. Ze hebben geen invloed op de aandachtsproblemen.[70]
- Met de antidepressiva atomoxetine en bupropion is bij volwassenen nog nauwelijks ervaring opgedaan.[70]
- Clonidine werkt ook bij volwassenen alleen op druk en impulsief gedrag, maar is vanwege de ernstige bijwerkingen (sufheid en verlaging van de bloeddruk) niet aan te raden.[49;69]

Het effect van psychologische methoden is bij volwassenen vrijwel niet onderzocht.[12]

- Voorlichting en psycho-educatie zijn belangrijk, niet alleen voor de acceptatie maar ook voor de therapietrouw.
- Onderzoek naar het effect van coaching, een veelgegeven en goed beschreven vorm van praktische begeleiding, ontbreekt nog.[71]

- Ook over het effect van lotgenotencontact is vrijwel niets bekend. Het wordt door cliënten zelf zeer positief gewaardeerd door de ervaren steun.

Medicatie

Psychostimulantia

De naam psychostimulantia leidt vaak tot verwarring. Het lijkt tegenstrijdig dat mensen met ADHD rustig worden van een stimulerend middel. In feite stimuleren deze middelen in de hersenen de rem op gedrag en emoties.[6] Psychostimulantia – een soort amfetaminen – worden verondersteld te werken via de neurotransmitters, stoffen die de prikkeloverdracht in de hersenen beïnvloeden. Het gaat daarbij met name om de neurotransmitters dopamine en noradrenaline. Vooral de functies van de zogenoemde voorhersenen, de frontale cortex, worden door deze middelen gestimuleerd.[6] De psychostimulantia werken doorgaans snel, binnen een half uur, met een piekeffect na ongeveer anderhalf uur. Na drie tot vier uur zijn de klinische effecten verdwenen. Daarom worden deze middelen door kinderen doorgaans twee tot drie maal per dag genomen. Bijvoorbeeld s ochtends voor het naar school gaan, in de middagpauze en wanneer het kind uit school komt. Volwassenen zijn langer actief en nemen vaak vier tot zes maal per dag hun medicijnen.

Gezien de vrij chaotische dagindeling van mensen met ADHD kan het tijdig innemen een probleem zijn. Hiervoor worden tegenwoordig timers (horloge of gsm) gebruikt. Sinds kort is ook een langwerkende vorm van methylfenidaat beschikbaar die slechts eenmaaldaags hoeft te worden ingenomen.

Gebruik van psychostimulantia leidt niet tot genezing. Na het stoppen met de medicatie treedt doorgaans snel terugval op.[6] Van de psychostimulantia wordt methylfenidaat (in Nederland verkrijgbaar onder de merknamen Ritalin en Concerta) het meest voorgeschreven. Alleen als deze middelen niet aanslaan of ernstige bijwerkingen geven, worden andere middelen voorgeschreven. Het gebruik van methylfenidaat is in Nederland, net als in andere Westerse landen, de afgelopen jaren explosief toegenomen.

- Tussen 1995 en 1999 vertienvoudigde het aantal afgegeven tabletten van 10 milligram methylfenidaat van 2,2 tot 22 miljoen.
- Het aantal verstrekkingen via openbare apotheken steeg van 65.000 in 1997 tot 180.000 in 2000.

- Het aantal kinderen dat ten minste een keer methylfenidaat kreeg voorgeschreven steeg tussen 1991 en 1999 van 3,4 tot 86,4 per 10.000 kinderen (van 0 tot 19 jaar) per jaar.[6]

Naast methylfenidaat is ook dexamfetamine beschikbaar als psychostimulantium. Beide middelen vallen onder de Opiumwet. Een ander psychostimulantium waar in de Verenigde Staten enige onderzoeken naar zijn verricht, Adderall, lijkt minstens even goed te werken,[72;73] maar is in Nederland niet verkrijgbaar. Daarnaast zijn nog meer preparaten ontwikkeld in de Verenigde Staten, waaronder pleisters en allerlei langwerkende middelen.

Psychostimulantia werken goed bij ADHD.[64;74-79]
- Bij 70 tot 80% van de kinderen wordt een aanzienlijke verbetering van klachten gerealiseerd.[80]
- Bij volwassenen met ADHD ligt dat percentage op 50 tot 80%.[81;82]
- De gunstige effecten hebben onder meer betrekking op de hyperactiviteit, het storende en chaotische gedrag, de fysieke en verbale agressie,[83] de afleidbaarheid, de impulsiviteit, de moeite om regels te volgen, de prikkelbaarheid en de emotionele labiliteit.[6;7]
- De gunstige effecten op het functioneren treden op in het gezin, op school of werk en bij de omgang met leeftijdgenoten.
- Psychostimulantia beïnvloeden niet of nauwelijks vergeetachtigheid, leerprestaties en sociale vaardigheden.[7]
- Of deze middelen helpen bij kinderen jonger dan 4 jaar is onbekend.[84]

Het is niet mogelijk om alleen op grond van het gewicht van het kind de juiste dosis psychostimulantia vast te stellen. Deze kan alleen proefondervindelijk worden bepaald. Om die reden dient de voorschrijvende arts de eerste weken en maanden regelmatig contact te houden om het effect en de bijwerkingen van de gekozen dosis te beoordelen, en zo nodig bij te stellen.[85] Psychostimulantia zijn – in ieder geval op de korte termijn – veilig. Het risico op verslaving is nauwelijks aanwezig. Bij ongeveer 1 op de 3 behandelde kinderen hebben ze milde bijwerkingen. De belangrijkste zijn:[86;87]
- verminderde eetlust (10 tot 40%);
- inslaapproblemen (10 tot 20%);
- misselijkheid en maagpijn (20%);
- hoofdpijn (15%);

- psychische klachten, waaronder emotionele labiliteit, snelle irritatie, angst, nervositeit en verminderde spontaniteit treden vooral
  op tijdens het uitwerken van de dosis (ook wel *rebound* genoemd).
  Het tijdig innemen van de middelen, of overstappen op langer-
  werkende middelen, verlaagt de kans op deze bijwerkingen.

Naast deze mogelijke bijwerkingen heeft de behandeling met psychostimulantia ook andere beperkingen.

- Zo wordt het nogal eens als een bezwaar gezien om een middel
  dat onder de Opiumwet valt aan kinderen voor te schrijven.[7]
- De effectiviteit op de langere termijn is nog niet aangetoond.
- Mogelijke bijwerkingen die pas optreden na langdurig gebruik
  zijn nog niet onderzocht.

Er is geen bewijs dat gebruik van stimulantia bij kinderen met ADHD de
kans op drug- of alcoholmisbruik op latere leeftijd vergroot. Het onderzoek dat op dit terrein is gedaan, lijkt er juist op te wijzen dat deze kans
door de behandeling met psychostimulantia afneemt.[88]

Overige middelen tegen ADHD

- Clonidine werd oorspronkelijk gebruikt als bloeddrukverlager. Het
  middel helpt goed tegen druk en impulsief gedrag bij mensen
  met ADHD. Nadeel is het relatief grote aantal negatieve bijwerkingen. Om die reden wordt het afgeraden.[49;89]
- Tricyclische antidepressiva (TCAS) worden ook regelmatig voorgeschreven aan mensen met ADHD, vooral als psychostimulantia niet
  blijken te werken. De gevonden effecten van TCA's treden niet direct op, maar na één tot twee weken.
  - Desipramine is effectiever dan een placebo, maar is in Ne-
    derland niet meer verkrijgbaar.[64;84;90]
  - Imipramine en nortriptyline zijn in enkele studies onder-
    zocht. De resultaten zijn inconsistent.[64]
- Selectieve serotonineheropnameremmers (SSRI's) werken niet bij
  ADHD.[84]
- Voor de werkzaamheid van de overige antidepressiva is nog onvoldoende bewijs. Bupropion en atomoxetine (in Nederland nog niet
  op de markt) zijn mogelijk effectief en venlafaxine is nog niet
  goed onderzocht.[84]

Psychologische behandeling

Van de psychologische behandelingsmethoden voor mensen met ADHD zijn vooral cognitieve therapie en gedragstherapie onderzocht. Andere vormen van psychologische behandeling zijn onvoldoende onderzocht om te bepalen of zij werken of niet.[6;94]

Coaching

Een van de belangrijkste problemen van volwassenen met ADHD is het gebrek aan organisatie en dagstructuur. Om dat te verbeteren wordt coaching ingezet, een op ADHD gerichte gestructureerde therapievorm om vaardigheden aan te leren. In de praktijk wordt deze vorm van begeleiding veel toegepast, vaak in combinatie met medicijnen. Onderzoek naar het effect van deze vorm van begeleiding ontbreekt.

Cognitieve therapie

Bij de cognitieve interventies leren kinderen eerst na te denken voor ze reageren. Deze zelfinstructietrainingen en probleemoplossende procedures blijken niet effectief te zijn bij ADHD.[6] Wel hebben ze een positief effect op bijkomende stoornissen als depressie en angststoornissen.[95]

Gedragstherapie

Bij gedragstherapie wordt gewenst gedrag beloond en ongewenst gedrag genegeerd of bestraft. De behandelaar reageert zeer consistent op het probleemgedrag. Individuele gedragstherapie, uitgevoerd door een therapeut, heeft op de korte termijn effect. Dit effect beperkt zich echter tot de therapiesituatie, en strekt zich niet uit naar de klas of het gezin. Ook dooft het snel uit na afloop van de therapie.[95] Gedragstherapie kan ook worden gegeven door de betrokken ouders en leerkrachten, die daar wel eerst voor moeten worden getraind. Deze vorm van psychologische behandeling – ook wel mediatietherapie genoemd – vermindert de symptomen van ADHD.[6;74;94]

- Het vermindert opstandig en agressief gedrag.
- Er is geen effect aangetoond op de schoolprestaties.
- Enkele maanden na het stoppen van de behandeling verdwijnt het effect weer.[95]

Vergelijking gedragstherapie en medicijnen

De effecten van gedragstherapie zijn minder groot dan die van de psychostimulantia.[94] Dat blijkt vooral uit de *Multimodal Treatment Study of ADHD* (MTA),[65;96] een veelbesproken grootschalig onderzoek in de Verenigde Staten, waarin 600 kinderen werden verdeeld over de volgende vier behandelmogelijkheden: medicatie, gedragstherapie, gedragstherapie met medicatie en ten slotte de controlegroep die standaardzorg kreeg bij de huisarts.

- Medicatie – al dan niet in combinatie met gedragstherapie – had het meeste effect.
- Hoewel in de controlegroep die standaardzorg kreeg de meerderheid van de jeugdigen ook medicijnen kreeg, was het effect ervan minder groot dan in de beide onderzoeksgroepen die medicijnen kregen. Waarschijnlijk komt dat omdat in de beide medicijnengroepen in het onderzoek per kind zorgvuldig gezocht werd naar de juiste dosis. In de praktijk gebeurt dat lang niet altijd, waardoor de dosis voor de kinderen in de groep die de standaardzorg ontving, mogelijk niet optimaal was.
- Gedragstherapie had meer effect dan standaardzorg, maar het effect verdween na het stoppen van de behandeling. Bij kinderen met bijkomende stoornissen had het wel een gunstig effect.[66]
- Er is onvoldoende bewijs dat combinatietherapie, waarin medicatie samen met gedragstherapie wordt aangeboden, voor ieder kind effectiever is dan medicatie alleen. Wel is de tevredenheid van de ouders groter, met name over de aangeleerde sociale vaardigheden.[64;65;67]
  - Mogelijk kan de medicatiedosis bij de combinatietherapie wat omlaag, waardoor het aantal bijwerkingen afneemt.[67;64]
  - De combinatietherapie lijkt vooral geschikt voor kinderen met ernstige ADHD of ADHD met bijkomende stoornissen.[97]

Alternatieve behandelingen voor mensen met ADHD

Er zijn aanwijzingen dat veel ouders van kinderen met ADHD alternatieve behandelingen toepassen, in plaats van de reguliere behandelingen of ernaast.[91] Het gaat daarbij onder meer om homeopathie, kruiden, ijzersupplementen en diëten. Bij dit laatste wordt soms verondersteld dat ADHD een gevolg is van allergie of voedselintolerantie. Voor de werkzaamheid van de meeste alternatieve behandelingen bestaat geen enkele evidentie.[6;91] Het bewijs voor de werkzaamheid van enkele methoden is zeer beperkt, en valt in het niet bij het eerder beschreven effect van psycho-stimulantia.[85;93]

- Naar het zogenaamde Feingold-dieet[92] – waarbij allergene stoffen worden vermeden – is veel onderzoek gedaan. De resultaten zijn inconsistent. Eventuele effecten worden alleen door ouders gerapporteerd.
- Ook antiallergene diëten met en zonder voedingssupplementen zijn veel onderzocht. Een persoonlijk dieet op maat lijkt te helpen bij een kleine minderheid van de jonge kinderen met ADHD bij wie allergische klachten en migraine in de familie voorkomen.
- Sporenelementen zouden mogelijk kunnen helpen, maar alleen als er sprake is van bepaalde tekorten in het bloed.
- Biofeedback vraagt nogal wat van het kind en de ouders, maar zou een alternatief kunnen zijn als behandeling met medicijnen én gedragstherapie niet mogelijk is. Of het effectief is, en in welke mate, is nog onbekend.
- Hypnotherapie als onderdeel van een bredere behandeling beïnvloedt niet de kernsymptomen van ADHD, maar kan wel bijkomende klachten als slaapproblemen en tics verminderen.

Sommige alternatieve middelen – bijvoorbeeld antioxidanten – hebben een negatieve invloed op de werking van de reguliere medicijnen. Als artsen psychostimulantia voorschrijven moeten ze daarom altijd vragen naar het gebruik van alternatieve middelen.[93]

Referenties ADHD

De met een * gemerkte referenties zijn aanbevolen voor meer informatie.

1. American Psychiatric Association (2000). *Diagnostic and statistical manual of mental disorders [DSM-IV-TR]*. Washington, DC: American Psychiatric Association.

*2. Buitelaar, J. (2001). Discussies over aandachtstekort-hyperactiviteitstoornis (ADHD): feiten, meningen en emoties. *Nederlands Tijdschrift voor Geneeskunde*, 145(31): 1485-1489.

3. Kooij, J., Buitelaar, J., Tilburg, W. van (1999). Voorstel voor diagnostiek en behandeling van aandachtstekort-stoornis met hyperactiviteit (ADHD) op volwassen leeftijd. *Tijdschrift voor Psychiatrie*, 41(9): 349-358.

4. Gaub, M., Carlson, C. (1997). Gender differences in ADHD: a meta-analysis and critical review. *Journal of the American Academy of Child & Adolescent Psychiatry*, 36(8): 1036-1045.

5. Gershon, J (2002). A meta-analytic review of gender differences in ADHD. *Journal of Attention Disorders*, 5(3): 143-154.

*6. Gezondheidsraad (2000). *Diagnostiek en behandeling van ADHD*. Den Haag: Gezondheidsraad.

7. Buitelaar, J., Kooij, J. (2000). Aandachtstekort-hyperactiviteitstoornis (ADHD); achtergronden, diagnostiek en behandeling. *Nederlands Tijdschrift voor Geneeskunde*, 144(36): 1716-1723.

8. Swanson, J., Sergeant, J., Taylor, E., Sonuga-Barke, E., Jensen, P., Cant-

well, D. (1998). Attention-deficit hyperactivity disorder and hyperkinetic disorder. *Lancet*, 351(9100): 429-433.

9. Verhulst, F., Ende, J. van der, Ferdinand, R., Kasius, M. (1997). The prevalence of DSM-III-R diagnoses in a national sample of Dutch adolescents. *Archives of General Psychiatry*, 54(4): 329-336.

10. Barkley, R., Fischer, M., Smallish, L., Fletcher, K. (2002). The persistence of attention-deficit/hyperactivity disorder into young adulthood as a function of reporting source and definition of disorder. *Journal of Abnormal Psychology*, 111(2): 279-289.

*11. Verhulst, F., Ende, J. van der, Rietbergen, A. (1997). Ten-year time trends of psychopathology in Dutch children and adolescents: No evidence for strong trends. *Acta Psychiatrica Scandinavica*, 96(1): 7-13.

*12. Kooij, J. (2002). *ADHD bij volwassenen: inleiding in diagnostiek en behandeling*. Lisse: Swets & Zeitlinger.

13. Ormel, J, Neeleman, J., Wiersma, D (2001). Determinanten van psychische ongezondheid; implicaties voor onderzoek en beleid. *Tijdschrift voor Psychiatrie*, 43(4): 245-257.

14. Doyle, A., Faraone, S. (2002). Familial links between attention deficit hyperactivity disorder, conduct disorder, and bipolar disorder. *Current Psychiatry Reports*, 4(2): 146-152.

15. Faraone, S., Doyle, A. (2001). The nature and heritability of attention-deficit/hyperactivity disorder. *Child and Adolescent Psychiatric Clinics of North America*, 10(2): 299-316, viii-ix.

16. Kuntsi, J., Stevenson, J. (2000). Hyperactivity in children: a focus on genetic research and psychological theories. *Clinical Child and Family Psychology Review*, 3(1): 1-23.

17. Thapar, A., Holmes, J., Poulton, K., Harrington, R. (1999). Genetic basis of attention deficit and hyperactivity. *The British Journal of Psychiatry*, 174 (2): 105-111.

18. Barkley, R. (1997). *ADHD and the nature of self-control*. New York: Guilford.

19. Castellanos, F., Lee, P., Sharp, W., Jeffries, N., Greenstein, D., Clasen, L., e.a. (2002). Developmental trajectories of brain volume abnormalities in children and adolescents with attention-deficit/hyperactivity disorder. *JAMA*, 288(14): 1740-1748.

20. Castellanos, F., Giedd, J., Marsh, W., Hamburger, S., Vaituzis, A., Dickstein, D., e.a. (1996). Quantitative brain magnetic resonance imaging in attention-deficit hyperactivity disorder. *Archives of General Psychiatry*, 53(7): 607-616.

21. Zametkin, A., Nordahl, T., Gross, M., King, A., Semple, W., Rumsey, J., e. a. (1990). Cerebral glucose metabolism in adults with hyperactivity of childhood onset. *New England Journal of Medicine*, 323(20): 1361-1366.

22. Rubia, K., Overmeyer, S., Taylor, E., Brammer, M., Williams, S., Simmons, A., e.a. (1999). Hypofrontality in attention deficit hyperactivity disorder during higher-order motor control: a study with functional MRI. *The American Journal of Psychiatry*, 156(6): 891-896.

23. Milberger, S., Biederman, J., Faraone, S., Jones, J. (1998). Further evidence of an association between maternal smoking during pregnancy and attention deficit hyperactivity disorder: findings from a high-risk sample of siblings. *Journal of Clinical Child Psychology*, 27(3): 352-358.

24. Fergusson, D., Woodward, L., Horwood, L. (1998). Maternal smoking during pregnancy and psychiatric adjustment in late adolescence. *Archives of General Psychiatry*, 55(8): 721-727.

25. Streissguth, A., Bookstein, F., Sampson, P., Barr, H. (1995). Attention: prenatal alcohol and continuities of vigilance and attentional problems from 4 through 14 years. *Develop-*

ment and Psychopathology, 7(3): 419-446.

26. Whitaker, A., Rossem, R. van, Feldman, J., Schonfeld, I., Pinto-Martin, J., Tore, C., e.a. (1997). Psychiatric outcomes in low-birth-weight children at age 6 years: relation to neonatal cranial ultrasound abnormalities. *Archives of General Psychiatry*, 54 (9): 847-856.

27. Breslau, N., Brown, G., DelDotto, J., Kumar, S., Ezhuthachan, S., Andreski, P., e.a. (1996). Psychiatric sequelae of low birth weight at 6 years of age. *Journal of Abnormal Child Psychology*, 24(3): 385-400.

28. Botting, N., Powls, A., Cooke, R., Marlow, N. (1997). Attention deficit hyperactivity disorders and other psychiatric outcomes in very low birthweight children at 12 years. *Journal of Child Psychology and Psychiatry*, 38(8): 931-941.

29. Taylor, E., Sandberg, S., Thorley, G., Giles, S. (1991). *The epidemiology of childhood hyperactivity*. New York: Oxford University Press.

30. Dekker, M., Koot, H. (2003). DSM-IV disorders in children with borderline to moderate intellectual disability. I: prevalence and impact. *Journal of the American Academy of Child and Adolescent Psychiatry*, 42(8): 915-922.

31. Pearson, D., Yaffee, L., Loveland, K., Lewis, K. (1996). Comparison of sustained and selective attention in children who have mental retardation with and without attention deficit hyperactivity disorder. *American Journal on Mental Retardation*, 100 (6): 592-607.

32. Crijnen, A., Achenbach, T., Verhulst, F. (1999). Problems reported by parents of children in multiple cultures: the Child Behavior Checklist syndrome constructs. *The American Journal of Psychiatry*, 156(4): 569-574.

33. Biederman, J., Milberger, S., Faraone, S., Kiely, K., Guite, J., Mick, E., Ablon, S., e.a. (1995). Family-environment risk factors for attention-de-ficit hyperactivity disorder. A test of Rutter's indicators of adversity. *Archives of General Psychiatry* , 52(6): 464-470.

34. Woodward, L., Taylor, E., Dowdney, L. (1998). The parenting and family functioning of children with hyperactivity. *Journal of Child Psychology and Psychiatry*, 39(2): 161-169.

35. Keown, L., Woodward, L. (2002). Early parent-child relations and family functioning of preschool boys with pervasive hyperactivity. *Journal of Abnormal Child Psychology*, 30(6): 541-553.

36. Johnston, C., Mash, E. (2001). Families of children with attention-deficit/hyperactivity disorder: review and recommendations for future research. *Clinical Child and Family Psychology Review*, 4(3): 183-207.

37. Wolraich, M., Wilson, D., White, J. (1995). The effect of sugar on behavior or cognition in children. A meta-analysis. *JAMA*, 274(20): 1617-1621.

38. Doreleijers, T. (1998). De dokter en de zware jongen: over de behandeling van jongeren met psychiatrische stoornissen die misdrijven begaan. *Medisch Contact*, 53(17): 581-585.

39. Buitelaar, J. (2001). Geboren voor het kwaad? Feiten en misverstanden over de relatie tussen ADHD en criminaliteit. *Neuropraxis*, 5(6): 198-200.

40. Barkley, R. (2002). Major life activity and health outcomes associated with attention-deficit/hyperactivity disorder. *Journal of Clinical Psychiatry*, 63 (Supplement 12): 10-15.

41. Hill, J., Schoener, E. (1996). Age-dependent decline of attention deficit hyperactivity disorder. *The American Journal of Psychiatry*, 153(9): 1143-1146.

42. Barkley, R. (1998). Attention-deficit hyperactivity disorder. *Scientific American*, 279(3): 66-71.

43. Biederman, J., Faraone, S., Milberger, S., Curtis, S., Chen, L., Marrs, A., e.

a. (1996). Predictors of persistence and remission of ADHD into adolescence: results from a four-year prospective follow-up study. *Journal of the American Academy of Child and Adolescent Psychiatry*, 35(3): 343-351.

44. Biederman, J., Faraone, S., Milberger, S., Guite, J., Mick, E., Chen, L., e.a. (1996). A prospective 4-year follow-up study of attention-deficit hyperactivity and related disorders. *Archives of General Psychiatry*, 53(5): 437-446.

45. Angold, A., Costello, E., Erkanli, A. (1999). Comorbidity. *Journal of Child Psychology and Psychiatry*, 40(1): 57-87.

46. Pliszka, S. (2000). Patterns of psychiatric comorbidity with attention-deficit/hyperactivity disorder. *Child and Adolescent Psychiatric Clinics of North America*, 9(3): 525-540,vii.

47. Milberger, S., Biederman, J., Faraone, S., Chen, L., Jones, J. (1997). ADHD is associated with early initiation of cigarette smoking in children and adolescents. *Journal of the American Academy of Child and Adolescent Psychiatry*, 36(1): 37-44.

48. Biederman, J., Wilens, T., Mick, E., Faraone, S., Weber, W., Curtis, S., e.a. (1997). Is ADHD a risk factor for psychoactive substance use disorders? Findings from a four-year prospective follow-up study. *Journal of the American Academy of Child & Adolescent Psychiatry*, 36(1): 21-29.

49. Kooij, J., Aeckerlin, L., Buitelaar, J. (2001). Functioneren, comorbiditeit en behandeling van 141 volwassenen met aandachtstekort-hyperactiviteitstoornis (ADHD) op een algemene polikliniek Psychiatrie. *Nederlands Tijdschrift voor Geneeskunde*, 145(31): 1498-1501.

50. Sawyer, M., Whaites, L., Rey, J., Hazell, P., Graetz, B., Baghurst, P. (2002). Health-related quality of life of children and adolescents with mental disorders. *Journal of the*

American Academy of Child and Adolescent Psychiatry*, 41(5): 530-537.

51. Mannuzza, S., Klein, R., Bessler, A., Malloy, P., Hynes, M. (1997). Educational and occupational outcome of hyperactive boys grown up. *Journal of the American Academy of Child and Adolescent Psychiatry*, 36(9): 1222-1227.

52. Chan, E., Zhan, C., Homer, C. (2002). Health care use and costs for children with attention-deficit/hyperactivity disorder: national estimates from the medical expenditure panel survey. *Archives of Pediatrics and Adolescent Medicine*, 156(5): 504-511.

53. Barkley, R. (2002). Major life activity and health outcomes associated with attention-deficit/hyperactivity disorder. *Journal of Clinical Psychiatry*, 63 (Supplement 12): 10-15.

54. Guevara, J., Lozano, P., Wickizer, T., Mell, L., Gephart, H. (2001). Utilization and cost of health care services for children with attention-deficit/hyperactivity disorder. *Pediatrics*, 108(1): 71-78.

55. Leibson, C., Katusic, S., Barbaresi, W., Ransom, J., O'Brien, P. (2001). Use and costs of medical care for children and adolescents with and without attention-deficit/hyperactivity disorder. *JAMA*, 285(1): 60-66.

56. Cuijpers, P., Bohlmeijer, E. (2001). *Preventie van psychische problemen vanuit de Geestelijke Gezondheidszorg: de effecten van groepsgerichte interventies*. Utrecht: Trimbos-instituut.

57. Cuijpers, P. (2001). De effectiviteit van preventie van psychische problemen bij kinderen en jeugdigen : een overzicht van groepsinterventies. *Tijdschrift voor Gezondheidswetenschappen*, 79(8): 486-494.

58. Boer, F., Buitelaar, J., Daalen, E. van (1999). *Richtlijn diagnostiek en behandeling ADHD (kinderen en adolescenten)*. Amsterdam: Boom.

59. Achenbach, T. (1991). *Integrative guide to the 1991 CBCL/4-18, YSR,*

and *TRF profiles*. Burlington: University of Vermont, Department of Psychiatry.

60. Collett, B., Ohan, J., Myers, K. (2003). Ten-year review of rating scales. V: scales assessing attention-deficit/hyperactivity disorder. *Journal of the American Academy of Child and Adolescent Psychiatry*, 42(9): 1015-1037.

61. Conners, C. (1999). Conners Rating Scales-Revised. In: M.E. Maruish (red.). *The use of psychological testing for treatment planning and outcomes assessment (tweede druk)*, p. 467-495. Mahwah, NJ: Lawrence Erlbaum Associates.

62. Bird, H., Gould, M., Staghezza, B. (1992). Aggregating data from multiple informants in child psychiatry epidemiological research. *Journal of the American Academy of Child and Adolescent Psychiatry*, 31(1): 78-85.

63. Pliszka, S., Carlson, C., Swanson, J. (1999). *ADHD with comorbid disorders: clinical assessment and management*. New York/Londen: Guilford.

64. Jadad, A., Boyle, M., Cunningham, C., Kim, M., Schachar, R. (1999). Treatment of attention-deficit/hyperactivity disorder. *Evidence Report/Technology Assessment* (Summary), 11: i-341

65. Multimodal Treatment Study of Children with ADHD Cooperative Group (1999). A 14-month randomized clinical trial of treatment strategies for attention-deficit/hyperactivity disorder. Multimodal Treatment Study of Children with ADHD. *Archives of General Psychiatry*, 56(12): 1073-1086.

66. Swanson, J., Kraemer, H., Hinshaw, S., Arnold, L., Conners, C., Abikoff, H., e.a. (2001). Clinical relevance of the primary findings of the MTA: success rates based on severity of ADHD and ODD symptoms at the end of treatment. *Journal of the American Academy of Child and Adolescent Psychiatry*, 40(2): 168-179.

67. Schachar, R., Jadad, A., Gauld, M., Boyle, M., Booker, L., Snider, A., e.a. (2002). Attention-deficit hyperactivity disorder: critical appraisal of extended treatment studies. *The Canadian Journal of Psychiatry*, 47(4): 337-348.

68. Guevara, J., Stein, M. (2001). Evidence based management of attention deficit hyperactivity disorder. *British Medical Journal*, 323(7323): 1232-1235.

69. Wilens, T., Spencer, T., Biederman, J. (2002). A review of the pharmacotherapy of adults with attention-deficit/hyperactivity disorder. *Journal of Attention Disorders*, 5(4): 189-202.

70. Weiss, M., Murray, C. (2003). Assessment and management of attention-deficit hyperactivity disorder in adults. *Canadian Medical Association Journal*, 168(6): 715-722.

71. Kooij, J. (2002). *ADHD bij volwassenen: inleiding in diagnostiek en behandeling*. Lisse: Swets & Zeitlinger.

72. Faraone, S., Biederman, J., Roe, C. (2002). Comparative efficacy of Adderall and methylphenidate in attention-deficit/hyperactivity disorder: a meta-analysis. *Journal of Clinical Psychopharmacology*, 22(5): 468-473.

73. Faraone, S., Biederman, J. (2002). Efficacy of Adderall for Attention-Deficit/Hyperactivity Disorder: a meta-analysis. *Journal of Attention Disorders*, 6(2): 69-75.

74. Klassen, A., Miller, A., Raina, P., Lee, S., Olsen, L. (1999). Attention-deficit hyperactivity disorder in children and youth: a quantitative systematic review of the efficacy of different management strategies. *The Canadian Journal of Psychiatry*, 44 (10): 1007-1016.

75. Spencer, T., Biederman, J., Wilens, T., Harding, M., O'Donnell, D., Griffin, S. (1996). Pharmacotherapy of attention-deficit hyperactivity disorder across the life cycle. *Journal of the American Academy of Child and Adolescent Psychiatry*, 35(4): 409-432.

76. Elia, J., Ambrosini, P., Rapoport, J. (1999). Treatment of attention-deficit-hyperactivity disorder. *New England Journal of Medicine*, 340(10): 780-788.

77. Schachter, H., Pham, B., King, J., Langford, S., Moher, D. (2001). How efficacious and safe is short-acting methylphenidate for the treatment of attention-deficit disorder in children and adolescents? A meta-analysis. *Canadian Medical Association Journal*, 165(11): 1475-1488.

78. Wolraich, M. (2003). Annotation: The use of psychotropic medications in children: an American view. *Journal of Child Psychology and Psychiatry*, 44(2): 159-168.

79. Gilmore, A., Milne, R. (2001). Methylphenidate in children with hyperactivity: review and cost-utility analysis. *Pharmacoepidemiology and Drug Safety*, 10(2): 85-94.

80. Buitelaar, J., Gaag, R. van der, Swaab-Barneveld, H., Kuiper, M. (1995). Prediction of clinical response to methylphenidate in children with attention-deficit hyperactivity disorder. *Journal of the American Academy of Child and Adolescent Psychiatry*, 34(8): 1025-1032.

81. Spencer, T., Wilens, T., Biederman, J., Faraone, S., Ablon, J., Lapey, K. (1995). A double-blind, crossover comparison of methylphenidate and placebo in adults with childhood-onset attention-deficit hyperactivity disorder. *Archives of General Psychiatry*, 52(6): 434-443.

82. Kooij, J.J., Burger, H., Boonstra, A. M., Linden, P.D. van der, Kalma, L. E., Buitelaar, J.K. (2004). Efficacy and safety of methylphenidate in 45 adults with attention-deficit/hyperactivity disorder (ADHD). A randomized placebo-controlled double-blind cross-over trial. *Psychological Medicine*, 34(6): 973-982.

83. Connor, D., Glatt, S., Lopez, I., Jackson, D., Melloni, R., Jr. (2002). Psychopharmacology and aggression. I: A meta-analysis of stimulant effects on overt/covert aggression-related behaviors in ADHD. *Journal of the American Academy of Child and Adolescent Psychiatry*, 41(3): 253-261.

84. Greenhill, L., Ford, R. (2002). Childhood attention-deficit hyperactivity disorder: Pharmacological treatments. In: P.E. Nathan, J.M. Gorman (red.). *A guide to treatments that work (tweede druk)*, p. 25-55. New York: Oxford University Press.

85. Psychosocial Paediatrics Committee (2002). The use of stimulant medication in the treatment of attention deficit hyperactivity disorder. Position statement of the Canadian Paediatric Society. *Paediatrics and Child Health*, 7(10): 693-696.

86. Barkley, R., McMurray, M., Edelbrock, C., Robbins, K. (1990). Side effects of methylphenidate in children with attention deficit hyperactivity disorder: a systemic, placebo-controlled evaluation. *Pediatrics*, 86(2): 184-192.

87. Buitelaar, J., Gaag, R. van der, Swaab-Barneveld, H., Kuiper, M. (1996). Pindolol and methylphenidate in children with attention-deficit hyperactivity disorder. Clinical efficacy and side-effects. *Journal of Child Psychology and Psychiatry*, 37(5): 587-595.

88. Wilens, T., Faraone, S., Biederman, J., Gunawardene, S. (2003). Does stimulant therapy of attention-deficit/hyperactivity disorder beget later substance abuse? A meta-analytic review of the literature. *Pediatrics*, 111(1): 179-185.

89. Connor, D., Fletcher, K., Swanson, J. (1999). A meta-analysis of clonidine for symptoms of attention-deficit hyperactivity disorder. *Journal of the American Academy of Child and Adolescent Psychiatry*, 38(12): 1551-1559.

90. Wilens, T., Biederman, J., Prince, J., Spencer, T., Faraone, S., Warburton, R., e.a. (1996). Six-week, double-blind, placebo-controlled study of de-

sipramine for adult attention deficit hyperactivity disorder. *The American Journal of Psychiatry*, 153(9): 1147-1153.

91. Brue, A., Oakland, T. (2002). Alternative treatments for attention-deficit/hyperactivity disorder: does evidence support their use? *Alternative Therapies in Health and Medicine*, 8 (1): 68-4.

92. Feingold, B. (1985). *Why your child is hyperactive*. New York: Random House.

93. Psychosocial Paediatrics Committee (2002). The use of alternative therapies in treating children with attention deficit hyperactivity disorder. Posititon statement of the Canadian Paediatric Society. *Paediatrics and Child Health*, 7(10): 710-718.

94. Pelham, W., Jr., Wheeler, T., Chronis, A. (1998). Empirically supported psychosocial treatments for attention deficit hyperactivity disorder. *Journal of Clinical Child Psychology*, 27(2): 190-205.

95. Hinshaw, S., Klein, R., Abikoff, H. (2002). Childhood attention-deficit hyperactivity disorder: nonpharmacological treatments and their combination with medication. In: P.E. Nathan, J.M. Gorman (red.). *A guide to treatments that work*, p. 3-23. New York: Oxford University Press.

96. Multimodal Treatment Study of Children with ADHD Cooperative Group (1999). Moderators and mediators of treatment response for children with attention-deficit/hyperactivity disorder. The Multimodal Treatment Study of Children with ADHD. *Archives of General Psychiatry*, 56(12): 1088-1096.

97. Swanson, J., Kraemer, H., Hinshaw, S., Arnold, L., Conners, C., Abikoff, H., e.a. (2001). Clinical relevance of the primary findings of the MTA: success rates based on severity of ADHD and ODD symptoms at the end of treatment. *Journal of the American Academy of Child and Adolescent Psychiatry*, 40(2): 168-179.

98. NFGV (2003). ADHD *bij kinderen en volwassenen: als chaos het leven beheerst* [brochure]. Utrecht: Nationaal Fonds Geestelijke Volksgezondheid.

99. Trimbos-instituut (2002). ADHD *bij volwassenen: informatie voor cliënten, familie en andere betrokkenen* [brochure]. Utrecht: Trimbos-instituut.

100. Kooij, J. (2003). *In gesprek over:* ADHD *bij volwassenen* [brochure]. Utrecht: Nederlandse Vereniging voor Psychiatrie.

101. Gunning, W., Paternotte, A. (1997). *In gesprek over: als uw kind te druk is* [brochure]. Utrecht: Nederlandse Vereniging voor Psychiatrie.

19 Somatisatiestoornis en hypochondrie

19.1 *Wat is een somatisatiestoornis en wat is hypochondrie?*

Somatoforme stoornissen zijn stoornissen waarbij mensen lichamelijke klachten hebben zonder dat medisch onderzoek iets oplevert. De patiënt blijft desondanks medische hulp zoeken. Er zijn in totaal zeven somatoforme stoornissen. De somatisatiestoornis en hypochondrie zijn de ernstigste en worden in dit hoofdstuk besproken.

Somatisatiestoornis

Diagnose en symptomen

Volgens de DSM-IV-TR heeft iemand een somatisatiestoornis als men aan de volgende criteria voldoet.[2]

A. Iemand een voorgeschiedenis heeft van vele lichamelijke klachten, beginnend voor het 30ste jaar, en de klachten blijven een aantal jaren aanwezig. De klachten hebben geleid tot het zoeken van behandeling of tot significante beperkingen in het sociale of beroepsmatige functioneren of in het functioneren op andere belangrijke terreinen.

B. Aan elk van de onderstaande criteria moet zijn voldaan, waarbij de symptomen op verschillende momenten gedurende het beloop van de stoornis zich kunnen voordoen.

1 Vier pijnklachten: in het verleden heeft iemand pijn op vier verschillende plekken gehad (bijvoorbeeld hoofd, buik, rug, gewrichten, handen, onderarmen, voeten en enkels, borst, (endel)darmen, pijn tijdens de menstruatie of tijdens de geslachtsgemeenschap, plasproblemen).

2 Twee maag-darmklachten: in het verleden heeft iemand ten minste twee maag-darmklachten gehad, die niet direct pijnlijk waren (bijvoorbeeld misselijkheid, opgeblazen gevoel, braken buiten

de zwangerschap, diarree of een aantal voedingsmiddelen niet kunnen verdragen).

3   Eén seksuele klacht: iemand heeft in het verleden ten minste één klacht op het gebied van de seksualiteit of voortplanting gehad, die niet direct pijnlijk was (zoals seksuele onverschilligheid, erectie- of ejaculatiestoornis, onregelmatige menstruatie, overvloedige menstruele bloedingen, braken tijdens de zwangerschap).

4   Eén pseudoneurologisch symptoom: in het verleden heeft iemand ten minste één symptoom of uitvalverschijnsel gehad dat doet denken aan een neurologische aandoening of ziekte, die niet direct pijnlijk was (zoals stoornissen in de coördinatie of evenwicht, verlammingsverschijnselen of spierzwakte, slikproblemen of brok in de keel, afonie (alleen maar kunnen fluisteren), niet spontaan kunnen plassen bij een gevulde blaas, hallucinaties, verlies van de tast- of pijnzin, dubbelzien, blindheid, doofheid, toevallen; dissociatieve verschijnselen zoals geheugenstoornis of bewustzijnsverlies anders dan flauwvallen).

C. Ofwel (1) of (2):

1   na medisch onderzoek blijken de symptomen genoemd onder B niet veroorzaakt te worden door een bestaande lichamelijke aandoening of door middelengebruik (drugs of een geneesmiddel).

2   als er sprake is van een lichamelijke aandoening, dan zijn de ervaren lichamelijke klachten of de hieruit voortkomende sociale of beroepsmatige beperkingen ernstiger dan verwacht moet worden op grond van de medische geschiedenis van de patiënt , lichamelijk onderzoek of laboratoriumuitslagen.

D. De symptomen worden niet met opzet veroorzaakt en de patiënt doet niet alsof (zoals wel het geval is bij een nagebootste stoornis of simulatie).

Hypochondrie

Diagnose en symptomen

Volgens de DSM-IV-TR heeft iemand hypochondrie als men voldoet aan de volgende criteria.[2]

1   Iemand overmatig bezorgd is een ernstige ziekte te hebben op basis van lichamelijke symptomen die verkeerd geïnterpreteerd worden.

2   Deze overmatige bezorgdheid hardnekkig blijft bestaan, ondanks het feit dat er medisch niets gevonden wordt wat wijst op een ernstige ziekte en ondanks geruststelling.

3 De overmatige bezorgdheid geen waan is (zoals bij een waanstoornis) en niet beperkt blijft tot een bezorgdheid over het uiterlijk (zoals bij de stoornis in de lichaamsbeleving).

4 De overmatige bezorgdheid in significante mate lijden of beperkingen in het sociaal of beroepsmatig functioneren of in het functioneren op andere belangrijke terreinen veroorzaakt.

5 De stoornis ten minste zes maanden duurt.

6 De overmatige bezorgdheid niet toe te schrijven is aan een gegeneraliseerde angststoornis, obsessieve-compulsieve stoornis, paniekstoornis, depressieve episode, separatieangststoornis of een andere somatoforme stoornis.

Onderscheid met andere stoornissen

Somatisatiestoornis en hypochondrie zijn de twee ernstigste van de zeven somatoforme stoornissen in de DSM-IV-TR.[2] Somatisatiestoornis en hypochondrie zijn moeilijk te onderscheiden van een angststoornis of een depressie; 79% van de mensen met een somatoforme stoornis heeft een angststoornis en/of een depressie. Symptomen van hypochondrie lijken op die van een angststoornis (zoals hyperventilatie, hartkloppingen). Mensen met hypochondrie hebben ook gedachtepatronen die mensen met angststoornissen (zoals een paniekstoornis) ook hebben.[3] Belangrijk verschil is dat mensen met hypochondrie blijven aandringen op verder medisch onderzoek, terwijl mensen met een paniekstoornis dat niet doen.[4] Het münchhausensyndroom – ook wel nagebootste stoornis genoemd – lijkt op de somatisatiestoornis. Ook bij deze stoornis liggen psychische problemen aan de stoornis ten grondslag. Verschil is dat mensen met een münchhausensyndroom doen alsof ze een lichamelijke ziekte hebben, vaak omdat ze behoefte hebben aan aandacht. Van deze behoefte zijn ze zich lang niet altijd bewust. Zij wenden ziekte voor, gaan van de ene arts naar de andere en beschikken over een uitgebreide medische kennis. Zij kunnen de klachten zo goed nabootsen dat het hen nogal eens lukt in het ziekenhuis te worden opgenomen om onderzocht en behandeld te worden.

19.2 *Hoe vaak komen somatisatiestoornis en hypochondrie voor en bij wie?*

Hoe vaak komen somatisatiestoornis en hypochondrie voor?

Somatisatiestoornis

Ongeveer 2% van de vrouwen en 0,2% van de mannen heeft deze stoornis.

Hypochondrie

Ongeveer 1 tot 5% van de mensen uit de algemene bevolking heeft deze stoornis.

Bij wie komen somatisatiestoornis en hypochondrie voor?

Somatisatiestoornis

Verschillende factoren zijn van invloed op het ontwikkelen van deze stoornis. De meeste deskundigen zijn het er over eens dat het waarschijnlijk gaat om een samenspel van erfelijke en omgevingsfactoren.

Geslacht
Meer vrouwen dan mannen hebben deze stoornis. Bij mannen wordt het mogelijk minder snel herkend.

Individuele kwetsbaarheid
De somatisatiestoornis komt vaker voor in één familie. Erfelijke factoren lijken een rol te spelen bij het ontstaan van deze stoornis.[5] Bij 10 tot 20% van de mensen met een somatisatiestoornis hebben vrouwelijke (eerstegraads) familieleden deze stoornis.[6]

Omgevingsfactoren
Mensen die (seksueel) misbruik, geweld of verwaarlozing hebben meegemaakt in hun jeugd, hebben een groter risico om een somatisatiestoornis te ontwikkelen.[7] Kinderen van ouders met deze stoornis hebben een grotere kans om de stoornis te ontwikkelen: zij nemen het gedrag van hun ouders over. Zij hebben hulpeloos gedrag aangeleerd bij het omgaan met lichamelijke verschijnselen (*learned helplessness*). De kans op verwaarlozing neemt in de jeugd toe als de ouder een somatisatiestoor-

nis heeft: het kind wordt ingezet bij de zorg voor de ouder.[8] Verandering van levensomstandigheden en stressvolle gebeurtenissen kunnen de symptomen verergeren. Niet duidelijk is of het meemaken van een ramp de kans vergroot om een somatisatiestoornis te ontwikkelen.[9;10]

Hypochondrie

Geslacht
De stoornis komt even vaak voor bij mannen als vrouwen.

Individuele kwetsbaarheid
Er is geen bewijs dat hypochondrie erfelijk bepaald is. Systematisch onderzoek naar de rol van erfelijke factoren ontbreekt.

Omgevingsfactoren
Omgevingsfactoren zijn mogelijk van invloed op het ontstaan van hypochondrie. Opvoeding en ervaringen lijken een rol te spelen. De manier waarop iemand met angstgevoelens en lichamelijke klachten omgaat, is mogelijk aangeleerd. Mensen met hypochondrie hebben in hun jeugd geleerd om bang te zijn voor onschuldige lichamelijke symptomen (zoals een steek, hoofdpijn, jeuk), mogelijk omdat ouders angstig reageerden als ze ergens last van hadden (verkoudheid, hoofdpijn). Maar ook kan het zijn dat ze van dichtbij hebben meegemaakt dat iemand een ernstige ziekte had of daaraan stierf. Stressvolle gebeurtenissen lijken de symptomen te verergeren.

17.3 Hoe verlopen somatisatiestoornis en hypochondrie?

Factoren die het beloop bepalen

Somatisatiestoornis

De stoornis openbaart zich voor het 30ste levensjaar. De stoornis is wisselend van ernst, maar houdt vaak het gehele leven aan.[11] Slechts zelden herstellen mensen volledig.[5] Het verloop varieert.
- Als de somatisatiestoornis een reactie is op een stressvolle levensgebeurtenis, dan zijn de vooruitzichten relatief gunstig. De symptomen verdwijnen vaak als de situatie weer onder controle is. In tijden van stress kunnen ze weer de kop op steken.

362   *Trimbos zakboek psychische stoornissen*

- Als de stoornis een gevolg is van een achterliggende depressie of
  angststoornis, dan hangt het verloop van de stoornis ervan af of
  een depressie of angststoornis succesvol behandeld wordt. Is dat
  het geval, dan nemen de lichamelijk onverklaarde klachten vaak
  af.
- Bij ouderen zijn de vooruitzichten minder gunstig. Dat geldt ook
  voor mensen met een minder goede gezondheid en degenen die
  op het werk ernstige beperkingen als gevolg van de stoornis ervaren.[5]

Hypochondrie

Hypochondrie kan zich op alle leeftijden voor het eerst openbaren.
Meestal ontstaat de stoornis op jongvolwassen leeftijd.[5] De stoornis is
doorgaans chronisch en heeft een wisselend verloop. Perioden met heftige symptomen worden afgewisseld met perioden waarin er slechts weinig symptomen zijn. Als hypochondrie zich plotseling openbaart, dan
zijn de vooruitzichten gunstig. Dat geldt ook voor degenen die milde
symptomen hebben, geen andere psychiatrische aandoening hebben en
niet op enigerlei wijze baat hebben bij het ziek zijn of het vervullen van
de ziekterol.[5]

17.4 Komen er bij somatisatiestoornis en hypochondrie nog andere aandoeningen voor?

Psychische stoornissen

Het merendeel (79%) van de mensen met een somatoforme stoornis
(zoals hypochondrie of de somatisatiestoornis) heeft daarnaast een depressie en/of angststoornis.[13;14] Behandeling van deze depressie of angststoornis doet de somatoforme klachten vaak naar de achtergrond verdwijnen. Derhalve wordt betwijfeld of somatoforme stoornissen wel be-
staansrecht hebben en of het wel als een aparte categorie in de DSM opgenomen moet worden.

- Mensen met een somatisatiestoornis of hypochondrie hebben relatief vaak last van een depressie, een angst- of een dwangstoornis.
  Dat is bij tweederde van de mensen met hypochondrie (62%) het
  geval. Niet duidelijk is of een depressie of angststoornis vooraf-
  gaat aan hypochondrie of dat het omgekeerde het geval is.[12]

- Mensen met een somatisatiestoornis hebben daarnaast relatief vaak last van dissociatie of alexithymie.[15] Mensen met alexithymie hebben een onvermogen gevoelens te ervaren, te herkennen en te omschrijven. Zij kunnen gevoelens moeilijk reguleren en zijn geneigd om lichamelijke klachten eerder toe te schrijven aan een lichamelijke aandoening dan aan psychische problemen.[32] Zij realiseren zich onvoldoende dat lichamelijke klachten uitingen kunnen zijn van emoties.[33] Zij zoeken medische hulp, maar vaak wordt er geen medische verklaring voor de klachten gevonden.

De arts dient overigens altijd alert te blijven op de mogelijkheid dat een persoon met een somatisatiestoornis of hypochondrie toch een lichamelijke aandoening heeft. De kans op het missen van een diagnose is de afgelopen jaren weliswaar gedaald, maar nog steeds aanwezig.

Lichamelijke ziekten

Niet bekend is welke lichamelijke ziekten vaker voorkomen bij mensen met een somatisatiestoornis of hypochondrie.

19.5 *Wat zijn de gevolgen van somatisatiestoornis en hypochondrie?*

Kwaliteit van leven en levensverwachting

Beide stoornissen hebben grote invloed op de kwaliteit van leven.[16] Mensen met hypochondrie zijn er meestal iets beter aan toe dan mensen met een somatisatiestoornis. Sociaal en beroepsmatig wordt het functioneren beperkt. Problemen in relaties komen vaak voor. Relaties met partner en kinderen van mensen met een somatisatiestoornis worden gekenmerkt door een sterke afhankelijkheid en manipulatie. Bij beide stoornissen is er een grotere kans op lichamelijke of psychische complicaties als gevolg van onnodig medisch handelen. Onduidelijk is hoe groot deze schade is. Een belangrijke taak van de huisarts en psychiater is onnodig medisch handelen te voorkomen.[17;18]

Maatschappelijke kosten

De maatschappelijke kosten van de somatisatiestoornis en hypochondrie zijn hoog.[19;20] De medische consumptie en gebruik van algemene voorzieningen en thuiszorg zijn aanzienlijk.[20;21] Er zijn geen onderzoeken bekend die de ziektelast van deze stoornissen in DALY's uitdrukken.[22;23]

19.6 *Zijn somatisatiestoornis en hypochondrie behandelbaar?*

Beide stoornissen zijn goed te behandelen met cognitieve gedragstherapie,[50-56] eventueel in combinatie met antidepressiva en gedragsregels als iemand daarnaast een depressie of angststoornis heeft.[20;57-60] Groepstherapie[61;62] is bij mensen met een somatisatiestoornis effectief, evenals een psychiatrisch consult aan huisartsen gericht op diagnostiek en behandeladvies in combinatie met casemanagement.[63] Deze laatste interventie is ook bij mensen met hypochondrie bewezen werkzaam. Aangetekend moet worden dat uitspraken over de werkzaamheid gebaseerd zijn op slechts enkele studies. Cognitieve gedragstherapie is effectiever bij een somatisatiestoornis dan bij hypochondrie. Medicatie is effectief om symptomen te verlichten die naast de somatisatiestoornis en hypochondrie voorkomen, zoals:
*   angst;
*   depressie;
*   chronische pijn (hoofdpijn, pijn op de borst, maag- en darmklachten).[64-70]

Vooral bij mensen met een somatisatiestoornis is medicatie bewezen werkzaam.[71;72] Mensen met hypochondrie krijgen gewoonlijk geen medicatie voorgeschreven. Antidepressiva zijn aangewezen als iemand eveneens een depressie of angststoornis heeft, en dan zijn de vooruitzichten bij deze groep duidelijk beter dan bij mensen met een somatisatiestoornis zonder bijkomende depressie of angststoornis.[5;53;73] Het voorschrijven van antidepressiva is weinig effectief als niet eerst is vastgesteld of iemand last heeft van een depressie of een angststoornis.[74]

Een aantal interventies werkt niet bij mensen met een somatisatiestoornis:
*   niet nader omschreven psychotherapie;
*   *disclosure* (iemand vertelt eenmalig zijn levensverhaal aan een hulpverlener);
*   joggen;
*   acupunctuur;
*   hypnose.[74-78]

Bij mensen met hypochondrie is de werkzaamheid van deze interventies niet onderzocht.

TABEL 19.1 OVERZICHT WERKZAAMHEID BEHANDELINGEN BIJ SOMATISATIESTOORNIS EN HYPOCHONDRIE

	Somatisatiestoornis	Hypochondrie
Medicatie		
Antidepressiva (depressie en angst)	comedicatie	comedicatie
Citalopram (meerdere pijnklachten)	***	n.i.
Fluvoxamine (prostaatpijn)	***	n.i
Amitriptyline (hoofdpijn)	***	n.i
Sint-janskruid (meerdere klachten)	***	?
Venlafaxine (meerdere pijnklachten)	***	n.i.
Duloxetine (meerdere pijnklachten)	***	n.i.
Andere interventies		
Acupunctuur	-	?
Disclosure	-	?
Joggen	-	?
Niet nader omschreven psychotherapie	-	?
Hypnose	-	?
Reattributie	*	*
Cognitieve gedragstherapie, 6 sessies	**	*
Cognitieve gedragstherapie, 16 sessies	***	*
Groepstherapie	***	?
Screening en instructie huisarts door psychiater	***	***
Psychiatrisch consult en casemanagement	***	***

*** = bewezen werkzaam;
** = redelijke aanwijzingen voor werkzaamheid;
* =enig bewijs voor werkzaamheid, of: bewijs voor een bescheiden effect;
? = bewijs ontbreekt (nagenoeg);
- = bewezen onwerkzaam;
n.i. = niet geïndiceerd;
comedicatie = werkzaam op bijkomende symptomen zoals angst, depressie of chronische pijn.

Referenties somatisatiestoornis en hypochondrie

1. Briquet, P. (1859). *Traité clinique et thérapeutique de l'hystérie*. Parijs: Baillière.
2. American Psychiatric Association (2000). *Diagnostic and statistical manual of mental disorders [DSM-IV-TR]*. Washington, DC: American Psychiatric Association.
3. Barsky, A.J., Barnett, M.C., Cleary, P. D. (1994). Hypochondriasis and panic disorder: boundary and overlap.

Archives of General Psychiatry, 51(11): 918-925.
4. Hiller, W., Leibbrand, R., Rief, W., Fichter, M.M. (2005). Differentiating hypochondriasis from panic disorder. *Journal of Anxiety Disorders*, 19(1): 29-49.
5. Feltz-Cornelis, C.M van der, Horst, H. van der (2003). *Handboek somatisatie*. Utrecht: De Tijdstroom.

6. Horst, H. van der (2003). Somatisatie, een veelzijdig fenomeen. In: C.M. van der Feltz-Cornelis, H. van der Horst (red.). *Handboek somatisatie*, p. 15-27. Utrecht: De Tijdstroom.

7. Sar, V., Akyuz, G., Kundakci, T., Kiziltan, E., Dogan, O. (2004). Childhood trauma, dissociation, and psychiatric comorbidity in patients with conversion disorder. *The American Journal of Psychiatry*, 161(12): 2271-2276.

8. Brown, R.J., Schrag, A., Trimble, M.R. (2005). Dissociation, childhood interpersonal trauma, and family functioning in patients with somatization disorder. *The American Journal of Psychiatry*, 162(5): 899-905.

9. North, C.S. (2002). Somatization in survivors of catastrophic trauma: a methodological review. *Environmental Health Perspectectives*, 110(Suppl. 4): 637-640.

10. North, C.S., Kawasaki, A., Spitznagel, E.L., Hong, B.A. (2004). The course of PTSD, major depression, substance abuse, and somatization after a natural disaster. *Journal of Nervous and Mental Disease*, 192(12): 823-829.

11. Gureje, O., Simon, G.E. (1999). The natural history of somatization in primary care. *Psychological Medicine*, 29(3): 669-676.

12. Noyes, R., Jr., Kathol, R.G., Fisher, M.M., Phillips, B.M., Suelzer, M.T., Woodman, C.L. (1994). Psychiatric comorbidity among patients with hypochondriasis. *General Hospital Psychiatry*, 16(2): 78-87.

13. Henningsen, P., Jakobsen, T., Schiltenwolf, M., Weiss, M.G. (2005). Somatization revisited: diagnosis and perceived causes of common mental disorders. *Journal of Nervous and Mental Disease*, 193(2): 85-92.

14. Garyfallos, G., Adamopoulou, A., Karastergiou, A., Voikli, M., Ikonomidis, N., Donias, S., e.a. (1999). Somatoform disorders: comorbidity with other DSM-III-R psychiatric diagnoses in Greece. *Comprehensive Psychiatry*, 40(4): 299-307.

15. Lipsanen, T., Saarijarvi, S., Lauerma, H. (2004). Exploring the relations between depression, somatization, dissociation and alexithymia: overlapping or independent constructs? *Psychopathology*, 37(4): 200-206.

16. Barsky, A.J., Borus, J.F. (1999). Functional somatic syndromes. *Annals of Internal Medicine*, 130(11): 910-921.

17. Blankenstein, A.H. (2003). Reattributie in de huisartsenpraktijk. In: C.M. van der Feltz-Cornelis, H. van der Horst (red.). *Handboek somatisatie*, p. 55-70. Utrecht: De Tijdstroom.

18. Smith, G.C. (2003). The future of consultation-liaison psychiatry. *The Australian and New Zealand Journal of Psychiatry*, 37(2): 150-159.

19. Shaw, J., Creed, F. (1991). The cost of somatization. *Journal of Psychosomatic Research*, 35(2-3): 307-312.

20. Smith, G.R., Jr., Monson, R.A., Ray, D.C. (1986). Patients with multiple unexplained symptoms: their characteristics, functional health, and health care utilization. *Archives of Internal Medicine*, 146(1): 69-72.

21. Reid, S., Wessely, S., Crayford, T., Hotopf, M. (2002). Frequent attenders with medically unexplained symptoms: service use and costs in secondary care. *The British Journal of Psychiatry*, 180(March): 248-253.

22. Michaud, C.M., Murray, C.J., Bloom, B.R. (2001). Burden of disease: implications for future research. *JAMA*, 285(5): 535-539.

23. Murray, C.J., Lopez, A.D. (1996). Evidence-based health policy: lessons from the Global Burden of Disease Study. *Science*, 274(5288): 740-743.

24. Mayou, R., Sharpe, M. (1995). Patients whom doctors find difficult to help: an important and neglected problem. *Psychosomatics*, 36(4): 323-325.

25. Mayou, R. (1993). Somatization. *Psychotherapy and Psychosomatics*, 59(2): 69-83.

26. Simon, G.E., VonKorff, M., Piccinelli, M., Fullerton, C., Ormel, J. (1999). An international study of the relation between somatic symptoms and depression. *New England Journal of Medicine*, 341(18): 1329-1335.
27. Miller, G.E., Freedland, K.E., Carney, R.M., Stetler, C.A., Banks, W.A. (2003). Pathways linking depression, adiposity, and inflammatory markers in healthy young adults. *Brain Behavior and Immunity*, 17(4): 276-285.
28. Gerber, P.D., Barrett, J.E., Barrett, J.A., Oxman, T.E., Manheimer, E., Smith, R., e.a. (1992). The relationship of presenting physical complaints to depressive symptoms in primary care patients. *Journal of General Internal Medicine*, 7(2): 170-173.
29. Kirmayer, L.J., Robbins, J.M., Dworkind, M., Yaffe, M.J. (1993). Somatization and the recognition of depression and anxiety in primary care. *The American Journal of Psychiatry*, 150(5): 734-741.
30. Henningsen, P., Zimmermann, T., Sattel, H. (2003). Medically unexplained physical symptoms, anxiety, and depression: a meta-analytic review. *Psychosomatic Medicine*, 65(4): 528-533.
31. Kooiman, C.G., Bolk, J.H., Rooijmans, H.G., Trijsburg, R.W. (2004). Alexithymia does not predict the persistence of medically unexplained physical symptoms. *Psychosomatic Medicine*, 66(2): 224-232.
32. Waller, E., Scheidt, C.E. (2004). Somatoform disorders as disorders of affect regulation: a study comparing the TAS-20 with non-self-report measures of alexithymia. *Journal of Psychosomatic Research*, 57(3): 239-247.
33. Sifneos, P.E. (1973). The prevalence of alexithymic characteristics in psychosomatic patients. *Psychotherapy and Psychosomatics*, 22(2): 255-262.
34. Kiecolt-Glaser, J.K., McGuire, L., Robles, T.F., Glaser, R. (2002). Psychoneuroimmunology and psychosomatic medicine: back to the future. *Psychosomatic Medicine*, 64(1): 15-28.
35. Kronfol, Z., Remick, D.G. (2000). Cytokines and the brain: implications for clinical psychiatry. *The American Journal of Psychiatry*, 157(5): 683-694.
36. Plata-Salaman, C., Turrin, N. (1999). Cytokine interactions and cytokine balance in the brain: relevance to neurology and psychiatry. *Molecular Psychiatry*, 4(4): 302-306.
37. Viljoen, M., Panzer, A. (2005). Nontermination of sickness behavior as precipitating factor for mental disorders. *Medical Hypotheses*, 65(2): 316-329.
38. Vollmer-Conna, U., Fazou, C., Cameron, B., Li, H., Brennan, C., Luck, L., e.a. (2004). Production of pro-inflammatory cytokines correlates with the symptoms of acute sickness behaviour in humans. *Psychological Medicine*, 34(7): 1289-1297.
39. Dunn, A.J., Swiergiel, A.H., de Beaurepaire, R. (2005). Cytokines as mediators of depression: what can we learn from animal studies? *Neuroscience and Biobehavioral Reviews*, 29 (4-5): 891-909.
40. De La Garza, R. (2005). Endotoxin- or pro-inflammatory cytokine-induced sickness behavior as an animal model of depression: focus on anhedonia. *Neuroscience and Biobehavioral Reviews*, 29(4-5): 761-770.
41. Anisman, H., Merali, Z., Poulter, M.O., Hayley, S. (2005). Cytokines as a precipitant of depressive illness: animal and human studies. *Current Pharmaceutical Design*, 11(8): 963-972.
42. Banks, W.A., Farr, S.A., Morley, J.E. (2002). Entry of blood-borne cytokines into the central nervous system: effects on cognitive processes. *Neuroimmunomodulation*, 10(6): 319-327.
43. O'Brien, S.M., Scott, L.V., Dinan, T.G. (2004). Cytokines: abnormalities in major depression and implica-

tions for pharmacological treatment. *Human Psychopharmacology*, 19(6): 397-403.

44. Schiepers, O.J., Wichers, M.C., Maes, M. (2005). Cytokines and major depression. *Progress in Neuro-Psychopharmacology and Biological Psychiatry*, 29(2): 201-217.

45. Stern, T.A., Fricchione, G.L., Cassem, N.H., Jellinek, M., Rosenbaum, J.F. (2004). *General hospital handbook of general hospital psychiatry*. Massachusetts: Mosby.

46. Becker, S., Al Zaid, K., Al Faris, E. (2002). Screening for somatization and depression in Saudi Arabia: a validation study of the PHQ in primary care. *International Journal of Psychiatry Medicine*, 32(3): 271-283.

47. Spitzer, R.L., Kroenke, K., Williams, J.B. (1999). Validation and utility of a self-report version of PRIME-MD: the PHQ primary care study. Primary Care Evaluation of Mental Disorders. Patient Health Questionnaire. *JAMA*, 282(18): 1737-1744.

48. Speckens, A.E., Hemert, A.M. van, Spinhoven, P., Bolk, J.H. (1996). The diagnostic and prognostic significance of the Whitely Index, the Illness Attitude Scales and the Somatosensory Amplification Scale. *Psychological Medicine*, 26(5): 1085-1090.

49. Speckens, A.E., Spinhoven, P., Sloekers, P.P., Bolk, J.H., Hemert, A.M. van (1996). A validation study of the Whitely Index, the Illness Attitude Scales, and the Somatosensory Amplification Scale in general medical and general practice patients. *Journal of Psychosomatic Research*, 40(1): 95-104.

50. Barsky, A.J., Ahern, D.K. (2004). Cognitive behavior therapy for hypochondriasis: a randomized controlled trial. *JAMA*, 291(12): 1464-1470.

51. Larisch, A., Schweickhardt, A., Wirsching, M., Fritzsche, K. (2004). Psychosocial interventions for somatizing patients by the general practitioner: a randomized controlled trial.

Journal of Psychosomatic Research, 57 (6): 507-514.

52. Clark, D.M., Salkovskis, P.M., Hackmann, A., Wells, A., Fennell, M., Ludgate, J., e.a. (1998). Two psychological treatments for hypochondriasis: a randomised controlled trial. *The British Journal of Psychiatry*, 173: 218-225.

53. Feltz-Cornelis, C.M. van der, Oppen, P. van, Adèr, H.J., Dyck, R. van (2006). Randomised controlled trial of a collaborative care model with psychiatric consultation for persistent medically unexplained symptoms in general practice. *Psychotherapy and Psychosomatics*, 75: 282-9.

54. Bouman, T.K., Visser, S. (1998). Cognitive and behavioural treatment of hypochondriasis. *Psychotherapy and Psychosomatics*, 67(4-5): 214-221.

55. Sumathipala, A., Hewege, S., Hanwella, R., Mann, A.H. (2000). Randomized controlled trial of cognitive behaviour therapy for repeated consultations for medically unexplained complaints: a feasibility study in Sri Lanka. *Psychological Medicine*, 30(4): 747-757.

56. Speckens, A.E.M., Hemert, A.M. van, Spinhoven, P., Hawton, K.E., Rooijmans, H.G.M. (1996). Gunstige effecten van cognitieve gedragstherapie voor onverklaarde lichamelijke klachten: een gerandomiseerd onderzoek. *Nederlands Tijdschrift voor Geneeskunde*, 140(23): 1227-1232.

57. Smith, G.R., Jr., Monson, R.A., Ray, D.C. (1986). Psychiatric consultation in somatization disorder: a randomized controlled study. *New England Journal of Medicine*, 314(22): 1407-1413.

58. Dickinson, W.P., Dickinson, L.M., deGruy, F.V., Main, D.S., Candib, L.M., Rost, K. (2003). A randomized clinical trial of a care recommendation letter intervention for somatization in primary care. *Annals of Family Medicine*, 1(4): 228-235.

59. Smith, G.R., Jr., Rost, K., Kashner, T. M. (1995). A trial of the effect of a standardized psychiatric consultation on health outcomes and costs in somatizing patients. *Archives of General Psychiatry*, 52(3): 238-243.

60. Rost, K., Kashner, T.M., Smith, R.G., Jr. (1994). Effectiveness of psychiatric intervention with somatization disorder patients: improved outcomes at reduced costs. *General Hospital Psychiatry*, 16(6): 381-387.

61. Kashner, T.M., Rost, K., Cohen, B., Anderson, M., Smith, G.R., Jr. (1995). Enhancing the health of somatization disorder patients: effectiveness of short-term group therapy. *Psychosomatics*, 36(5): 462-470.

62. Bleichhardt, G., Timmer, B., Rief, W. (2004). Cognitive-behavioural therapy for patients with multiple somatoform symptoms: a randomised controlled trial in tertiary care. *Journal of Psychosomatic Research*, 56(4): 449-454.

63. Feltz-Cornelis, C.M. van der, Oppen, P. van, Adèr, H.J., Dyck, R. van (2006). Randomised trial of a collaborative care model with psychiatric consultation for persistent medically unexplained symptoms in general practice. *Psychotherapy and Psychosomatics*, 75(5): 282-289.

64. Tavola, T., Gala, C., Conte, G., Invernizzi, G. (1992). Traditional Chinese acupuncture in tension-type headache: a controlled study. *Pain*, 48(3): 325-329.

65. Aragona, M., Bancheri, L., Perinelli, D., Tarsitani, L., Pizzimenti, A., Conte, A., e.a. (2005). Randomized double-blind comparison of serotonergic (Citalopram) versus noradrenergic (Reboxetine) reuptake inhibitors in outpatients with somatoform, DSM-IV-TR pain disorder. *European Journal of Pain*, 9(1): 33-38.

66. Mitsikostas, D.D., Gatzonis, S., Thomas, A., Ilias, A. (1997). Buspirone vs amitriptyline in the treatment of chronic tension-type headache. *Acta Neurologica Scandinavica*, 96(4): 247-251.

67. Turkington, D., Grant, J.B., Ferrier, I.N., Rao, N.S., Linsley, K.R., Young, A.H. (2002). A randomized controlled trial of fluvoxamine in prostatodynia, a male somatoform pain disorder. *Journal of Clinical Psychiatry*, 63 (9): 778-781.

68. Payne, A., Blanchard, E.B. (1995). A controlled comparison of cognitive therapy and self-help support groups in the treatment of irritable bowel syndrome. *Journal of Consulting and Clinical Psychology*, 63(5): 779-786.

69. Guthrie, E., Creed, F., Dawson, D., Tomenson, B. (1993). A randomised controlled trial of psychotherapy in patients with refractory irritable bowel syndrome. *The British Journal of Psychiatry*, 163: 315-321.

70. Mayou, R.A., Bryant, B.M., Sanders, D., Bass, C., Klimes, I., Forfar, C. (1997). A controlled trial of cognitive behavioural therapy for non-cardiac chest pain. *Psychological Medicine*, 27 (5): 1021-1031.

71. Muller, T., Mannel, M., Murck, H., Rahlfs, V.W. (2004). Treatment of somatoform disorders with St. John's wort: a randomized, double-blind and placebo-controlled trial. *Psychosomatic Medicine*, 66(4): 538-547.

72. Volz, H.P., Murck, H., Kasper, S., Moller, H.J. (2002). St John's wort extract (LI 160) in somatoform disorders: results of a placebo-controlled trial. *Psychopharmacology*, 164(3): 294-300.

73. Peveler, R., Katona, C., Wessely, S., Dowrick, C. (2006). Painful symptoms in depression: under-recognised and under-treated? *The British Journal of Psychiatry*, 188: 202-203.

74. Katon, W., Korff, M. von, Lin, E., Bush, T., Russo, J., Lipscomb, P., e. a. (1992). A randomized trial of psychiatric consultation with distressed high utilizers. *General Hospital Psychiatry*, 14(2): 86-98.

75. Kolk, A.M., Schagen, S., Hanewald, G.J. (2004). Multiple medically unexplained physical symptoms and health care utilization: outcome of psychological intervention and patient-related predictors of change. *Journal of Psychosomatic Research*, 57 (4): 379-389.

76. Schilte, A.F., Portegijs, P.J., Blankenstein, A.H., Horst, H.E. van der, Latour, M.B., Eijk, J.Th. van, e.a. (2001). Randomised controlled trial of disclosure of emotionally important events in somatisation in primary care. *British Medical Journal*, 323 (7304): 86.

77. Peters, S., Stanley, I., Rose, M., Kaney, S., Salmon, P. (2002). A randomized controlled trial of group aerobic exercise in primary care patients with persistent, unexplained physical symptoms. *Family Practice*, 19(6): 665-674.

78. Moene, F.C., Spinhoven, P., Hoogduin, K.A., Dyck, R. van (2003). A randomized controlled clinical trial of a hypnosis-based treatment for patients with conversion disorder, motor type. *International Journal of Clinical and Experimental Hypnosis*, 51(1): 29-50.

79. Rood, Y. van, Visser, S. (2003). Principes van cognitieve gedragstherapie bij patiënt en met een somatoforme stoornis in de GGZ. In: C.M. van der Feltz-Cornelis, H. van der Horst (red.). *Handboek somatisatie*, p. 199-211. Utrecht: De Tijdstroom.

80. Blankenstein, A.H. (2001). *Somatising patients in general practice: reattribution, a promising approach.* Amsterdam: Vrije Universiteit.

81. Speckens, A.E.M., Spinhoven, P., Rood, Y. van (1999). Protocollaire behandeling van patiënten met onverklaarde lichamelijke klachten: cognitieve gedragstherapie. In: G.P.J. Keijsers, A. van Minnen, C.A.L. Hoogduin (red.). *Protocollaire behandelingen in de ambulante geestelijke gezondheidszorg: 2*, p. 199-236. Houten/Diegem: Bohn Stafleu Van Loghum.

82. Visser, S., Bouman, T.K. (2001). The treatment of hypochondriasis: exposure plus response prevention vs cognitive therapy. *Behaviour Research and Therapy*, 39(4): 423-442.

83. Visser, S., Bouman, T.K. (1992). Cognitive-behavioural approaches in the treatment of hypochondriasis: six single case cross-over studies. *Behaviour Research and Therapy*, 30(3): 301-306.

84. Warwick, H.M., Clark, D.M., Cobb, A.M., Salkovskis, P.M. (1996). A controlled trial of cognitive-behavioural treatment of hypochondriasis. *The British Journal of Psychiatry*, 169 (2): 189-195.